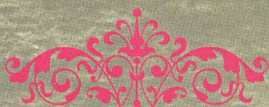

이혜영의 뷰티 바이블

THE
BEAUTY
BIBLE

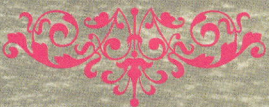

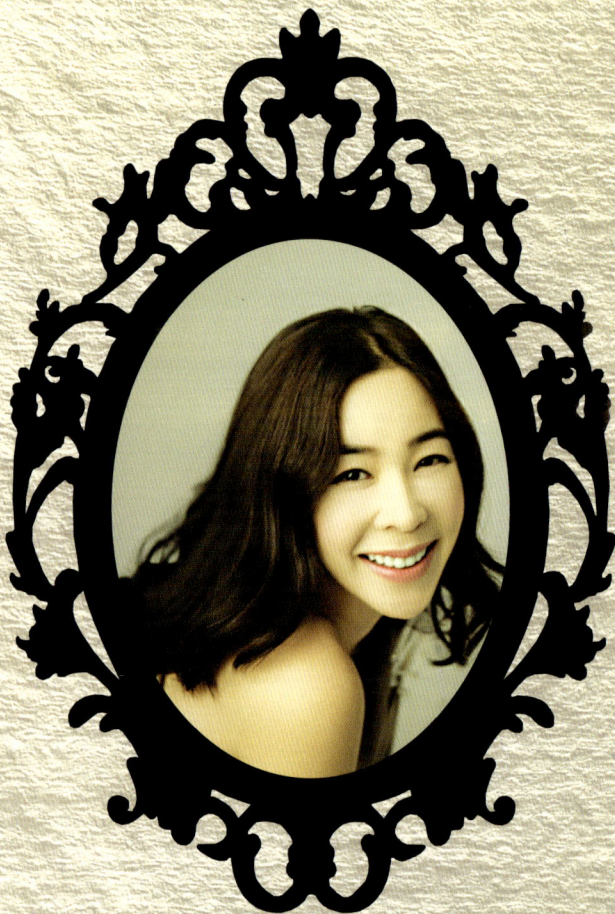

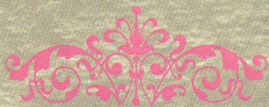

이혜영의 뷰티 바이블

THE
BEAUTY
BIBLE

이 책이 당신의 삶을
아름답게 만드는 데 도움이 되기를 바랍니다.
대한민국 여성 모두가
아름다워지는 그 순간까지
이혜영의 아름다운 제안은 계속 됩니다.

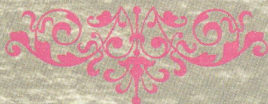

살림Life

CONTENTS

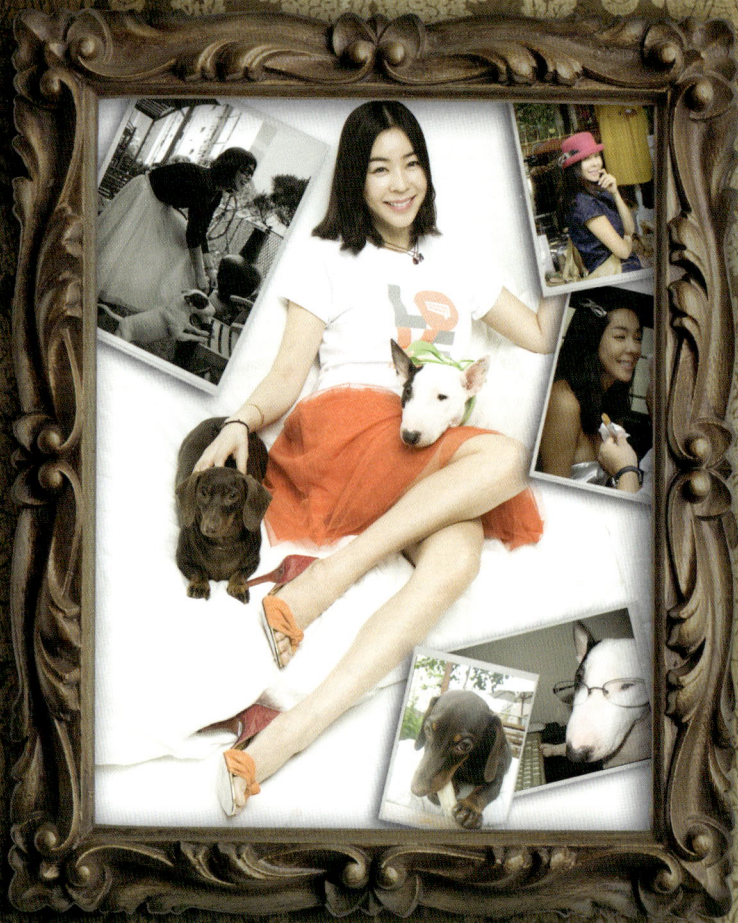

2009 THE BEAUTY BIBLE

뷰티도 스타일이다!

패션 스타일, 라이프 스타일, 플라워 스타일, 푸드 스타일……
참 익숙한 단어들 뒤에 '스타일', '스타일링'이라는 단어를 덧붙이는 것이 언제부터인가 트렌드가 되었다.
다소 촌스러운 단어 뒤에 이 말이 붙으면 심지어 세련돼 보이기까지 한다.
어려서부터 옷을 좋아해 많이 입어보고 많이 사 모으는 시행착오를 거치면서
이제는 곁눈질만으로도 "아, 이건 내 스타일이야" 하는 아이템들을 남들보다 쉽고 빠르게 고를 수 있는
나만의 노하우가 생겼다. 역시 세상엔 공짜로 얻어지는 것은 없나 보다. 많은 대가를 치러야 했으니……
그런 과정을 거쳐 이제야 비로소 나만의 스타일을 찾았다고 위안하는 나에게 많은 사람들이 묻는다.
진정한 '패셔니스타'가 되려면 어떻게 해야 하는지, 그런 아이템들은 도대체 어디서 샀는지,
어떤 브랜드를 특별히 좋아하는지를 말이다. 그러나 그럴 때마다 나의 속마음은 그들에게 이렇게 말한다.
거금을 들여서 옷, 액세서리, 구두, 가방을 구입해 꾸민다고 스타일 아이콘이 될 수는 없다고.
잔인한 이야기지만…… 이쯤 되면 눈에 쌍심지를 켜고 악플을 준비하는 이가 있을지도 모르겠다.
그래도 용기를 내어 말한다. (내 책이잖아~^^;)
아무리 비싼 옷을 입어도 몸이 엉망이면 아름다워 보일수 없다.
아무리 멋진 주얼리를 해도 메이크업이 받쳐주지 않으면 왠지 허전하다.

그래서 나는 주장한다. 먼저 그것들이 어울릴 만한 몸을 만들고,
얼굴과 머리에 나만의 스타일을 담아 보라고. 그런 후에 패션에 대해 논하자고 말이다.
바디 셰이프를 만들고, 피부와 머릿결을 가꾸고, 나에게 어울리는 메이크업 스타일과
헤어 스타일을 찾은 후에야 눈독을 들이던 패션 아이템들이 제대로 빛을 발하게 될 테니까.
오랜 시행착오 끝에 깨달은 나의 소박한 경험을 스타일을 추구하는 사람들에게 들려주고 싶다.
패션 분야에서만 스타일링이 필요한 것이 아니라고, 나의 취향, 나의 패션이 나만의 뷰티를 만나
절묘하게 어우러질 때에만 비로소 나의 스타일이 완성된다고 말이다.
게다가 정말이지 다행인 것은 뷰티는 패션보다 그리 큰돈이 들지 않는다는 사실이다.
조금만 부지런해진다면 누구나 자신의 바디와 얼굴과 헤어를 업그레이드할 수 있다.
그래서 이 책에는 패셔니스타가 되기 위한 기초단계, 즉 아름다운 바디와 얼굴에 대한 꿈을
현실로 만들어줄 아주 구체적이고 실제적인 정보들과 노하우들을 담았다.
또 아무도 들려주지 않는 뷰티에 관한 A~Z, 연예인들의 뷰티 라이프, 남자들의 관점을 담았다.
그래서 바이블이다. 처음이 있고 끝이 있는……
이 책이 아름다운 패셔니스타를 꿈꾸는 많은 여인들에게
어둠 속의 한 줄기 빛이 되어 그들이 진정한 패셔니스타로 거듭나는 길로 인도해주길 바란다.

2009년 봄날 이혜영

Meet The Beauty Bible

〈이혜영의 뷰티 바이블〉의 열 개 챕터를 통해 여러분은 연예인과 뷰티 전문가에게 뷰티에 관해 반드시 배워야 할 전문적인 노하우와 일반인들에게 잘 알려지지 않은 정보들을 듣게 될 것이다. 페이스(Face) 편에서는 일상적인 피부 관리 방법부터 피부과 시술의 요모조모, 스타들의 메이크업을 담당하는 아티스트들에게 전수받은 메이크업 노하우와 나만의 스타일리시한 메이크업 비법, 할리우드 스타들의 뷰티 스타일을 비롯하여 성형 수술과 치아 심미치료에 관한 스타 담당 전문의들의 컨설팅에 이르기까지 얼굴에 관한 모든 것을 담았다. 평소 내가 가장 중요시하는 바디(Body) 편에서는 나만의 목욕법과 바디 케어 노하우, 예쁜 자세를 만들기 위한 팁, 스타들의 다이어트 비법, 전담 트레이너가 실제로 나에게 권하는 부위별 운동 동작과 효과, 예쁜 가슴 만드는 법, 바디성형 정보, 올바른 제모에 이르기 까지 몸에 관한 풍성한 내용을 담았다. 헤어(Hair) 편에서는 윤기 나는 머릿결을 위한 헤어 케어 가이드, 남자들이 유난히 좋아하는 여자 헤어 스타일, 스트레이트, 컬, 뱅, 업, 포니테일 등 다양한 헤어 스타일 연출법, TV를 통해 선보였던 나의 과거 헤어 연출법에 이르기 까지 헤어에 관한 전부를 담았다. 향기(Fragrance) 편에서는 아로마 오일들의 뷰티 효과를 비롯하여 남자들이 좋아하는 여자 향수들과 매혹적인 인상, 지적인 이미지 등 다양한 느낌을 선사하는 감미로운 향수들, 톱 스타들이 사용하는 향수들을 소개하였다. 뷰티의 꽃인 컬러(Color) 편에서는 나에게 맞는 뷰티 컬러를 고르는 방법부터 반드시 갖추어야 할 메이크업 컬러들, 뷰티에서 빼놓을 수 없는 레드, 핑크, 오렌지, 골드, 앰버, 스모키 컬러의 스타일리시한 연출법을 소개했다.

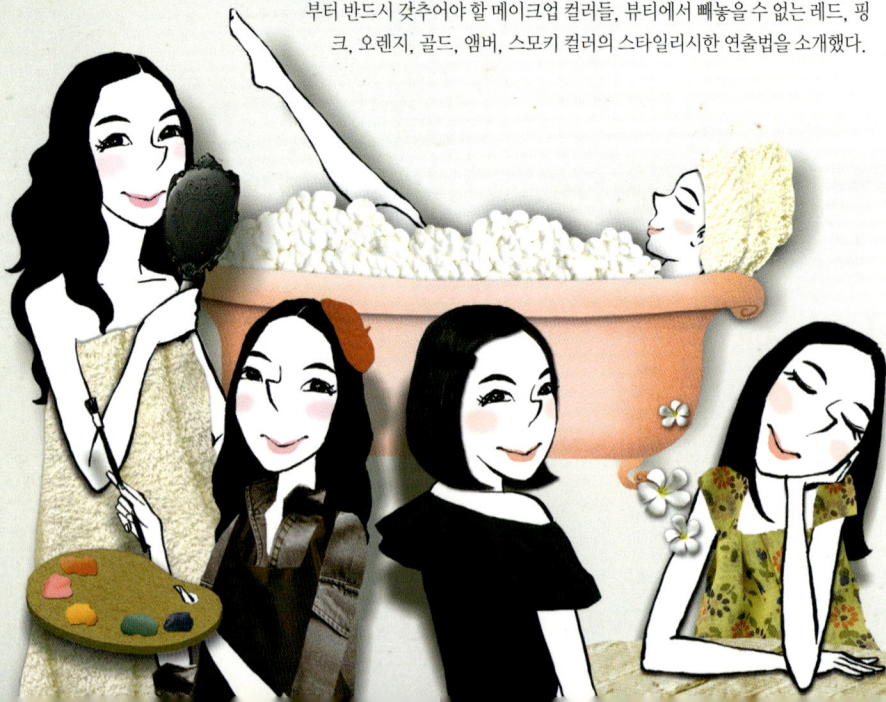

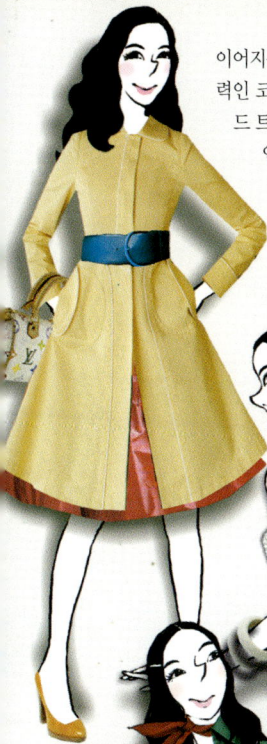

이어지는 트렌드(Trend) 편에서는 현 시대의 잇 트렌드인 프렌치 시크와 한국만의 고유한 매력인 코리안 시크를 뷰티로 표현하는 방법에 대해 논하고, 해마다 찾아오는 파스텔과 비비드 트렌드를 세련되게 소화하는 법과 글로시와 매트의 절묘한 믹스를 통해 세련된 메이크업을 연출하는 노하우를 담았다. 라이프(Life) 편에는 결혼식에서 아름다웠던 스타들을 소개하고 서둘러 외출할 때를 위한 퀵 메이크업 팁과 삶의 여러 장소, 여러 순간들 속에서 아름답게 돋보일 수 있는 나만의 팁들을 담았다. 여행(Travel) 편에서는 여행을 200% 즐기면서 아름다운 추억으로 오래오래 남기기 위해 똑똑하게 짐 싸는 노하우와 부작용 없이 건강하고 아름답게 태닝하는 방법, 자외선 차단에 관한 Q&A, 도시, 시골마을, 바다 등 각 여행지마다 어울리는 뷰티 스타일링 법을 소개했다. 쇼핑(Shopping) 편에서는 외국에 나갈 때 꼭 사와야 하는 아이템들과 국내 강추 아이템, 선물하기 좋은 뷰티 아이템, 한 번 사면 오래오래 쓰는 꼭 필요한 뷰티 도구들, 리얼한 나의 화장대를 공개하였다. 마지막으로 실전(Practice) 편에서는 반드시 시켜야 할 뷰티 타이밍부터 자주 범하는 메이크업 실수들과 틀을 깨는 신선한 메이크업 팁, 뷰티 도구 관리법, 곱게 나이 들어 가기 위해 20, 30대가 반드시 지켜야 할 뷰티 수칙들, 뷰티 응급상황 시 대처법, 실제 스타들이 다니는 미용실을 공개했다.

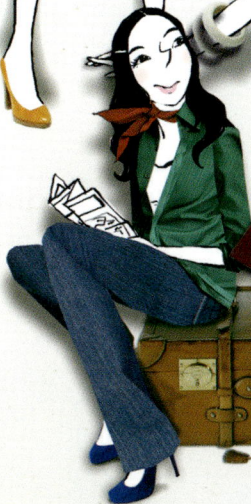

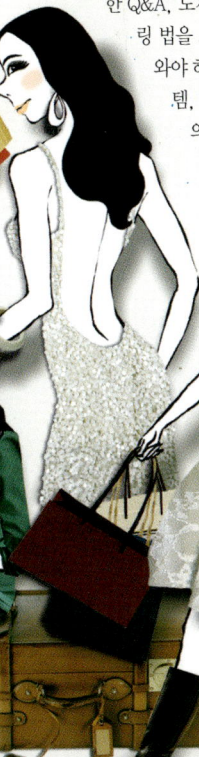

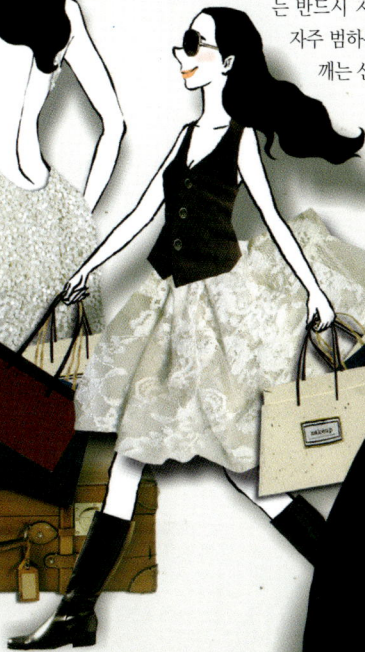

책 곳곳에 담긴 열 명의 여자 스타들과 열 명의 남자 스타들의 리얼 인터뷰는 여러분에게 재미를 더해줄 것이다. 또 스타들의 운동을 담당하는 트레이너들과 메이크업, 헤어를 담당하는 아티스트와 디자이너들, 그들의 시술을 담당하는 성형외과, 피부과, 치과 의사들의 사실적이면서 구체적인 인터뷰는 여러분의 뷰티에 관한 깊이를 더해주고 그 지평을 넓혀줄 것이라 믿는다.

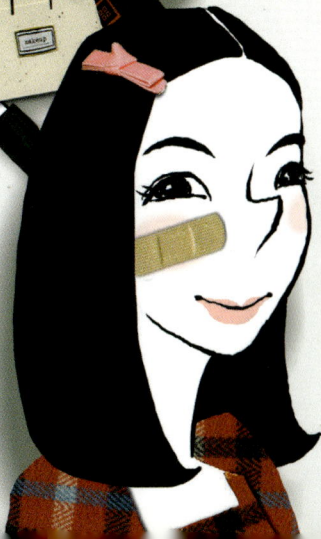

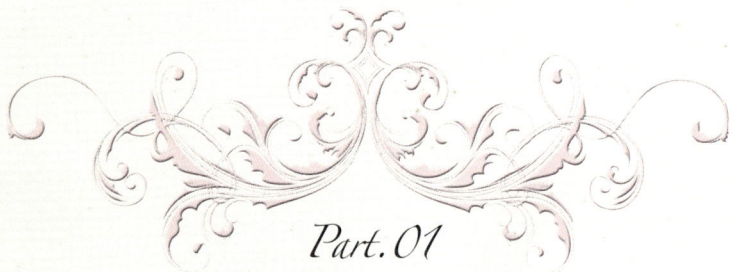

Part. 01

FACE

얼굴에 나만의 느낌 담아내기

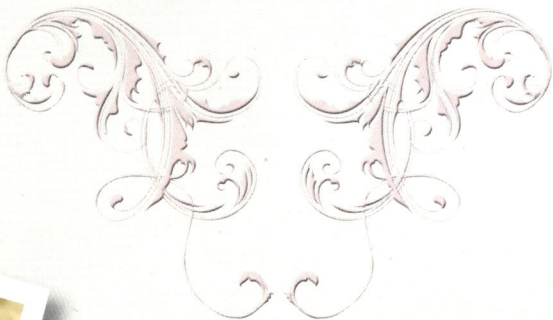

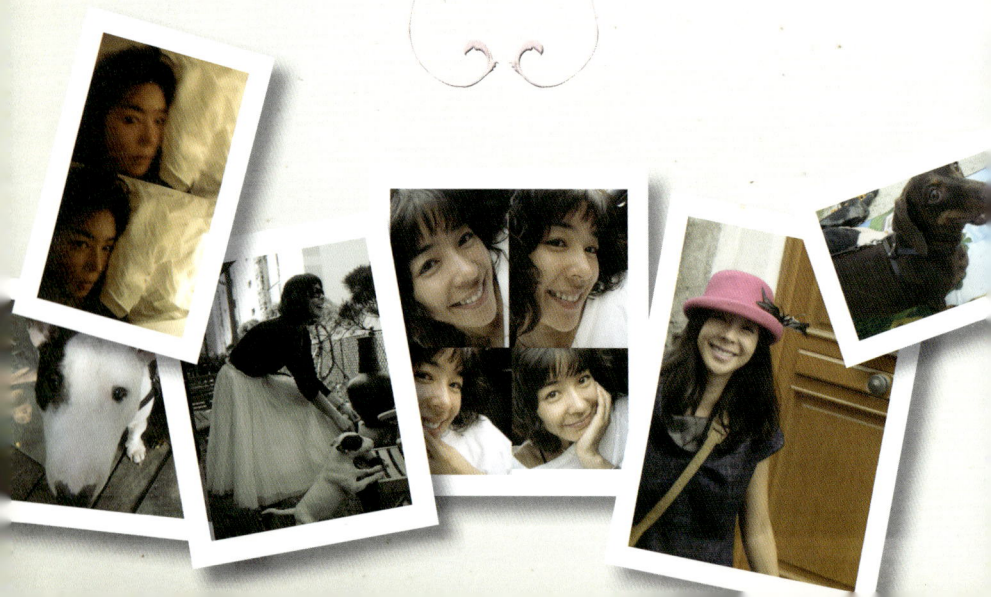

그리운 누군가가 생각날 때 가장 먼저 그 사람의 얼굴을 떠올린다.
빛나는 미소, 무언가 하고픈 말을 가득 담은 듯한 눈빛, 독특한 그 사람만의 표정이 떠오른다.
그 사람의 이목구비 생김생김이 아니더라도 얼굴에 흐르는 그 사람만의 분위기, 그 사람만의 스타일이 있다.
얼굴은 이렇듯 그 사람에 대한 참 많은 이야기를 들려준다.
다른 사람들의 마음속에, 머릿속에 나는 과연 어떤 모습으로 기억될까?

시대마다 아름다움의 기준은 달라지지만 시시각각 변하는 트렌드를 뛰어넘어 전 세계인에게
클래식한 아름다움의 대명사가 된 여인들이 있다. 그레이스 켈리, 오드리 헵번, 재클린 케네디,
잉그리드 버그만, 올리비아 핫세, 엘리자베스 테일러, 비비안 리, 마릴린 먼로, 다이애나비……
그녀들은 그 시대의 아이콘이지만 수년, 수십 년이 흘러도 퇴색되지 않는,
그 누구로도 대체될 수 없는 중독성 강한 각각의 매력을 지닌다는 공통점이 있다.
나 역시 그녀들의 매력에 푹 빠져 그녀들의 일대기, 그녀들의 스타일에 관한 책들을 모조리 사 모아
책장 좋은 자리에 두고 틈날 때마다 들여다본다. 그리고 바라고 또 바란다.
시간이 흘러 나 역시 누군가에게 나만의 느낌을 강하게 남길 수 있다면 얼마나 좋을까 하고.

얼굴에 나만의 느낌을 담아내는 것, 이 장에서는 이것에 대해 이야기하고 싶다.
나의 표정, 나의 미소, 나의 눈빛에 내가 소중하게 여기는 가치와 내가 좋아하는 스타일을
담아낼 수 있다면 그보다 더 매력적인 일은 없을 것이다.
나는 내 얼굴에 유쾌한, 밝은 에너지, 스타일리시함, 따스함, 깊이를 담아내고 싶다.
패션과 마찬가지로 얼굴에 나만의 스타일을 담기 위해서는 그 무엇보다 나에 대한 통찰이
우선되어야 하고 더불어 뷰티에 관한 센스를 기르는 노력이 필요하다.
내 얼굴에 많은 실습을 하는 동안 시행착오도 피할 수 없을 것이다. 그러나 아는 것이 힘이라고 했던가?
인터넷에 나오지 않는 뷰티에 관한 상류층만의 정보들, 연예인만의 정보들, 패션&뷰티업계 담당자만의
정보들을 담았으니 이 책을 열심히 읽은 사람들은 내가 겪은 시행착오를 많은 부분 줄일 수 있으리라 믿는다.

한 가지 덧붙이면, 이 책을 보고 알게 된 정보들을 실천하길 바란다.
구슬이 서말이라도 꿰어야 보배라고 한 옛말을 기억하길 바란다. 여러분도 나와 함께 예뻐지길 바란다.
나이가 들어 주름이 깊어지고 피부색이 칙칙해진 뒤에야 관리를 시작한다면 들인 노력과 시간,
돈에 비해 얻을 수 있는 효과는 작을 수밖에 없다. 그리고 이미 배어버린 촌스러운 메이크업 스타일을
나이 들어 고치기란 여간 힘든 것이 아니다. 반면 젊었을 때, 뷰티에 관한 사소한 습관을 익혀 다가올
노화 증상들을 예방하면 다른 사람들보다 10년 정도는 거뜬히 노화 속도를 늦출 수 있을 것이다.
또 젊어서부터 뷰티에 대한 안목과 센스를 기른다면 여성으로서 그 무엇과도 바꿀 수 없는
귀중한 재산이 될 것이다. 남은 인생이 달라질지도 모른다.

사람들의 생김새가 모두 다르듯 아름다움에 대한 절대적인 기준은 없다.
다만 이 책의 독자들에겐 자기만의 뷰티 스타일 속에 '세련됨', '고급스러움'이라는 가치를 담아내고,
일상생활에서 실천해 갈 진심으로 바란다.

키스하고 싶은 입술 만들기

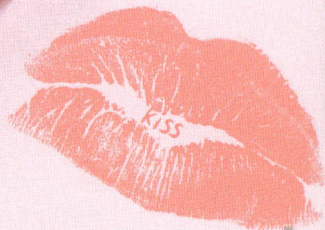

나 이혜영이 추구하는 입술은 보들보들 매끄럽고,
물기를 머금은 듯 촉촉하고, 살짝 깨문 듯 발그스레하고,
통통하고 볼륨 있는 입술. 이런 입술이라면 누구라도
키스하고 싶지 않을까? 난 이런 입술을 만들기 위해
하루에 다섯 번 이상 립밤을 바른다.
샤워 후, 잠자기 전, 립스틱 덧바르기 전 그리고 틈틈이.
특히 바세린을 듬뿍 바르고 자면 입술도 촉촉해지고
확실히 플럼핑 효과를 느낄 수 있다.
각질이 심해 응급조치가 필요할 때는 클렌징 오일을
입술에 넉넉히 바르고 2~3분쯤 두었다가 미용 브러시나
칫솔로 살짝 쓸어주면 립스틱 바를 때 거친 느낌이
말끔히 사라진다. 자, 입술이 건조하고 각질이 잘 일어나
립스틱을 발라도 예쁘지 않아서 고민이라면 조금 더
부지런히 입술을 챙겨주자. 입술은 절대 배신하지 않는다.

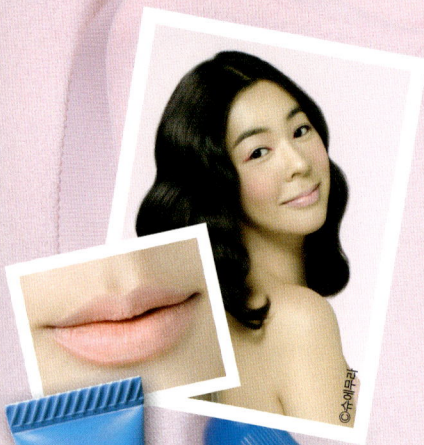

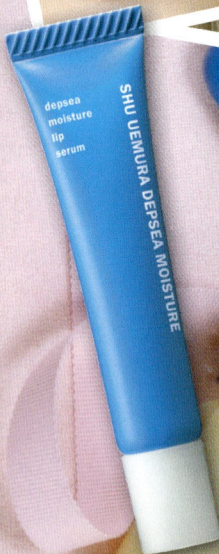

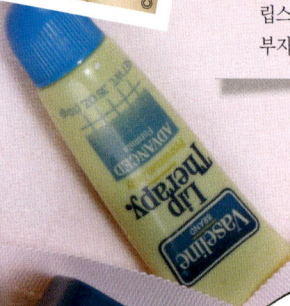

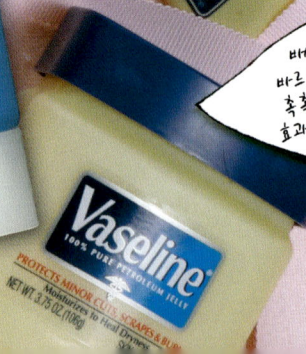

바세린을 듬뿍
바르고 자면 입술도
촉촉해지고 플럼핑
효과도 느낄 수 있어~

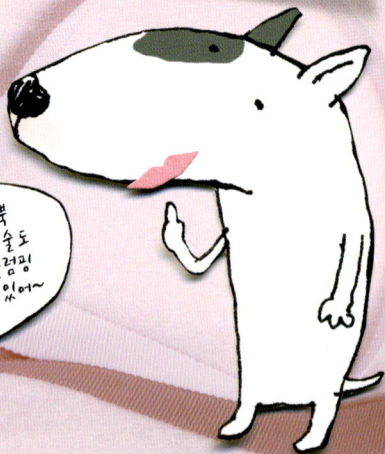

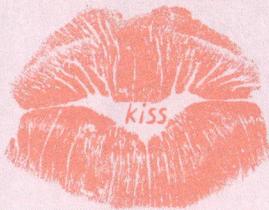

I ♥ LIP BALM!!

kiss

커피 한 잔을 덜 마시고 립밤에 투자하자.
늘 파우치 속에 지니고 다니면서
수시로 바르는 습관을 기른다면
이제 입술로 고민하는 일은 없을 듯!

칙칙한 입술에
강추!!

입술 각질 응급조치!
클렌징 오일이나 스크럽 제품을 바르고 3분간 두었다가 미용 브러시나
칫솔로 살짝 쓸어주면 거친 입술이 매끈해진다.

메이크업 전에는 산뜻한 립 세럼을!
샤워나 목욕 후 바디로션을 바르고 스킨 케어의 마지막 단계에서 꼭꼭 립 세럼을
바르자. 뒤이어 메이크업을 할 때에는 이렇게 유분이 적고 에센스처럼 쏙쏙
스며드는 제품을 선택하는 것이 좋다.

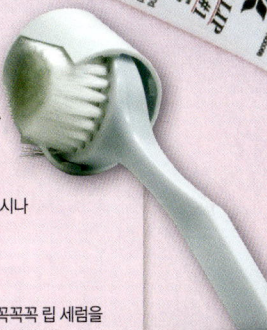

리치한 크림, 젤리 타입은 자기 전에!
립 제품이 귀하던 시절에는 꿀을 발랐다지?
자는 동안 피부는 참 많은 일을 한다는데, 입술도 마찬가지가 아닐까?
밤에 리치한 립 케어 제품을 바르고 다음 날 아침에 일어나면 다 스며들어.
(설마 이불에 다 묻은 건 아니겠지? - . -;)

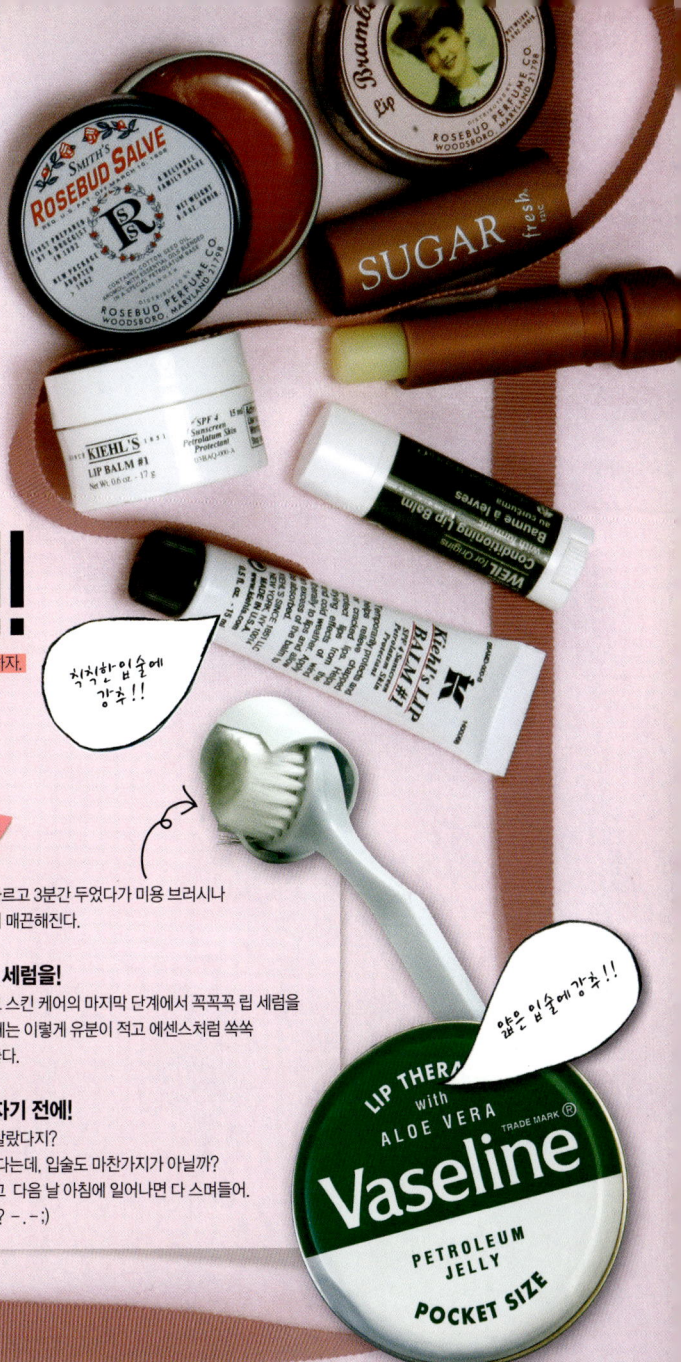

얇은 입술에 강추!!

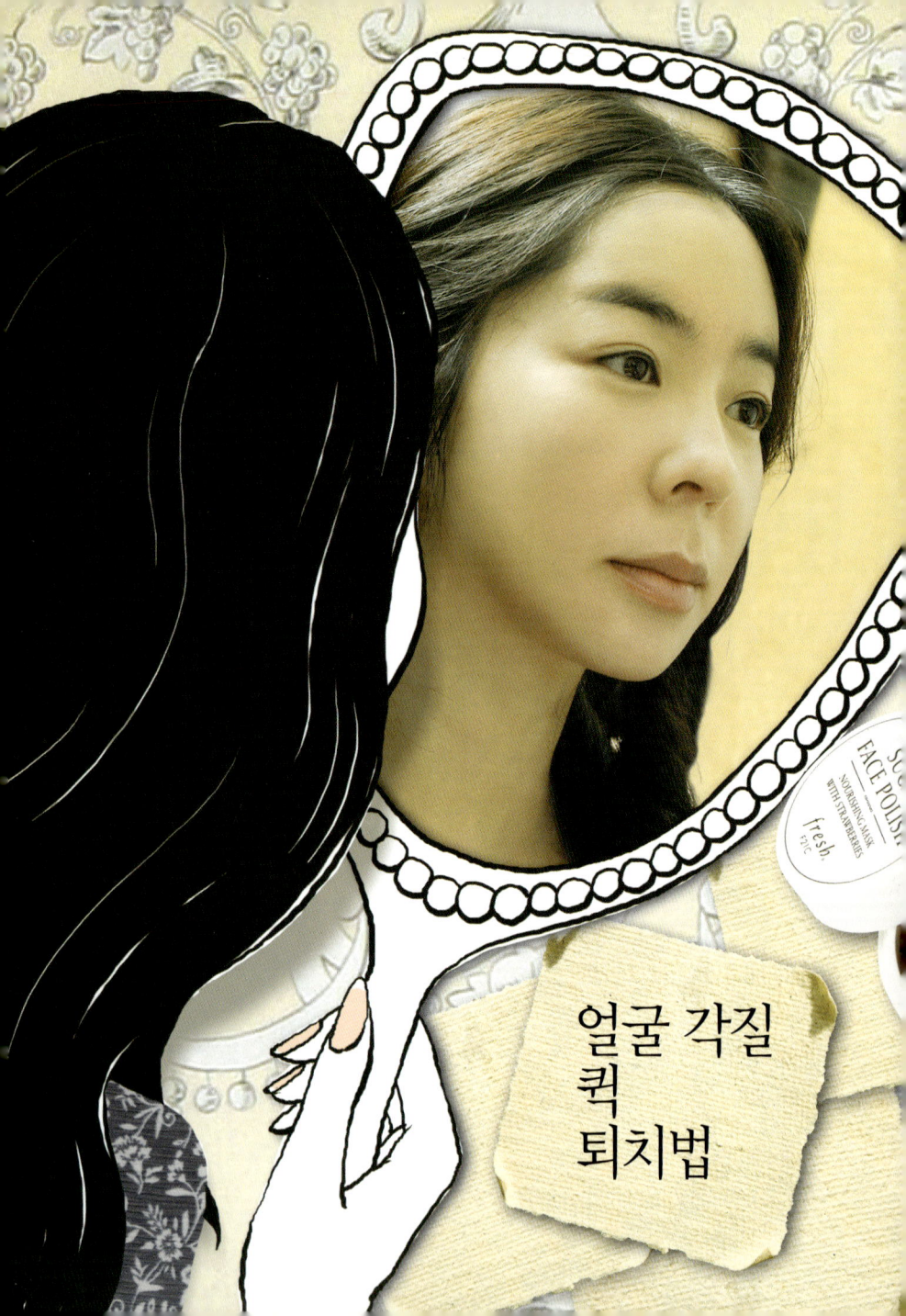

얼굴 각질
퀵
퇴치법

한 시간씩 공을 들여 화장을 해도 피부 메이크업이
균일하지 못하고 들뜨거나 거칠어 보인다면 각질을 의심해보자.
각질 제거 하면 떠오르는 스크럽은 피부 표면에 쌓여 있는 죽은 각질세포를
적당히 자극해 벗겨냄으로써 피부 모세혈관의 순환을 원활히 하여 세포 재생을
촉진시켜주는 피부관리법이다. 이러한 각질 관리는 환절기에 더 신경 써야 하지만
최소한 일주일에 한 번씩은 정기적으로 관리하는 것이 필요하다.
적절한 스크럽은 피부결을 매끄럽게 정돈해주는 것은 물론 피부를 맑고
투명하게 만들어주는 효과가 있으니 말이다.
스크럽 제품을 고를 때 알갱이와 본인의 피부 타입과 밸런스를 맞추어
유분이 많은 지성 피부일수록 알갱이가 약간 굵고 큰 스크럽을 선택하며,
피부가 건조하고 얇은 여성일수록 알갱이가 곱고 미세한 스크럽을 선택한다.
각질을 제거하고 난 후, 수분을 충분히 공급해주고, 피부에 수분막을
씌워주는 것은 필수! 따라서 스킨 케어는 반드시 크림 단계까지 한다.

매일 클렌징 오일로 세안하기

클렌징 오일은 주로 유성인 메이크업
성분들과 피부 노폐물을 제거하는 데
효과적일 뿐 아니라 피부의 과도한 각질을
제거하는 데 효과적이다. 체리 추출물이나
흑설탕 성분이 함유되어 있는 클렌징 오일로
매일 세안한다면, 환절기를 제외하고
매주 따로 스크럽을 하지 않아도 된다.

이혜영이 추천하는
피부에 자극없는 스크럽 BEST

피부에 펴 바르면 체온에 맞춰 오일로
전환되는 젤 타입의 각질 제거제.
미세입자들이 축적된 죽은 피부 세포들을
부드럽게 제거한다. 물과 닿았을 때 젤은
효과적으로 유화되어 쉽게 씻겨 내려간다.
크기가 각기 다른 파랗고 하얀 입자들은
멜라닌 색소를 내재한 죽은 피부 세포들을
제거하고 피부 표면을 깨끗이 만들어준다.

수시로
수분 미스트 뿌리기

스킨 케어에 들어가기 전이나
파운데이션을 바른 후,
건조해질 때마다 수시로 각
질을 진정시키기 위해 수분
미스트를 뿌려준다.

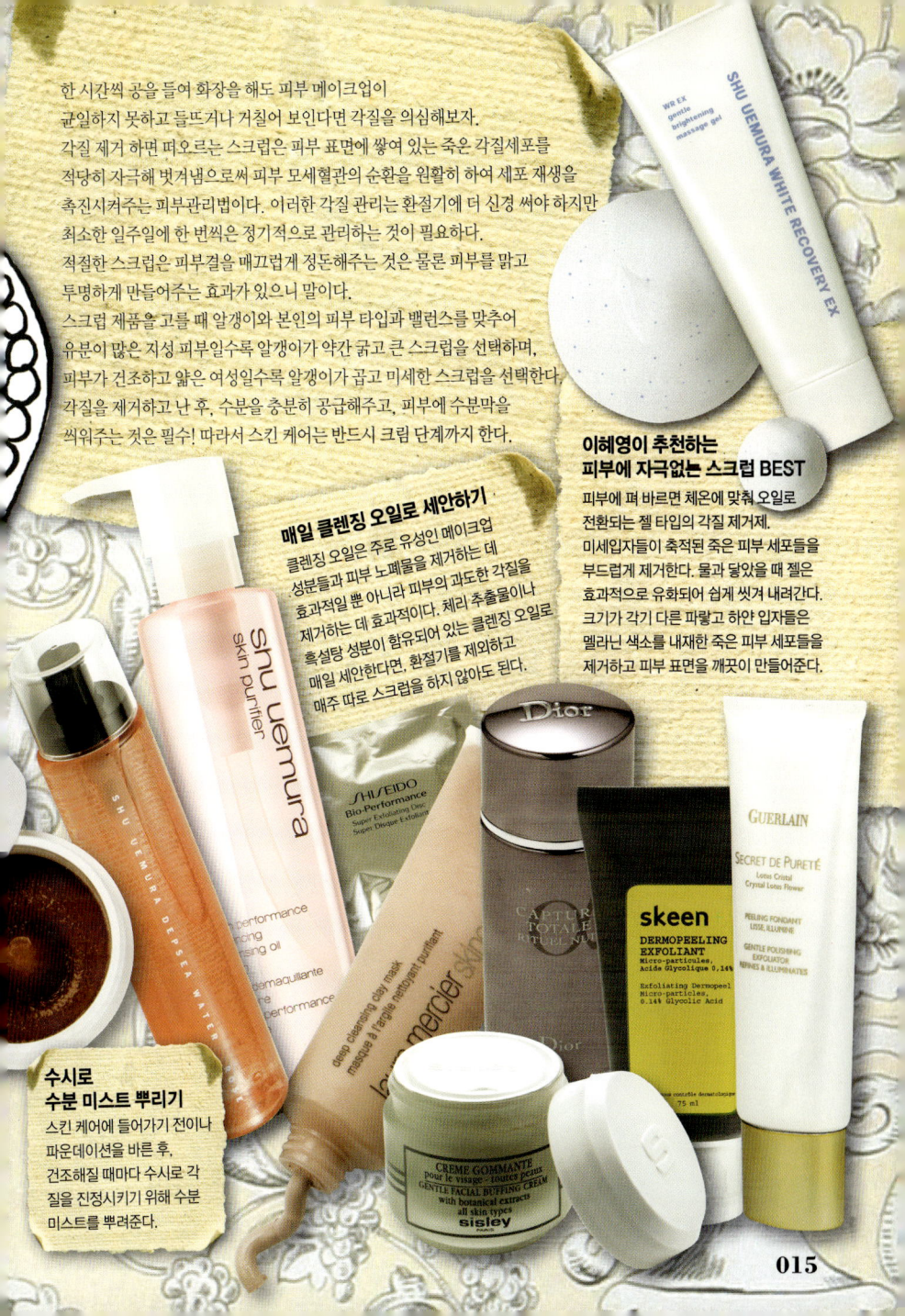

015

방송국에 있다 보면 맨 얼굴의 여자 연예인들을 자주 보게 된다.
그런데 좀 충격적인 것은 피부가 좋을 것 같은 그녀들의 눈 주변이 너무나
칙칙하다는 것이다. 특히 어린 여자 가수들에게서 이러한 현상을 자주 볼 수
있는데, 이는 그들이 아이 메이크업을 짙게 하고 오랜 시간 보내는 일들이
잦고, 집에 들어와 클렌징을 하기도 전에 피곤에 지쳐 잠이 들어버리는 날들이
많아 색소침착이 일어난 것이다. 나도 여가수로서 20대를 보냈기에 무척
잘 이해할 수 있는 삶이다.
"피부는 여러 기능을 하는 화장품 공장과 같다. 그러나 단 한 가지 할 수 없는 것이 있으니,
바로 피부 스스로 더러움을 제거하는 것이다. 그리고 더러움과 죽은 세포가 제거되면
피부는 자체의 신진대사를 회복한다. 이를 위해 클렌징은 매우 중요한 스킨 케어 단계다."
슈에무라, '카타르시스 이론', 1980.
그러나 위의 이론처럼 피부는 스스로 클렌징할 수 없기에,
우리는 그 어떤 스킨 케어보다 클렌징에 신경 써야 한다. 클렌징을 소홀하게
하면 위에서 말한 것처럼 색소침착이 일어나 다크서클이 심해지고 피부가
칙칙해질뿐더러, 여드름 같은 피부 염증으로 이어지게 된다.
아름다운 피부는 철저한 클렌징에서 시작한다는 것을 강조하면서 피부에 좋은
클렌징 방법을 소개한다. 지금껏 클렌징 크림, 클렌징 로션, 클렌징 티슈,
클렌징 워터 등을 모두 써봤지만 클렌징 오일만큼 좋은 것은 없는 것 같다.

화장은 하는 것보다 지우는 것이 진짜 중요하다

클렌징 오일의 올바른 사용법

첫째, 마른 손에 클렌징 오일을 3~4번
펌프하여 마른 얼굴에 바른 후 가볍게
마사지한다. 이때 피지가 많은 코나 각질이
많은 부위는 좀더 오래 마사지하고, 눈과
입술은 가장 마지막에 마사지한다.
입술의 각질을 제거하는 데에도 효과적이다.
둘째, 미지근한 물에 손을 적셔 그 물기를
얼굴에 바르고 정성이 있던 오일이 물과 같이
이때 투명하고 정성이 있던 오일이 물과 같이
가벼워지면서 뿌옇게 우유처럼
변하는데, 완전히 변하지 않았다면 물의 양이
적은 것이니 물을 조금 더 해 더해 반복한다.
이 모든 과정은
셋째, 물로 깨끗이 헹궈낸다. 이 모든 과정은
2분 이내에 이루어져야 함을 명심할 것!

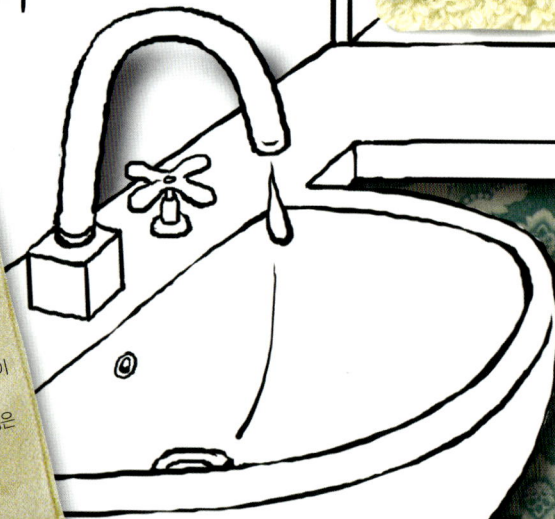

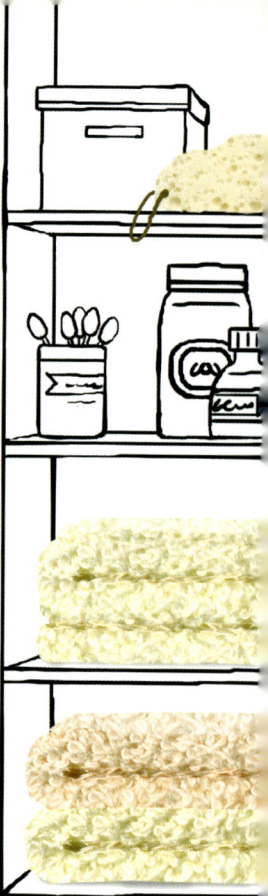

오일 타입의 클렌징은 '기름 때는 기름으로 지워야 한다'는 원리를 이용한 것이다. 우리가 옷의 기름 때를 지우기 위해 드라이클리닝을 맡기는 것과 같은 원리라고 보면 된다. 메이크업 성분과 모공 속의 피지는 주로 유성이기 때문에 이를 제거하기 위해서는 오일이 효과적인 것이다. 또 클렌징은 짧은 시간 안에 하는 것이 피부에 좋은데 클렌징 오일은 피부 표면에서 순식간에 퍼지고 모공 속으로 빠르게 침투해 클렌징 시간 단축에 효과적이다.

클렌징 후 대개 건조해지기 마련인데 클렌징 오일은 피부에 필요한 수분을 남겨준다는 장점도 있다. 특별히 스크럽을 하지 않아도, 따로 코팩을 하지 않아도 클렌징하면서 과도한 각질과 블랙 헤드를 제거할 수 있는 것도 큰 장점이다. 그래서일까? 나를 비롯한 많은 연예인들이 슈에무라 클렌징

오일을 사용하는데 내 추천으로 처음 사용하게 된 이들의 한결 같은 얘기는 클렌징 오일을 사용하면서 피부가 훨씬 더 좋아졌다는 것이다. 가끔 클렌징 오일을 써봤는데 별로 좋은지 모르겠다거나 뾰루지가 나서 지금은 사용하지 않는다는 사람도 있는데, 그들에게는 공통점이 있었다. 그것은 잘못된 방법으로 클렌징했다는 것. 클렌징 오일은 꼭 마른 손으로 마른 얼굴에 발라야 하고, 꼭 미지근한 물을 손에 묻혀 얼굴에 바르고 마사지하는 중화단계를 거친 후 헹궈내야 한다. 그러나 그냥 폼 클렌징 사용하듯 손과 얼굴을 적신 후 오일을 바른다거나, 오일이 물로 변하는 중요한 중화 과정을 빼먹거나 소홀히 하는 경우가 대부분이었던 것이다. 이들을 보면서 화장품을 살 땐 반드시 사용법을 충분히 익혀두는 것이 중요함을 다시 한 번 깨달았다.

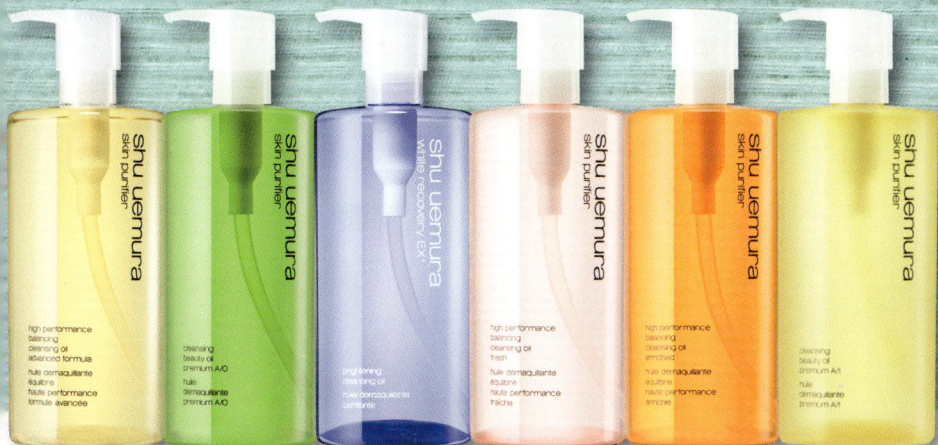

클렌징 오일 클래식
거칠고 건조한 피부를 위한 클렌징 오일. 동백꽃 및 생강뿌리 추출물, 홍화유, 호호바 오일, 마카다미아 열매 오일, 스쿠알렌 성분으로 거칠고 건조한 피부에 충분한 수분과 영양을 공급해서 부드럽고 촉촉하게 가꾸어준다. 감미롭고 우아한 플로랄향

클렌징 오일 프리미엄 A/O
노화로 인해 탄력을 잃고 칙칙해진 피부를 위한 클렌징 오일. 녹차에서 추출한 카테킨 성분으로 피부 노화를 완화 및 방지하여 탄력 있고 생기 있는 피부로 가꾸어 준다. 수박, 오이, 녹차향이 어우러진 허벌 그린향

브라이트닝 클렌징 오일
색소침착으로 칙칙한 피부를 위한 클렌징 오일. 푸른 추출물과 벚꽃 나뭇잎 추출물이 기미, 잡티, 블랙 헤드, 각질, 칙칙한 피부 톤에 효과적으로 대응하여 환하게 빛나는 투명한 피부로 가꾸어준다. 월삼, 바닐라, 플로랄, 비터 오렌지, 그레이프의 신선한 향

클렌징 오일 프레시
유분과 각질이 많은 피부를 위한 클렌징 오일. 체리 추출물의 AHA성분이 각질 및 모공에 효과적으로 작용하여 아기 피부처럼 매끄럽게 빛나는 피부로 가꾸어준다. 스위트 플로랄향

클렌징 오일 인리치드
건조하고 피곤한 피부를 위한 클렌징 오일. 비타 오렌지, 토마토 추출물로 미세혈관의 혈행을 촉진시키고 세포의 활동을 활성화하여 피부에 활력을 부여하고 혈색을 개선시킨다. 아보카도 추출물의 충분한 보습효과로 촉촉함을 선사한다. 스파이시 후르츠향

클렌징 오일 프리미엄 A/I
민감하고 손상된 피부를 위한 한방 허브 오일. 카모마일과 감초 뿌리 추출물로 공해, 외부자극, 스트레스로 인해 손상되거나 민감해진 피부를 해독시키고, 염증을 진정 및 완화시킨다. 카모마일, 라벤더 아로마향이 심신안정에도 효과적이다.

피부과는 무서운 곳이 아니다

피부가 아름다워지기 위해서는 피부과와 친해질 필요가 있다. 여드름이나 흉터, 칙칙한 피부, 주름 등 많은 고민들을 안고 살면서 정작 피부과의 문을 두드려볼 생각을 하지 않는 것은 병을 알면서 방치하는 것과 다를 것이 없다. 게다가 악화될 가능성이 높다. 연예인들의 백옥같이 빛나는 피부는 타고난 것이라기보다는 피부과의 도움으로 다듬어지고 만들어진 경우가 대부분이다. 그들이 피부과나 에스테틱을 꾸준히 다니는 것은 이 때문이다. 아주 다행인 것은 귤 껍질같이 울퉁불퉁한 피부, 여드름 투성이인 피부라도 적합한 피부과 시술로 많이 개선될 수 있다는 것. 아름다운 피부를 원한다면 문제있는 피부별로 효과적인 시술이 뭐가 있는지 파악하고 피부과의 문을 두드려 보자. 30대로 접어들어 나도 늙어가는구나 싶을 때 또한 마찬가지다.

정말 많은 피부과 시술들 중 나에게 필요한 것을 찾기는 간단하지 않다. 피부과의 시술들은 점차 한 가지 문제만 개선한다기보다는 여러 가지 효과를 동시에 주도록 고안되기 때문에 더욱 어려울지 모르겠다. 이럴수록 피부과 전문의와의 깊이 있는 상담이 필요하다.
자신이 느끼는 문제와 원하는 효과를 전달하되, 피부과 시술들은 여러 차례 받아야 하는 경우가 대부분이므로 자신의 생활 패턴까지 구체적으로 전달하는 것이 필요하다. 피부 문제별로 가장 효과적인 시술들과 요즘 피부과에서 뜨는 몇 가지 시술들을 알아보자.

여드름
- 써마지
- 여드름 광선치료(PDT)
- 약물치료(복용, 바르는 약), 짜는 치료(레이저나 바늘로 구멍을 낸 후 짜주는 치료), 주사치료(심한 염증성 여드름일 경우)

안면홍조 - IPL

흉터, 여드름 자국, 튼 살
- 어펌 레이저, MTS : 흉터, 여드름 자국에 효과
- 서브시전 : 깊게 파인 흉터(반영구적 효과)
- 써마지 : 피부에 탄력을 주어 쭈글쭈글한 튼 살을 완화해주는 효과

기미, 잡티
- IPL : 심하게 칙칙하거나, 잡티가 진할수록 효과 좋고, 얕은 색소일 때 효과 좋아
- 해초박피
- 어븀야그 레이저 : 튀어나온 검버섯, 튀어나온 점을 제거하는 효과
- 앤디야그 레이저 : 깊은 회색빛 반점, 문신, 튀어나오지 않은 점을 제거하는 효과

주름과 윤곽성형
- 더모톡신 : 표정주름 및 윤곽, 피부톤 개선
- 써마지 : 처진 눈꺼풀, 처진 턱선, 자글자글한 목주름 개선
- 어펌 레이저, MTS : 탄력 없는 피부, 잔주름 완화
- 필러 : 미간, 팔자, 눈밑 꺼진 부위
- 보톡스 : 표정주름, 사각턱 개선
- PRP+MTS : 각종 노화 개선

써마지 : 여드름, 흉터, 주름이 문제일 때

써마지는 미국 식약청에서 조직 타이트닝으로 허가받은 최초의 기계 이름을 딴 치료로,
팁 종류에 따라 피부 표면뿐 아니라 피부 깊숙이 고주파를 보내 열을 발생시킴으로써
노화되어 늘어진 콜라겐을 타이트닝(수축), 리프팅시키고 콜라겐 생성을 유도하여 주름,
처진 피부 등 피부의 탄력을 재생해준다. 주로 피부 탄력이 떨어지고 피부가 처지기 시작한다고
느끼는 30대나 볼, 턱선, 목 등의 피부가 처지고 눈가, 이마의 주름이 눈에 띄는 40대 이상이
시술받으면 효과적이다. 마취연고를 바르고 한 시간 정도 지나 시술을 시작하며 시간은
샷 수에 따라 30분~1시간 30분 정도 소요된다. 치료 후 8~9개월에 걸쳐 지속적으로 콜라겐
리모델링이 이루어지기 때문에 시간이 지날수록 더 좋아지는 것을 느낄 수 있다.
1년에 1~2회 치료로 충분하다. 시술 직후 약간 붉은 부분이 있을 수 있지만 곧 가라앉아
당일 저녁 모임에 참석할 수 있을 정도다.

**가격 : 눈가 250~300만 원, 200샷 : 200만 원, 300샷 : 300만 원, 400샷 : 350만 원,
600샷 : 450~500만 원, 900샷 : 700만 원**

어펌 레이저 : 모공, 탄력, 잔주름이 문제일 때

어펌 레이저는 피부에 눈에 안 보일 정도의 미세한 구멍을 촘촘히 뚫어주어, 이런 구멍들이 아물면서
새로운 탄력 조직과 콜라겐이 생기도록 촉진해주는 시술이다. 이를 통해 피부 탄력이 증가하여
피부가 팽팽해지고 주름이 개선되는 효과가 있으며, 모공이 줄고 피부가 환해지고 매끄러워진다.
특히 여드름 흉터나 화상 흉터, 다친 흉터, 튼 살을 개선하는 효과가 탁월하다.
개인에 따라 3~6회 시술을 4주 간격으로 받는다. 다음 날이면 바로 화장하고 출근할 수 있으며,
대개 1~2일이면 붉은 기가 사라진다.

가격 : 1회 100만 원

MTS : 칙칙한 피부톤, 거친 피부결,
여드름 자국, 모공, 탄력, 잔주름이 문제일 때

MTS 치료는 미세한 바늘이 100개 이상 달린 스탬프를 이용하여 진피층에 미세구멍을
빼곡하게 뚫어주어 피부 재생을 유도하고, 진피 조직을 새롭게 구성하고
재배열함으로써 피부를 팽팽하고 탄력있게 해주는 시술이다.
여드름 자국, 피부톤, 피부결이 개선될 뿐 아니라 1주 간격으로 5회 이상 시술하면
모공, 잔주름이 개선되는 효과가 있다. 시술 후 일시적으로 붉어지고 붓지만
당일 저녁부터 거의 표시 나지 않아 일상생활에 지장이 없다.

가격 : 1회 25만 원

더모톡신 : 표정주름, 목주름, 얼굴윤곽, 피부톤, 피부결이 문제일 때

더모톡신 주사는 보툴리눔톡신을 이용한 치료로 주름을 유발하는 근육만 마비시키기 때문에 주름이
자연스럽게 좋아질 뿐 아니라, 피부톤, 피부결, 넓은 모공, 사각턱, 턱선도 함께 개선되어 최근 각광받는
새로운 치료 방법이다. 필요에 따라 보톡스, 필러를 함께 사용하여 얼굴윤곽을 잡아주되, 원하는 효과에 따라
주사 놓는 위치, 깊이, 방법을 달리한다. 마취 크림을 바른 후 본격적인 시술 시간은 3~5분 정도로
간단하며 시술 후 붉어지고 붓지만 30분 이내에 가라앉아 일상생활에 큰 지장이 없다.

가격 : 모공 1회 70만 원, 얼굴 전체 1회 100만 원

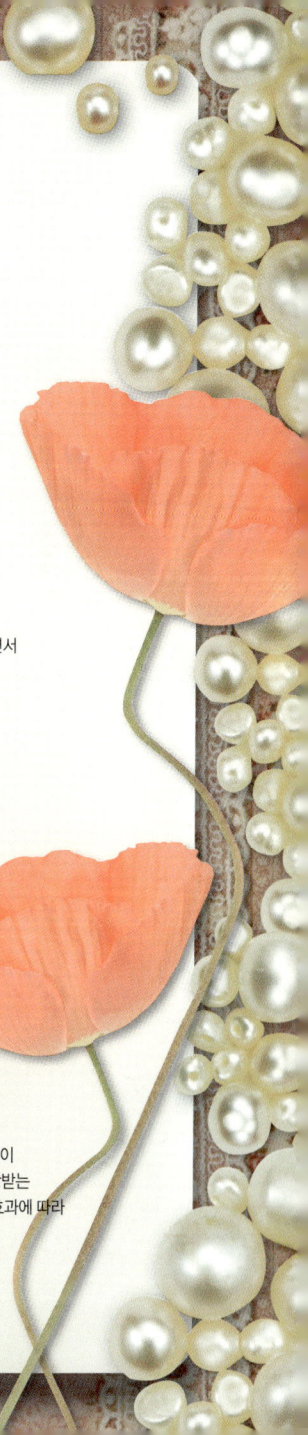

PRP : 각종 노화 증상이 문제일 때

자가혈에 비해 4~7배 고농축 혈소판이 들어 있는 자가혈장을 PRP(혈소판 농축혈장)라고 한다.
PRP에는 세포증식, 콜라겐 생산, 히알루론산 생산, 상피세포 성장 촉진, 혈관신생, 상처치유를 촉진하는
각종 성장인자 및 사이토카인이 풍부하여, 관자, 볼, 눈밑, 팔자주름, 미간 깊은 주름 등 꺼진 부위 또는 잔주름,
칙칙한 피부, 다크서클, 탄력 저하 등 노화가 많이 진행된 부위에 PRP를 주사하면 자연스럽게 전반적인
노화 개선 효과 또는 꺼진 피부를 채워주는 효과를 얻을 수 있다. 우선 자신의 혈액을 뽑아 두 차례 원심분리를
거쳐 혈소판을 분리, 농축한 후 PRP층을 뽑아 주사기로 옮겨 주사하는 치료로 혈액을 뽑은 후 주사를 끝내기까지
총 40분 정도 소요된다. PRP를 냉동시켰다가 1년에 2~4회 시술하는데, 일주일 정도의 기간을 둔다.
많이 아프지 않아 마취가 필요 없고 주사 후 1~2일 정도 약간 붓거나 부분적으로 멍이 들 수 있지만 일상생활에
큰 지장이 없다. 볼륨 업 목적으로 시술한 경우 시술 후 3개월 정도는 시술 부위에 강한 자극을 주거나
경락 마사지를 받는 것은 피하는 것이 좋다.
가격 : 1회 120만 원

PPX : 염증성 여드름이 있으면서 모공이 문제일 때

PPx™(Photopneumatic Therapy)란 말 그대로 빛(photo) 에너지와 압력 에너지(pneumatic pressure)를
결합시켜서 치료하는 기법으로 빛을 쏘이면서 모공 속 피지를 빨아당기는 시술이다. 기존의 IPL과 마찬가지로
비정상적인 혈관을 파괴하여 안면홍조에 효과적이며, 피지선을 위축시켜 피지분비를 줄여주고 진피에 탄력을
높여준다. 피지가 들어 있어 지저분해 보이던 모공이 깨끗해지고 모공이 줄어드는 효과도 함께 얻을 수 있다.
2~3주 간격으로 평균 5회 정도 시술을 받는다. 시술 직후 시술 부위가 붓고 붉어질 수 있으나 1~2일 후면
좋아진다. 눈 주위 피부가 얇기 때문에 진공에 의해 멍이 드는 경우가 간혹 생길 수 있고, 드물게 딱지가 생겨서
일주일 정도 지속될 수도 있지만 대개의 경우 화장이나 세안 등 일상생활이 가능하다.
가격 : 1회 60만 원

해초박피 : 넓은 모공, 블랙헤드, 자잘한 여드름, 얕은 기미가 문제일 때

피부에 손상이 가해졌을 때, 어느 정도 시간이 지나면 없어졌던 표피가 재생되기 시작하고 진피조직이
재배열되는 과정을 거쳐 피부가 아물게 되는데, 이러한 원리를 이용해서 기미, 주근깨, 검버섯, 칙칙한
피부톤, 흉터, 주름을 치료하는 방법이 피부박피, 즉 필링(Peeling)이다. 여러 가지 박피 중 해초박피는 천연
해초가루(deep sea herb)를 이용한 박피술로 칙칙한 피부톤, 연한 잡티, 잔주름, 얕은 여드름 흉터, 넓어진 모공
치료 등에 효과적이다. 시술 후 2~3일간은 붉고 그 후 2~3일간은 벗겨져 총 5~6일 후에는 피부가 환해지는
효과가 있다. 횟수는 1년에 1~2회 정도가 적당하다. 일반적으로 박피 후에는 피부가 건조해지고 붉어지거나 색소
침착이 올 수 있으니 충분한 보습과 함께 자외선 차단제, 화이트닝 제품 사용 등 적절한 사후관리가 필요하다.
가격 : 1회 50만 원

IPL : 잡티, 안면홍조가 문제일 때

IPL(intense pulsed light)은 아주 강한 파장의 빛을 주기적으로 방출시켜서 여러 가지 피부질환을 치료하는
기계의 이름을 딴 치료로 안면홍조, 늘어난 혈관, 잡티, 탄력을 동시에 치료하는 효과가 있다. 피부 특성이나
병변에 따라 다양한 맞춤치료가 가능하며, 치료 시간은 30~40분 정도, 횟수는 원하는 효과에 따라 선택하되,
3~4주 간격으로 받는다. 보통 5회 시술을 받았을 때 완전히 개선된다고. 잡티 부위에 가벼운 딱지가 앉았다가
일주일 정도 지나면 떨어진다.
가격 : 1회 70만 원

서브시전 : 깊은 흉터가 문제일 때

특수한 바늘을 이용하여 흉터 하부의 단단한 조직을 끊어주어 재생을 유도하는 치료로 시술 직후
흉터가 올라오는 것을 느낄 수 있으며 시간이 지나면 시술 부위가 재생되면서 파인 부위가 차오르게 되어 흉터가
개선되는 효과가 있다. 시술 후 약간 붓고 붉어지고 멍이 들 수 있으나 1~2주 안에 가라앉는다.
가격 : 정도에 따라 달리 책정

앤디야그 레이저 :
튀어나오지 않은 깊은 색소 질환이나 문신을 제거하고 싶을 때

앤디야그 레이저(Nd-YAG laser)는 두 가지 파장을 이용하는데, 1,064nm의 파장은 피부 속 깊이 침투하여 문신과
오타모반 등 깊은 색소를 흉터 없이 치료해주며, 532nm 파장은 주근깨, 반점 등 얕은 색소 치료에 이용된다.
때론 1,064nm의 파장을 약하게 쏴서 기미, 색소 침착, 피부노화 등의 개선 목적으로 이용할 수도 있다. 따라서
이는 기미, 주근깨, 오타모반, 문신, 튀어나오지 않은 반점(검버섯), 문신 제거 등에 효과적이다. 치료횟수는 병변의
크기와 종류에 따라 다르지만, 대개 오타모반이나 문신의 경우엔 2~3개월 간격으로 5회 이상 치료를 요하며,
주근깨나 흑자 등은 1회의 치료로 많이 개선된다. 치료 후에는 간혹 경미한 출혈이 있거나 자줏빛 피멍,
딱지가 생길 수 있으나 7~14일 후 없어진다. 딱지가 떨어진 부위는 초기에 붉은 빛을 띠다가 시간이 지나면서
옅어지는데 그 과정에서 색소 침착이 될 수 있으니 딱지가 떨어진 후에는 2~3개월 이상 자외선 차단제,
화이트닝 제품, 박피연고를 발라주는 것이 좋다.
가격 : 정도에 따라 달리 책정

필러 : 얼굴에 입체감을 주고 싶을 때

필러(filler)란 인체에 무해한 성분으로 만들어진 조직 보충용 주사로, 꺼진 볼, 꺼진 눈밑,
얇은 입술, 팔자주름, 눈밑 주름과 같이 볼륨이 줄어들어 꺼진 부위나 얼굴의 주름을 개선하기
위해 세계적으로 많이 시술되는 간편하고 안전한 치료다.
필러 효과는 시술 직후 알 수 있으며, 그 지속 기간은 필러의 종류와 개인에 따라 조금씩
차이는 있으나 피부에 존재하는 성분인 히알루론산의 경우 6개월에서 1년 반,
인공 합성물질의 경우 1년에서 3년 정도 지속된다. 시술 후 그 부위가 경미하게 붉어지나
1~2일 내에 사라지고, 간혹 주사 부위에 생긴 멍든 흔적 또한 2~3일 내에 자연적으로 사라진다.
시술 직후 바로 메이크업도, 일상생활도 가능하지만 시술 후 6시간 정도는 시술 부위를 만지지
않는 것이 좋고, 며칠간 뜨거운 사우나를 피하며 너무 찬 곳에 가지 않는 것이 안전하다.
가격 : 눈밑, 팔자주름 1회 150~200만 원, 이마 꺼진 부분 100~200만 원, 입술 100만 원

보톡스 : 주름이나 사각턱이 고민일 때

보톡스는 10분간의 간단한 시술로 주름을 생성하는 근육을 완화시켜 미간, 이마,
눈가의 주름과 같은 표정주름을 없애주는 치료법이다. 양쪽 눈가에 생기는 새의 발 모양의 주름,
인상 쓸 때 생기는 양미간의 주름, 이마에 길게 옆으로 생기는 주름에 효과적이며,
보통 2회의 치료로 1년간 주름을 거의 없앨 수 있고, 시술이 반복될수록 효과는 더 오래 지속되어 치료 빈도가
줄어들게 된다. 사각턱의 경우, 치료 후 갸름해진 효과는 6개월 이후부터 서서히 나타날 수 있으며,
3회에 걸쳐 집중 치료할 경우 1년 반~2년 정도 효과가 지속된다.
습관적으로 이를 세게 물거나 고기, 오징어처럼 많이 씹어야 하는 음식을
즐기면 효과가 빨리 없어질 수 있으니 주의하는 것이 좋다.
표시가 나지 않아 바로 일상생활이 가능하며 주사 시 통증은 작은 벌레에 쏘인 정도다. 가끔 두통이나 현기증
증세가 있을 수 있는데 대개 일시적인 것으로 2~3일 이내에 회복된다. 부자연스러움과 부작용을 피하기 위해
반드시 전문의에게 시술을 받는 게 좋다.
가격 : 사각턱 70~90만 원, 기타 부위별 40만 원

도움말 : SNU 피부과 조미경 원장님(문의 02-3444-6033)

매끈하고
윤기나는
도자기 피부 만들기

TV, 영화 속 여배우들의 피부 메이크업은 무언가 다르다.
같은 사람인데 그녀들은 모공도 잡티도 없어 보이고
매끈하고 투명해 보이면서 건강한 윤기까지 감돈다.
그도 그럴 것이 그녀들의 메이크업을 담당하는 아티스트들은
피부 표현에 가장 공을 들인다. 그들은 피부 메이크업에만
평균 30~40분 정도 정성을 들이는데 겨우 10분 만에 끝내는
피부 메이크업과는 다를 수밖에 없지 않을까?
스타들의 메이크업을 담당하는 톱 아티스트들에게
그들만의 피부 메이크업 비결을 물었다.

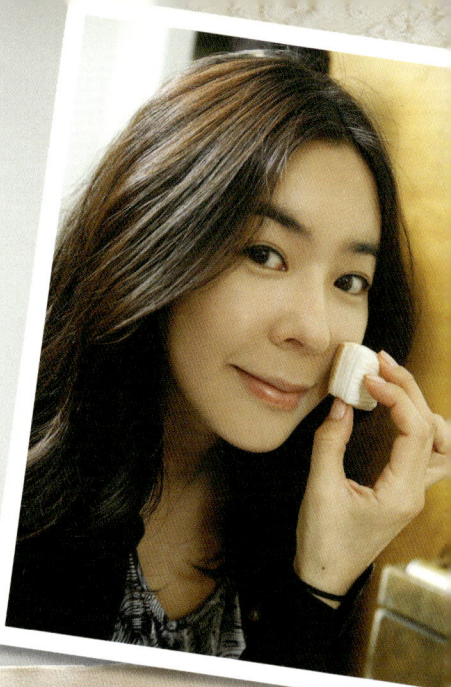

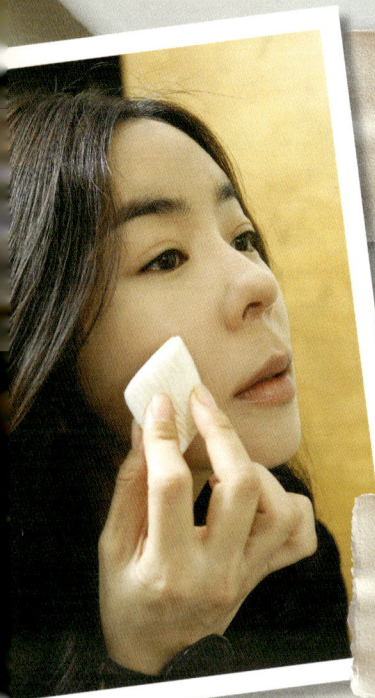

"적은 양을 여러 번에 걸쳐 발라요!"

메이크업이 들뜨거나 피부에 투명감이 없다면 내가 사용하는 메이크업베이스,
파운데이션, 하이라이트의 양이 많은 것은 아닌지 의심해봐야 한다. 여배우들의
메이크업 아티스트들은 아주 적은 양으로 여러 번에 걸쳐 발라 완벽한 피부를
만들어낸다. 지름 6~8mm의 진주알 크기면 충분하다. 화장품도 아끼고, 피부도
예뻐지는 일석이조의 효과를 누리자. 고원, 고원혜 원장님

"매 단계 흡수되도록 충분한 시간을 두고 적당히 두드려주죠."

스킨 케어를 할 때에도 단계마다 두드려주고, 메이크업베이스와 파운데이션을
얼굴에 골고루 펴 바른 후에 퍼프를 이용하여 톡톡톡 지루할 정도로 두드려주자.
피부가 두꺼운 볼 부위나 피지로 들뜨기 쉬운 콧망울은 더욱 오래 두드린다.
패팅할수록 밀착력과 지속력이 높아지고 피부에 자연스러운 윤기가 더해진다는
사실을 안다면 이 과정이 절대 지루할 수 없다. 단 유의해야 할 점이 있다면 무엇이든
포뮬라를 골고루 펴 바른 후 두드려야 한다는 것! W뷰리피, 우현중 원장님

"파운데이션을 꼭 얼굴 전체에 바를 필요는 없어요."

피부가 두꺼운 볼 부위에는 가장 많은 양을 바르고, 남은 양으로 코와 이마에
바르되, 표정을 만드는 입가나 눈가는 피부가 얇으니 스펀지에 묻은 양으로만
살짝 터치하고, 얼굴 바깥쪽 역시 경계가 지지 않을 정도로만 터치해준다.
아주 가볍게 메이크업하고 싶을 땐 홍조가 있는 볼에만 파운데이션을 살짝
바른다고 생각하면 간단하다. 김청경 헤어페이스, 김청경 원장님

"피부 메이크업에도 순서가 있어요."
피부가 두꺼운 볼 부위부터 먼저 시작하여, 턱을 거쳐 피부가 얇은 코,
이마 순서로 바르고 눈은 가장 마지막에 발라준다. 중간에 파운데이션이
모자란다고 더 묻히는 것은 금물이다. 메이크업이 두꺼워지면서 얼굴이
평평하고 커 보일 위험이 있다. 볼을 제외한 부위는 스펀지에 남은 양으로
바르면 충분하다. 라뷰티코어, 김규리 부원장님

"때론 섞어 바르는 모험도 필요하죠."
여배우들의 메이크업 담당자들은 밀키로션에 베이스나 파운데이션을 섞기도
하고, 파운데이션끼리, 파운데이션과 하이라이트를, 파운데이션과 컬러
베이스를 자유자재로 섞어 쓴다. 피부톤 보정이나 질감 보정을 원한다면 평소 쓰던
리퀴드 혹은 크림 타입 파운데이션에 컬러 베이스나 미세한 펄 베이스를 살짝 섞어
쓴다면 한층 세련된 피부를 완성할 수 있다. 끌로에, 김선진 원장님

"화장솜과 스펀지, 브러시는 필수 아이템이에요."
스킨을 바를 때 화장솜을 이용하고 에센스나 밀키로션, 크림을 바를 때 스펀지를
사용하면 과도한 양이 얼굴에 발라지는 것을 방지할 수 있고, 피부의 온도를
낮춰주어 밀착력이 높아진다. 메이크업베이스나 파운데이션을 바를 때도 스펀지를
이용하면 매끄럽고 고르게 피부를 표현할 수 있다. 파우더나 하이라이터를 바를 땐
동물의 털로 만든 천연모 브러시를 사용하면 터치할수록 피부에 윤기가 더해진다.
쌩끄 드보떼, 황방훈 원장님

피부색, 피부톤을 바꾸고 싶을 때
퍼플 베이스 피부를 화사하게 만드는 효과
그린 베이스 피부의 홍조를 커버해주는 효과
블루 베이스 피부를 투명하게 만드는 효과
펄 베이스 피부에 윤기를 더해주는 효과

SHU UEMURA UV UNDER BASE

연예인이 쓰는 메이크업 베이스 BEST
슈에무라 UV 언더 베이스 무스
랑콤 UV+메이크업베이스 겸용
로라 메르시에 프라이머
나스 프라이머
맥 스트로브 크림

슈에무라
스무딩 플루이드 파운데이션

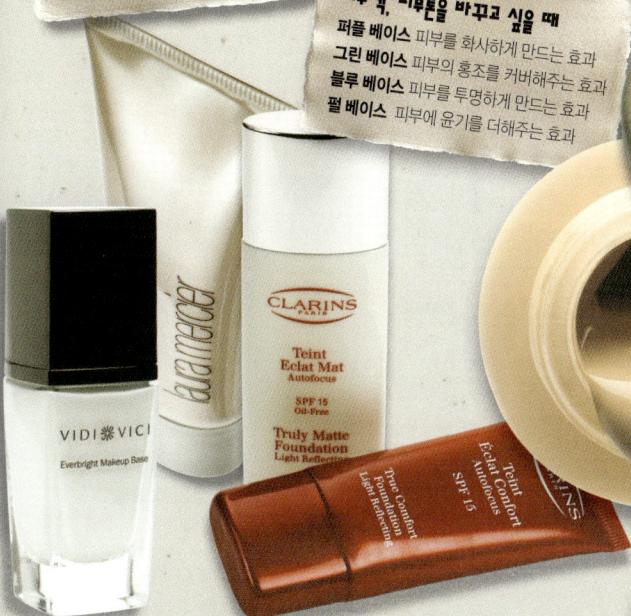

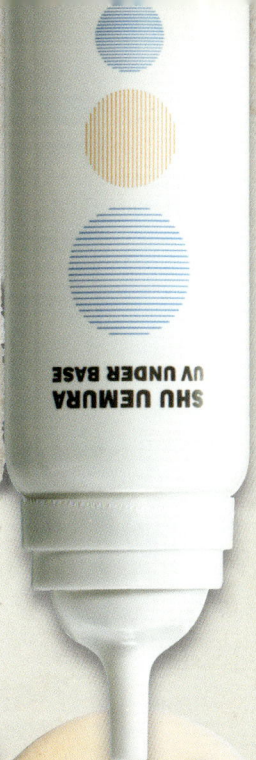

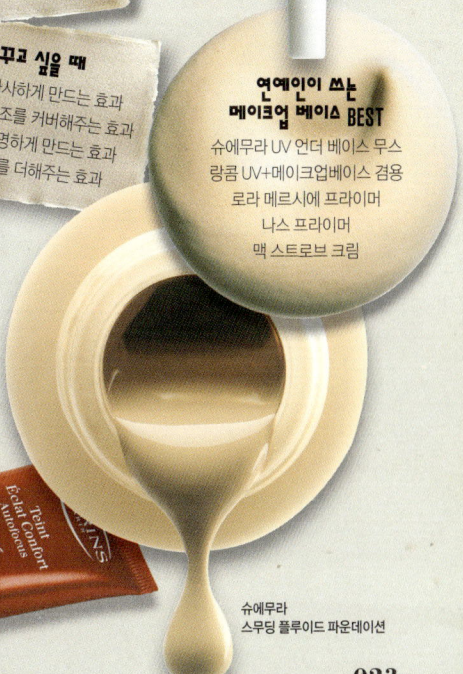

023

"한 사람의 얼굴 안에서도 부위마다 피부의 컨디션과 두께는 모두 달라요. 평균적으로 피부의 두께는 2~2.2mm 정도죠. 그러나 그 안에서도 피부가 가장 두꺼운 곳은 볼 부위이며, 눈 주변은 가장 얇고 연약한 곳으로 얼굴의 다른 부위의 1/2에서 1/10 정도됩니다. 땀과 피지선은 소위 T존이라 불리는 이마와 코에 분포하고 있어 다른 부위보다 많은 유분을 형성하지요. 또 인체의 206개 뼈 중 29개가 분포하고 있는 머리에는 정교한 근육들이 뼈를 감싸고 있으며, 특히 다양한 표정을 연출하기 위해 눈과 입 주변에 많은 근육이 분포되어 있습니다. 이에 대한 이해는 장시간 유지되는 피부 메이크업을 하는 데 큰 도움이 되는 동시에 피부의 두께와 특성을 이해하며 메이크업 제품의 양을 적절히 조절하는 것은 자연스러운 룩을 연출하는 데 매우 중요한 역할을 하죠."

슈에무라 인터내셔널 수석 아티스트 가쿠야스 우치이데

이혜영의 남자 측근들이 밝히는 여자 메이크업 WORST

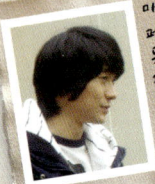

신현준 :
너무 건조한 피부 위에 두껍게 메이크업을 해 케이킹해 보이는 투가 싫다. 물 메이크업으로 깊어 보이는 화장도 비호감이다.

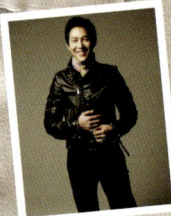

마르코 :
페인트 통에 들어갔다나온 듯 진한 메이크업은 No!

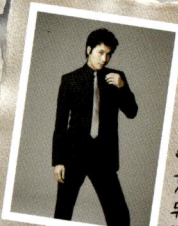

정우성 :
가면을 쓴 듯한 두껍고 진한 메이크업은 딱싫다. 보는 것만으로도 무거워 부담스럽다.

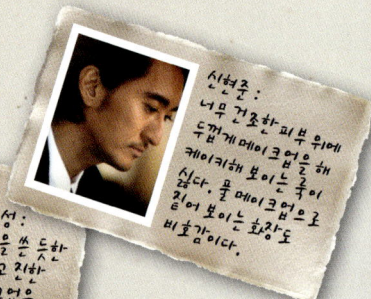

이정재 :
성형수술한 듯 과장된 메이크업, 즉 얼굴의 단점을 감추거나 보완하려고 애쓴 흔적이 보이는 메이크업이 싫다. 얼굴을 작게 보이려고 셰이딩을 진하게 넣는다든지 입술 라인을 인위적으로 바꾼다든지 하는 것이 촌스러워 보인다.

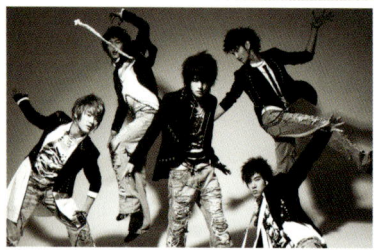

유노윤호 : 눈 화장이 짙으면 부담스럽다.
시아준수 : 눈 화장이 심하면 무섭다.
최강창민 : 무조건 진한 메이크업은 싫다.
영웅재중 : 너무 짙은 색으로 메이크업하는 것이 싫다.
믹키유천 : 메이크업 안한 듯한 쌩얼이 좋다.

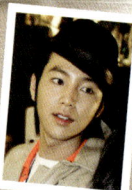

장근석 :
화보에서 튀어나온 듯한 과한 메이크업이 싫다. 너무 유행에 민감한 메이크업, 컬러를 지나치게 쓰는 메이크업도 싫다.

이들의 답변을 통해 배우자! 남자들은 내 여자의 메이크업이 두꺼운 꼴을 절대 못 본다.
비록 메이크업이 흠 잡을 데 없이 완벽하더라도, 심지어 여자들은 동경할 만한 룩일지라도, 남자들의 시각은 다르다.
컬러를 많이 쓰고 인위적으로 보이는 메이크업은 그들에게 무조건 비호감이다.
단순하게도 그들은 공통적으로 한 듯 안 한 듯 자연스럽고 순수해 보이는 메이크업만을 좋아한다.
호감형 메이크업을 연출하는 첫 단계는 피부 메이크업이라는 것을 명심하라.
본인의 피부가 원래부터 좋았던 듯 가볍고 윤기나게 하는 피부 메이크업이야말로 그들의 마음을 사로잡는 비결이 될 것이다.

연예인 파운데이션 테크닉

1. 파운데이션 전용 브러시나 스펀지에 파운데이션 1/2을
묻혀 피부가 가장 두꺼운 볼 부위(광대뼈, 광대뼈 윗부분,
광대뼈 아랫부분 순서)부터 짧은 터치로 바른 후, 반대쪽
볼도 남은 1/2 양을 묻혀 같은 방법으로 바른다.
2. 브러시 또는 스펀지의 남은 양으로(절대 더 묻히지
않는다) 입 주변에 발라준다.
3. 코 부위로 자연스럽게 연결하여 바른다.
4. 이마 부위까지 커버한다.
5. 눈 안쪽에서 바깥쪽을 따라 얇게 커버한다.
6. 목 라인, 헤어 라인을 자연스럽게 쓸어준다.
7. 볼, 콧망울, 하이라이트 부위(미간, 콧날, 턱)를 계속
두드려준다.

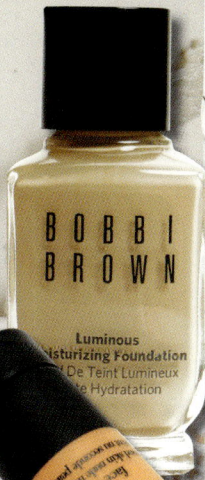

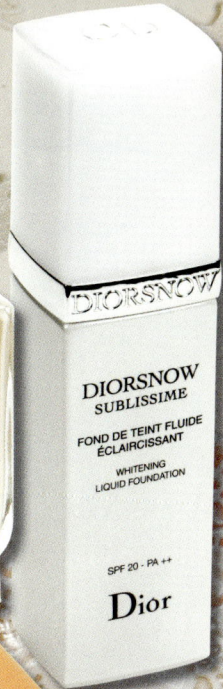

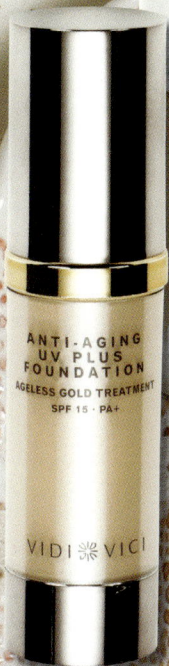

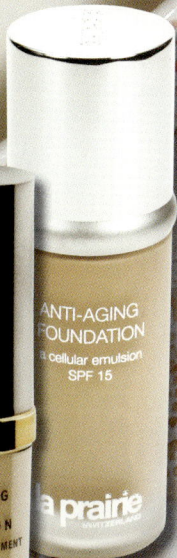

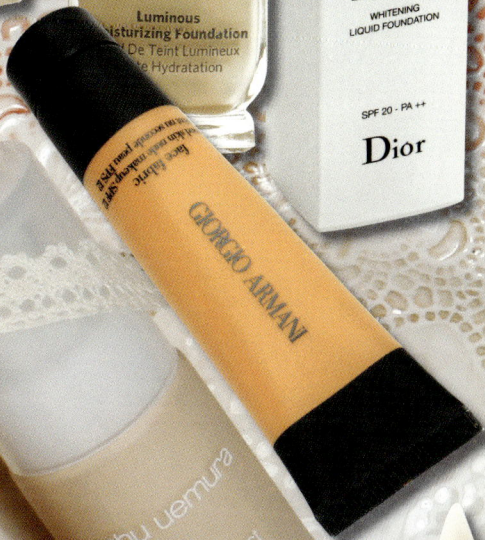

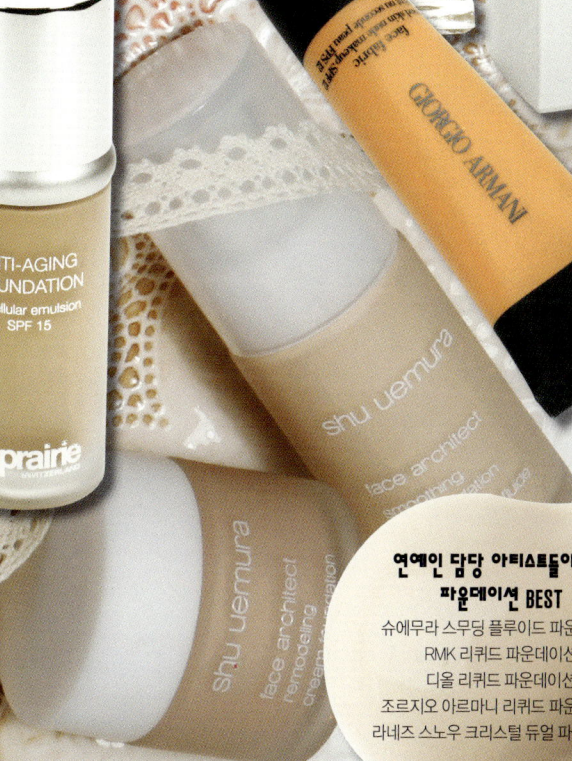

BOBBI BROWN

Luminous
Moisturizing Foundation
Fluide De Teint Lumineux
Fraîche Hydratation

DIORSNOW

DIORSNOW
SUBLISSIME

FOND DE TEINT FLUIDE
ÉCLAIRCISSANT

WHITENING
LIQUID FOUNDATION

SPF 20 - PA ++

Dior

GIORGIO ARMANI

ANTI-AGING
FOUNDATION
& cellular emulsion
SPF 15

la prairie
www.laprairie.com

ANTI-AGING
UV PLUS
FOUNDATION

AGELESS GOLD TREATMENT
SPF 15 - PA+

VIDI VICI

shu uemura
face architect
smoothing

shu uemura
face architect
remodeling
cream emulsion

연예인 담당 아티스트들이 쓰는
파운데이션 BEST

슈에무라 스무딩 플루이드 파운데이션
RMK 리퀴드 파운데이션
디올 리퀴드 파운데이션
조르지오 아르마니 리퀴드 파운데이션
라네즈 스노우 크리스탈 듀얼 파운데이션

025

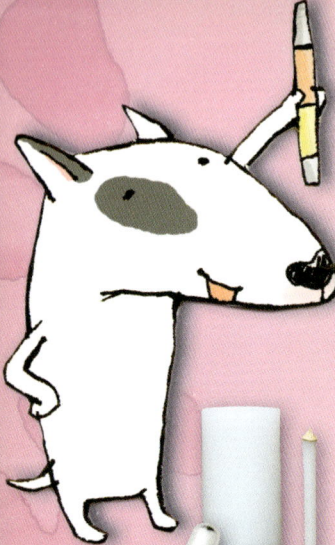

컨실러는 너무 어려워?

쉬워쉬워! 이렇게 써봐~

여드름, 점, 주근깨, 다크서클…… 결점 없이 하얀 캔버스 같은 피부는 모든 여인들의 로망이다. 피부 결점들을 커버하기 위한 컨실러라는 것들이 있는 것을 알지만 아직까지 전문가들의 전유물로 여겨져 멀고 어렵게만 느끼는 이들과 컨실러의 색상 선택부터 바르는 방법, 바르는 도구까지 쉽고 간편하게 완벽한 피부를 재현할 수 있는 컨실러의 세계를 공유한다.

광범위하게 퍼져 있는 여드름을 커버하기 위해서는 크림이나 리퀴드 타입 그린 컬러의 컨실러를 파운데이션에 섞어 바르고, 점과 같은 눈에 띄는 잡티를 가리기 위해서는 내 피부톤보다 한 톤 어두운 색상의 펜슬 타입 컨실러를 선택하며, 주근깨와 같이 넓은 부위의 잡티를 커버하기 위해서는 피부톤보다 한 톤 어두운 색상의 크림 타입 컨실러를 선택하여 얇게 펴 바른다. 이때 크림, 플루이드 타입 파운데이션 후, 파우더 타입 파운데이션 전에 바르고 경계가 지지 않도록 톡톡 두드려준다.

바르는 순서
1. 파우더 타입 파운데이션 사용 시 : 컨실러 먼저, 파운데이션 나중에
2. 크림, 플루이드 타입 파운데이션 사용 시 : 파운데이션 먼저, 컨실러 나중에
※ 파운데이션 전·후에 보충 가능 : 확실하게 잡티를 커버하고 싶다면!
 단 너무 두꺼워지지 않도록 손가락으로 잘 두드려주자.

바르는 도구
스펀지 : 홍조나 피부톤 보정 등 넓은 부위를 커버할 때
브러시 : 점 같은 국소 부위를 커버할 때(5R, 6M)
손가락 : 경계를 부드럽게 할 때 또는 눈 주위와 같이 피부가 얇고 예민한 부위에 바를 때. 각도는 90도~

색상 선택
1. 잡티 커버 : 한 톤 어두운 색상
내 피부톤으로 골랐다가 컨실러 부분만 둥둥 뜬 경험, 누구나 한 번쯤 있을 듯!
2. 하이라이트 : 한 톤 밝은 색상
하이라이트 부분만 새하얀 메이크업이 아닌 자연스러운 입체감을 원한다면!

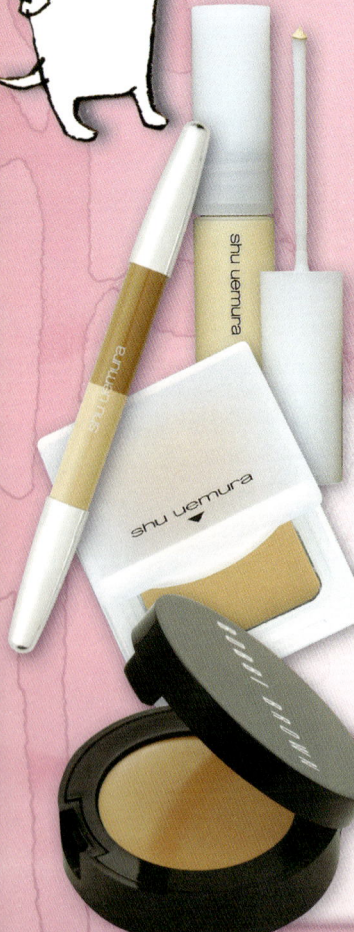

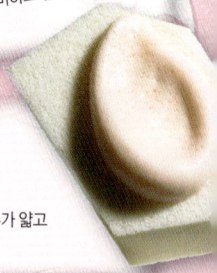

피부색이 모두 제각각이듯, 다크서클도 생긴 원인에 따라, 사람에 따라 그 색상이 다르다. 자신의 다크서클의
성격을 분석하여 최상의 효과를 누릴 수 있는 컨실러 컬러를 선택하자. 푸르거나 붉은 계열의 다크서클은
수면부족, 혈액순환 장애, 피로가 원인이다.
이때에는 오렌지 컬러를 사용하자.
브라운, 검은 계열의 다크서클은 멜라닌 색소 침착이 원인이다.
이때에는 옐로 컬러를 사용하자.
눈가 피부를 전체적으로 맑고 화사하게 하고 싶을 때에는 모브 컬러를 사용하자. 눈가의 피부는 얼굴에서 제일
얇고 예민한 부위이니 손가락을 이용해 톡톡톡 가볍게 두드려야
컨실러가 두껍게 발라지거나 눈가 주름에 끼는 일이 없다. 단 눈이 작거나 짧은 눈을 더 길게 보이고 싶을 때에는
눈 바깥쪽 코너를 자연스럽게 열어준다. 더불어 섀도 발색을 높이고 싶을 때 아이 메이크업 베이스로도
사용할 수 있다. 연어를 먹으면 다크서클에 효과가 좋다니 참고할 것!

다크서클 테크닉

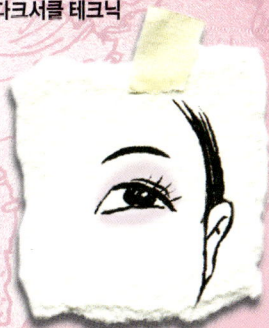

mauve
눈가 피부를 맑고 투명하게 표현.
눈 부위에 전체적으로 발라준다.

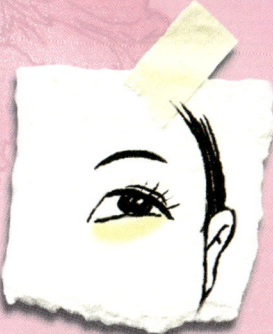

yellow
멜라닌 색소 침착으로 생긴
갈색 다크서클 커버. 눈밑에 발라준다.

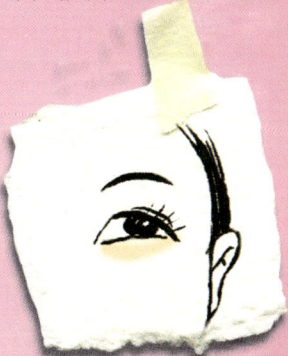

orange
수면부족, 혈액순환 장애,
피로로 푸른 기가 도는 다크서클 커버.
눈밑 부분에 발라준다.

피부 고민별 추천 컨실러

뾰루지, 점, 주근깨, 불확실한 입술선이 고민이에요
슈에무라 커버 크레이용 : 뾰루지 같은 국소 부위를 커버하는 더블-펜슬 타입 컨실러.
양끝에 각기 다른 컬러의 크레이용으로 구성되어 서로 혼합해 사용할 수 있다.

모공이 넓고 피부 표면에 울퉁불퉁 요철이 있어요
슈에무라 마크 실러 : 넓은 모공이나 파인 흉터 등 요철 있는 피부에 이상적이다.
천연모 어플리케이터를 지닌 부드러운 크림 질감의 컨실러.
해양심층수가 39% 함유되어 프레시하고 촉촉한 느낌을 선사한다.

울긋불긋 홍조 있는 얼굴이에요
슈에무라 프로 컨실러 : 얼굴에 넓게 분포한 잡티나 홍조, 불균일한 피부톤을
보정하기 위한 크림 타입 컨실러. 에몰리언트 오일이 함유되어 있어 펴 바르기 쉽고
물과 땀에 강하며, 지속력이 탁월한 포뮬러

눈가가 어둡고 칙칙해요
슈에무라 아이 코렉팅 프로 컨실러 : 칙칙한 눈가를 맑게 보정해주는
크림 타입 컨실러. 섬세하고 약한 눈가에 가볍고 부드럽게 펴 발라진다.
다크서클의 컬러에 따라 선택할 수 있는 네 가지 컬러!

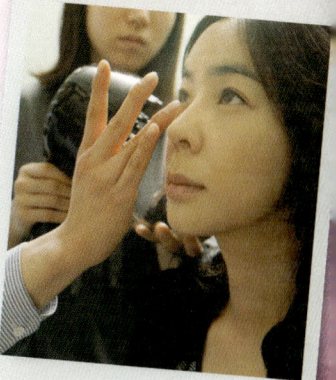

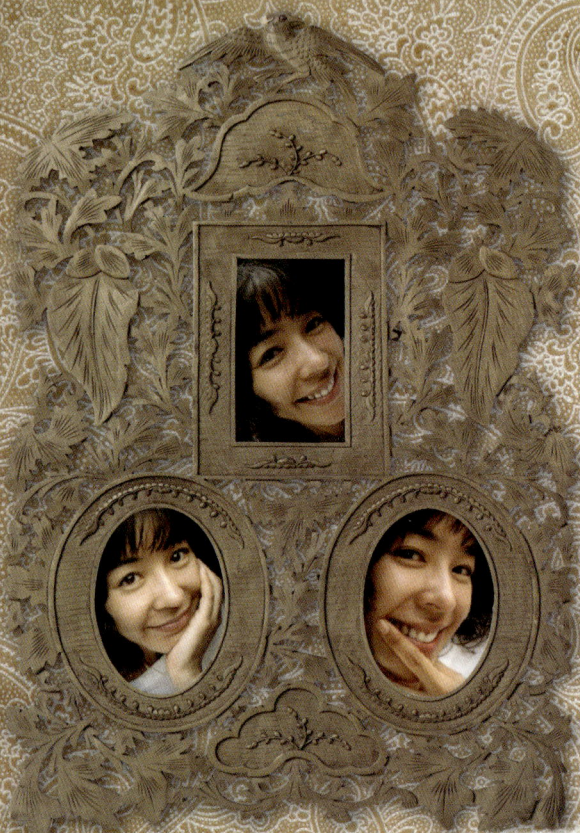

남친을 속여라! 쌩얼 메이크업 연출법

남자들에게 여친이 가장 예뻐 보일 때가 언제냐고 물으면 화장기 없이 청순해 보일 때를 공통적으로 꼽는다. 남자들의 마음속에 내 여자가 화장하지 않아도 예쁘길 바라는 로망이 있다고 한다. 그런 아기 같은 모습을 가끔은 보고 싶어 한다지만, 화장을 안 하고 밖에 나서기는 무서운걸. 아예 화장하지 않아도 아름다울 수 있는 건, 희고 투명하면서 건강한 윤기가 감도는 완벽한 피부를 타고난 축복받은 극소수 여인들만의 특권일 것이다. 보통 여인들에겐 '쌩얼'이라 불리는 맨 얼굴로 아름답기란 여간 어려운 일이 아니니 말이다.

방송에서도 리얼리티 프로그램이 인기를 끌면서 과거엔 상상할 수도 없는 광경을 목격하게 된다. 바로 여배우들의 화장 없는 얼굴! 그러나 정말 아무것도 바르지 않은 경우는 거의 없다는 걸 모르는 사람은 없겠지?

연예인이든, 일반인이든 연애를 하다 보면 찾아오는 쌩얼로 예뻐 보여야 하는 순간을 위해 미리 대비하자. 함께 여행 간 다음 날 브런치를 먹을 때라든지, 함께 운동할 때라든지, 침실에서라든지…… 감쪽같이 내 남친을 속일 수 있는 대책은 이런 순간에 가장 절실하게 필요할 것 같다. 지금 남친이 있는 사람 혹은 언젠가 남친이 생길 사람을 위해 쌩얼 메이크업 진수를 공유한다. 함께 화장기 없는 청순한 얼굴로 남친을 속여보자!

1

피부 속부터 건강하게 빛나는 피부를 만들어야 하기에 철저한 스킨 케어는 필수다. 먼저 수분 미스트를 얼굴에 뿌리고(피부에 충분한 수분을 공급하고 스킨 케어의 흡수율을 높여주는 효과) 두 손으로 얼굴을 감싸듯 두드려 준다. 화장솜에 스킨을 충분히 젖을 만큼 묻혀 피부결을 따라 밀어내듯 바르고 (피부의 겉도는 각질을 살짝 걷어내기 위함), 30~40초간 골고루 두드려준다. 특히 피부가 두꺼운 볼 부위는 더 오랫동안 두드려준다. 뒤이어 에센스와 크림을 바르되, 각각을 바르고 흡수되도록 충분히 두드려준 후, 턱끝, 콧망울 양엽, 눈썹 앞머리, 관자놀이, 쇄골 뼈 아래 움푹 들어간 부위를 지압해주면 순환이 촉진되어 얼굴빛이 환해지는 효과가 있다. 마지막으로 투명한 립밤이나 립 세럼을 입술에 발라놓는다.

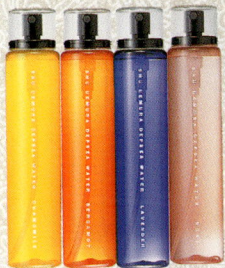

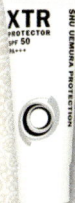

2

크림 타입의 유분기가 적은 자외선 차단제를 소량 바른다. 피부를 보호하는 기능도 있지만 자연스러운 윤기를 감돌게 하는 데 도움이 된다.

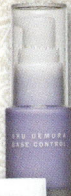

4

자신의 피부 상태에 따라 아래의 세 가지 방법 중 하나를 선택한다.

피부톤이 균일한 편이나 약간 칙칙한 경우
퍼플이나 블루 컬러로션에 펄 베이스 한 방울을 섞어 얼굴 전체에 펴 바르고 두드려준다.

피부톤이 붉으면서 칙칙한 경우
크리미한 그린 컬러의 컨실러를 스펀지에 묻혀 양 볼 부위에 바르고 남은 양으로 턱, 코, 이마에 바른 후 두드려준다.

피부톤이 불균일하면서 칙칙한 경우
커버력이 탁월한 리퀴드 파운데이션 소량에 펄 베이스 한 방울을 섞어 스펀지를 이용하여 볼 부위에 바르고, 남은 양으로 턱, 코, 이마에 바른 후 두드려준다.

3

가벼운 무스 타입의 메이크업 프라이머를 바른다. 모공과 울퉁불퉁한 피부결을 매끈하게 정돈하기 위함이다.

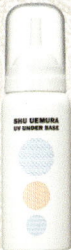

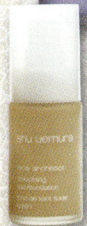

5

눈썹 펜슬을 이용하여 한 올 한 올 심듯 눈썹을 그린다. 눈썹을 그렸다 알아차리지 못할 만큼 자연스럽게. 절대 진하지 않게 그리는 것이 포인트!

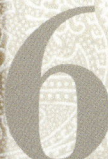

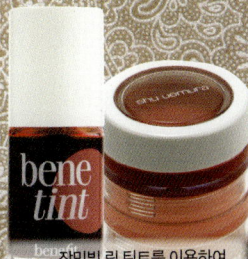

6

뷰러를 이용하여 속눈썹을 자연스럽게 컬링한 후 속눈썹 에센스 혹은 투명 마스카라를 속눈썹에 발라주고, 남은 양으로 위의 눈썹을 빗어준다.

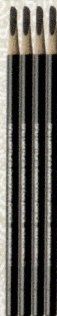

7

장밋빛 립 틴트를 이용하여 위, 아래 입술 안쪽에 발라주고 입술을 포개 자연스럽게 그라데이션되도록 한다. 본래의 입술 질감을 그대로 유지하면서 아기같이 붉은 입술을 연출하는 것이 포인트!

수정 메이크업 팁

아침에 한 메이크업이 온종일
그 상태로 유지된다면 얼마나 좋을까?
하지만 불행히도 현대 과학과 테크닉으로는
힘든 일이다. 화장이 거의 다 지워지거나
칙칙해진 오후, 파우더와 팩트를
덧발랐더니 들떠 각질만 돋보이고 곧바로
칙칙해진다면? 아침에 집을 나설 때의
프레시한 느낌대로 변신하는
수정 메이크업 노하우를 공개한다.

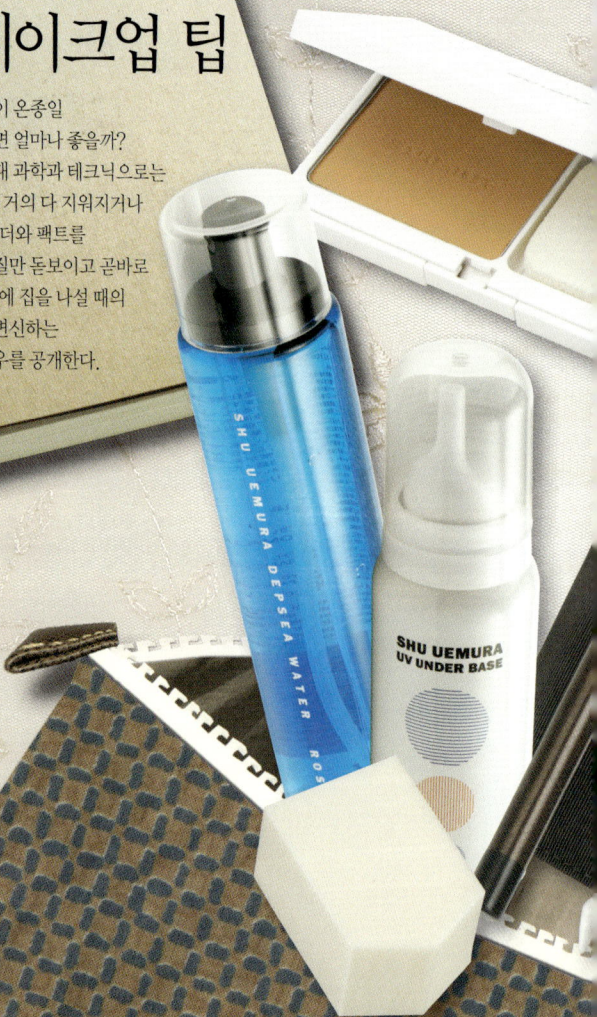

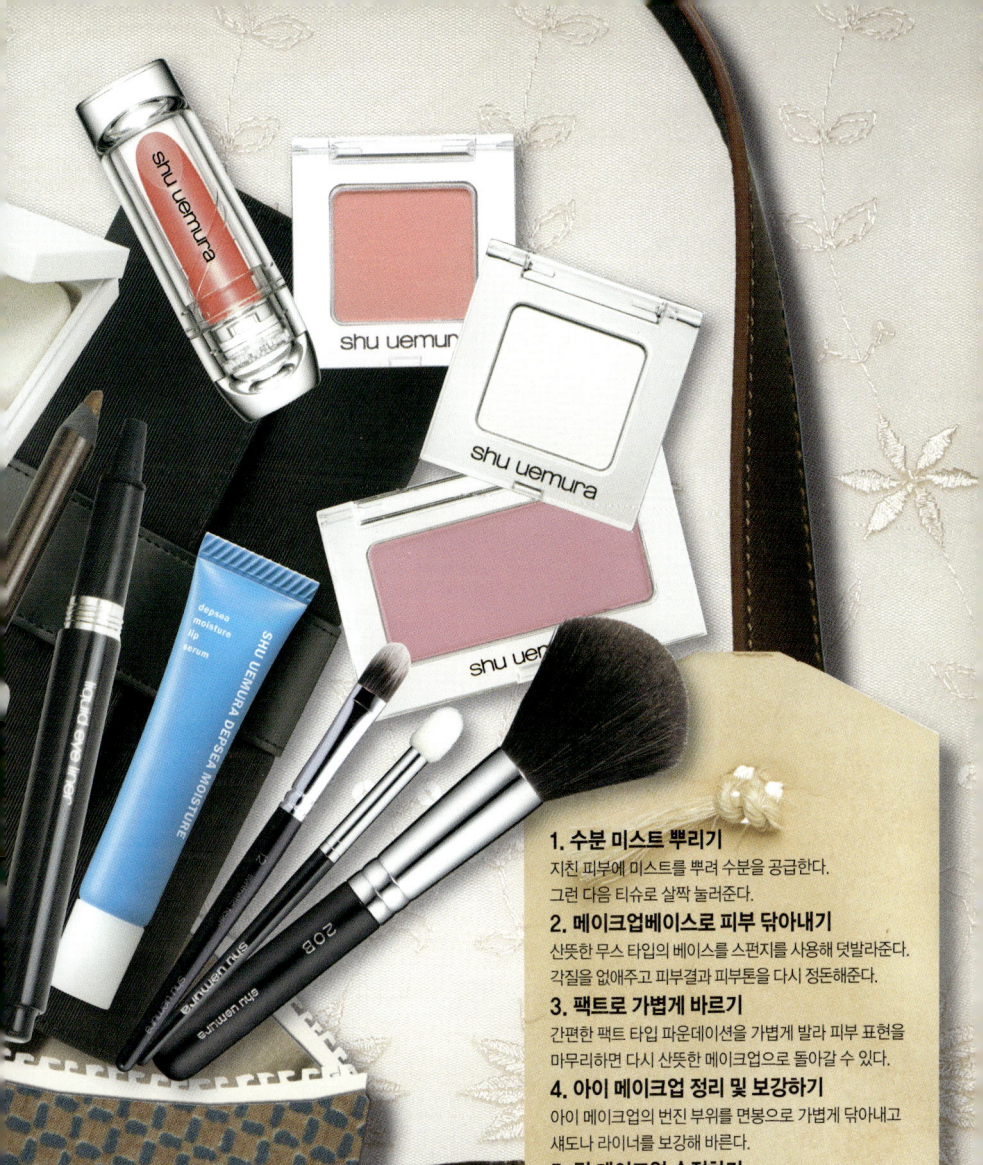

1. 수분 미스트 뿌리기
지친 피부에 미스트를 뿌려 수분을 공급한다.
그런 다음 티슈로 살짝 눌러준다.

2. 메이크업베이스로 피부 닦아내기
산뜻한 무스 타입의 베이스를 스펀지를 사용해 덧발라준다.
각질을 없애주고 피부결과 피부톤을 다시 정돈해준다.

3. 팩트로 가볍게 바르기
간편한 팩트 타입 파운데이션을 가볍게 발라 피부 표현을
마무리하면 다시 산뜻한 메이크업으로 돌아갈 수 있다.

4. 아이 메이크업 정리 및 보강하기
아이 메이크업의 번진 부위를 면봉으로 가볍게 닦아내고
섀도나 라이너를 보강해 바른다.

5. 립 메이크업 수정하기
티슈나 화장솜에 미스트를 적셔 입술을 닦아내고,
립 세럼을 바른 후 립스틱을 바른다.

6. 볼터치&하이라이트 수정하기
볼터치를 가볍게 발라주고, 하이라이트 부위는 밝은
컬러 혹은 펄이 들어 있는 제품을 큰 브러시에 묻혀 살짝
쓸어준다.

SEX AND THE CITY

주인공들의 뷰티 훔치기

캐리, 샬롯, 미란다, 사만다 그녀들의 매력을 200% 상승시킨 메이크업&헤어의 위력

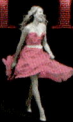

단신의 말상인 그녀가 패셔니스타로서 전 세계 여인들에게 사랑받게 된 것은 세심하고 계산적인 뷰티 스타일링과 운동으로 철저히 관리한 몸이 큰 몫을 담당했다. 컬 헤어로 시선을 분산시키고(잠시 생머리를 연출한 적도 있지만 얼굴이 길어보이고 나이 들어 보였음을 자신도 알았을까? 금방 바꾸고 말았지), 펄 질감이 가미된 섀도로 눈에 질감을 표현하되, 옆으로 긴 가로형 볼터치에 메이크업 포인트를 주어 얼굴이 짧아 보이도록 연출한다. '섹스 앤 더 시티'의 네 주인공 중 하이라이트를 가장 잘 활용하는 캐릭터로 노숙해 보이는 얼굴을 젊고 생기 있어 보이도록 보완하는 것도 특징. 글로시한 느낌이 과해지지 않으면서 엣지를 더해주기 위해 입술은 주로 매트하게 표현한다. 또 짧은 목걸이, 작은 펜던트가 달린 목걸이로 키가 작아 보이는 것을 방지한다. 운동으로 다져진 그녀의 잔근육들 역시 단신인 그녀를 스타일 아이콘으로 만드는 데 크게 기여했으리라.

캐리
긴 얼굴, 볼살이 없어 나이 들어 보이는 얼굴에 작은 키, 그러나 섬세한 몸매를 지닌 그녀

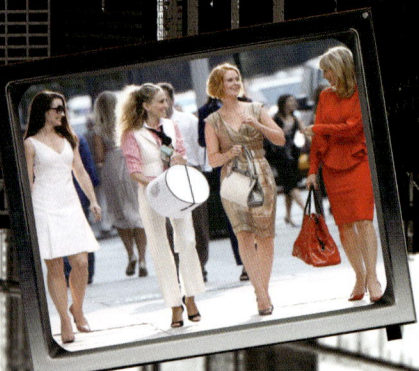

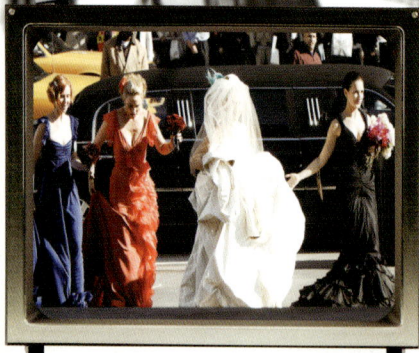

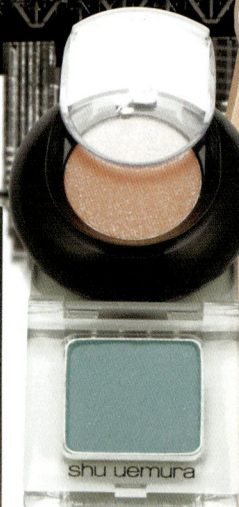

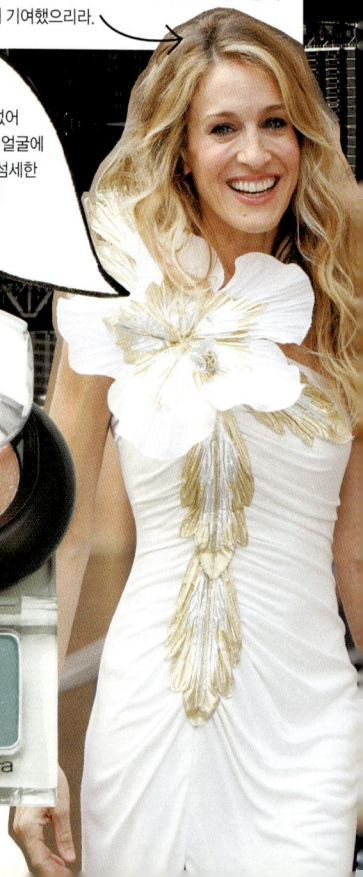

shu uemura

샬롯
흠 잡을 데 없는
외모를 지녔지만,
단 한 가지
하체가 너무
튼실한 그녀

짙은 눈썹과 또렷한 눈, 삼단 같은 헤어의
강점을 살려 단정한 헤어 스타일과 내추럴
메이크업을 연출한다. '섹스 앤 더 시티'의
네 주인공 중 가장 클래식한 아름다움을 뽐내며
한국 남자들에게 사만다와 1, 2등을 다투는
인기를 자랑한다. 주로 메이크업보다는 옷과
어우러지는 헤어밴드(주로 텍스타일 소재),
헤어 리본으로 포인트를 주고, 옆가르마를
타서 단정하게 푸는 머리, 목선이 드러나는
포니테일로 변화를 준다. 가끔 뿔테 안경으로
지적인 이미지를 풍기기도 하는데 뜻밖의
이런 모습이 남자들을 미치게 한다는데?

미란다
짧은 머리,
큰 기로 중성적인
외모를 지닌 그녀

일을 할 땐 변호사라는 직업에 맞게 블랙
수트를 많이 입고, 평소엔 보이시한 룩으로
일관하는 그녀이지만 파티에 갈 때에는 가장
과감한 변신을 선보이기도 한다. 그럴 때마다
그녀가 선택하는 것은 짙은색 립스틱에 확
파인 드레스. 서양인치고 조금은 밋밋해
보이는 그녀의 외모에 한껏 힘을 실어준다.
평소 그녀의 모습은 남자들이 별로 선호하지
않는 스타일이니 그것조차 참고할 것!

사만다
시원시원한 외모와
큰 키를 자랑하는
섹시한 그녀

'섹스 앤 더 시티'에서 나이가 제일 많다는 설정으로
늙는 것에 대해 가장 예민해 하는 그녀가 선택한
헤어스타일은 바로 뱅 헤어. 앞머리를 내리는 것은
동서양을 막론하고 어려 보이는 데 효과가 있다.
그녀는 항상 완벽한 메이크업을 하되, 결코 진한
컬러를 사용하지 않는다. 즉 나이 들어 칙칙함을
짙은 컬러로 감추려고 하는 것은 오히려 "나, 나이
들었어요!"라고 외치는 격이라는 사실. 전체적으로
펄이 감도는(펄은 화사해 보이는 효과가 있으니)
은은한 앰버톤의 컬러를 사용하고 입술은 항상
글로시하게 표현하는 것이 사만다만의 뷰티 스타일!

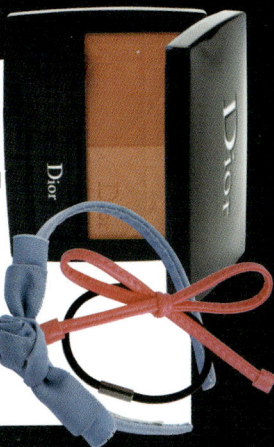

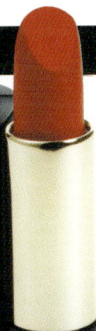

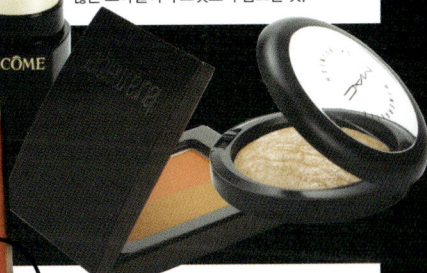

033

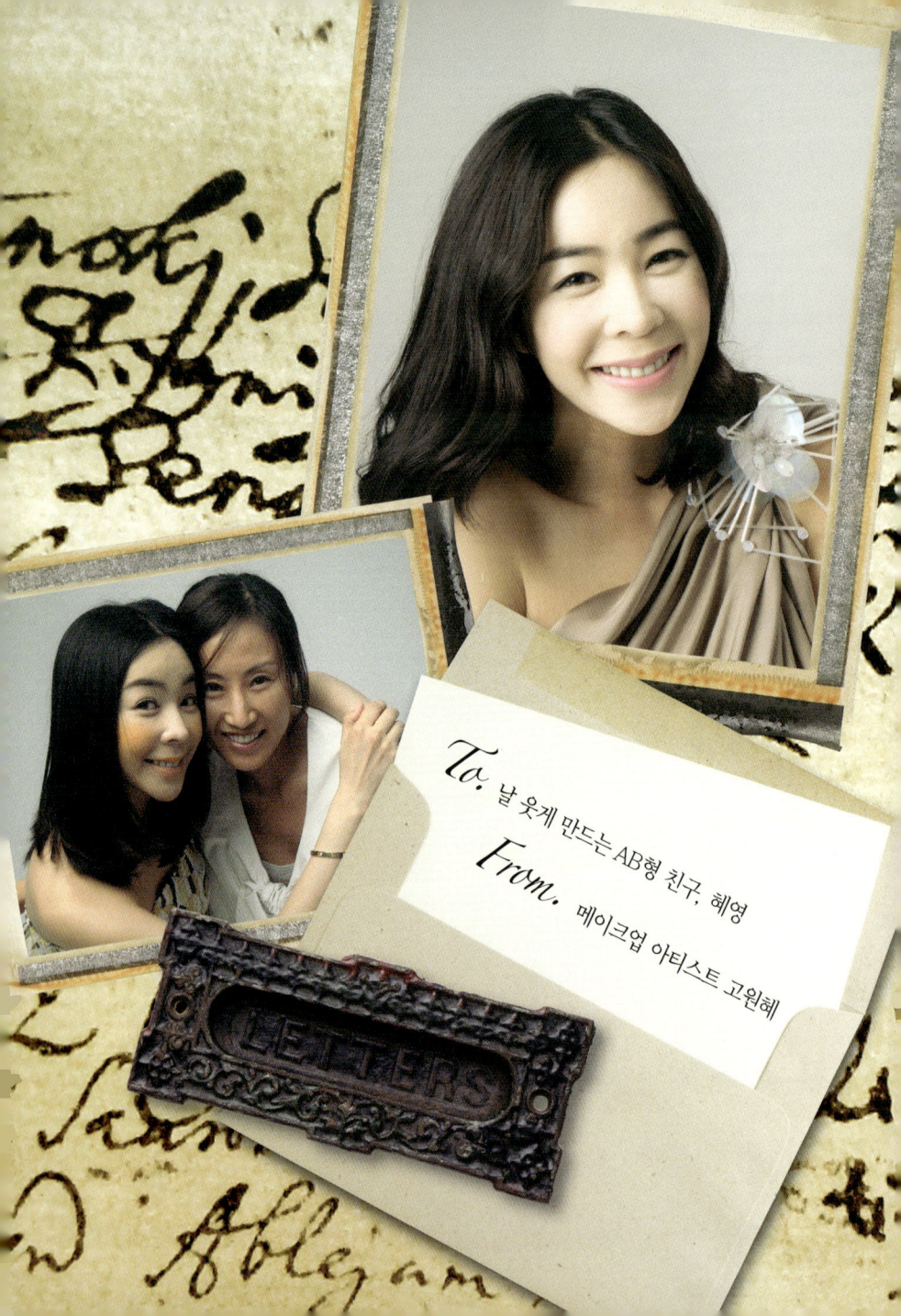

To. 날 웃게 만드는 AB형 친구, 혜영
From. 메이크업 아티스트 고원혜

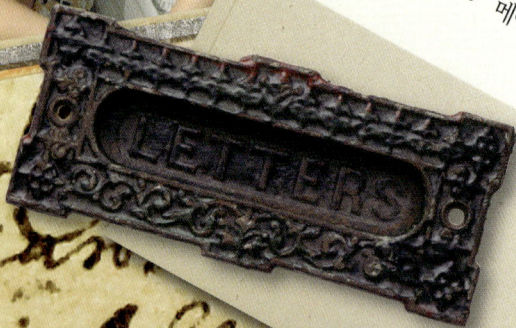

高媛 KOWON

늘 날 웃게 해주는 귀여운 아이 혜영

몇 년 전이래도 가수였고 연기자인 이혜영으로만 만나서 화보 촬영을
하곤 했었지 ~
그러다 작년 봄 때 데모 앨범 맡아 달라고 왔고, 너의 앨범중에
가장 내 맘에 드는 앨범을 Hot point 주기로 하고 ... 우린 이렇게
인연을 맺은 것 같아.
나한텐 내가 make up 하는 재미를 느끼게 하는 또래 매력이 있어.
누구에게나 열릴 수 없는 많은 철벽들을 너의 당당함과 자신감으로
소화하는거 알지 ~?

음 ~ 난 너가 이뻐. 좋아 ^^*

싫고 좋음의 정확한 표현력, 열~심히 사는 모습, 그리고 순수한

마음...

친구처럼 언니처럼 편하게 대해줘서 고맙고, 혜영아 ~ 넌 우리나라를
대표하는 패션리더로써 이 분야에 좀 더 해야 할 일이 남아 있는거
알지 ? 나하고 계획했던 일도 잊지 마시고 흥...
언니로서 너에게 바라는게 있다면 예쁜 사랑 이뤄서 멋진
가정 이룸. 기도할게 ...

너를 많이 아끼는
원혜 언니가 ...

섀도
스타일리시하게
바르기

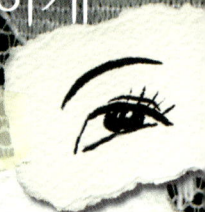

섀도를 바를 때 고정관념을 깨보자. 예를 들면 브러시 없이
손가락만으로도 섀도를 바를 수 있다. 또 반드시 두 가지 이상의
컬러로 그라데이션할 필요는 없다. 비비드한 한 가지 컬러만으로도
수채화 같은 아이 메이크업이 가능하다. 꼭 섀도를 '면'적으로
바를 필요는 없다. 조금 짙은 컬러로 라인만 줄 수도 있다.
동양인들에겐 '면'보다 '선'적인 느낌이 훨씬 세련되어 보인다.
섀이딩은 눈두덩에만 하는 것이 아니다. 언더에만 섀이딩하면 더욱 멋스럽다.
눈밑 점막에 펄 화이트나 연한 펄 핑크를 바르면 눈물이 맺힌 듯
청순해 보이는 아이 메이크업을 연출할 수 있다.
단, 이런 스타일리시한 아이 메이크업을 완벽하게 다하고 패딩 재킷이나
스포티한 캐주얼을 입는다거나, 안경을 쓰는 일은 이제 제발 그만하길 바란다.
메이크업 스타일도 패션과 매칭되었을 때 더욱 빛나기 마련이니.
자, 그럼 쌍꺼풀 없고 눈두덩에 지방이 많은 눈, 안구가 튀어나온
안구돌출 눈, 양쪽 눈의 모양이 다른 짝눈 등 다양한 눈의 생김새에 따라
아름답게 섀도를 바를 수 있는 방법을 소개한다.

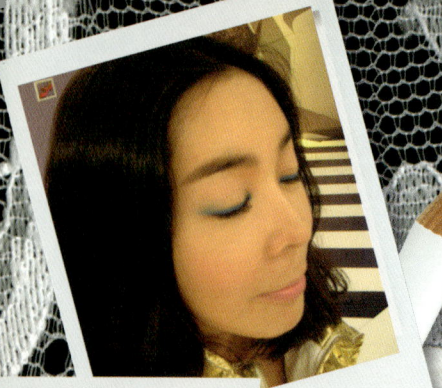

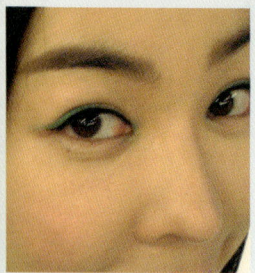

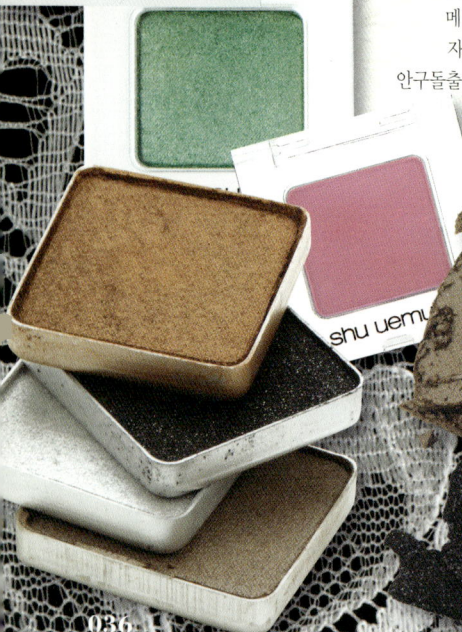

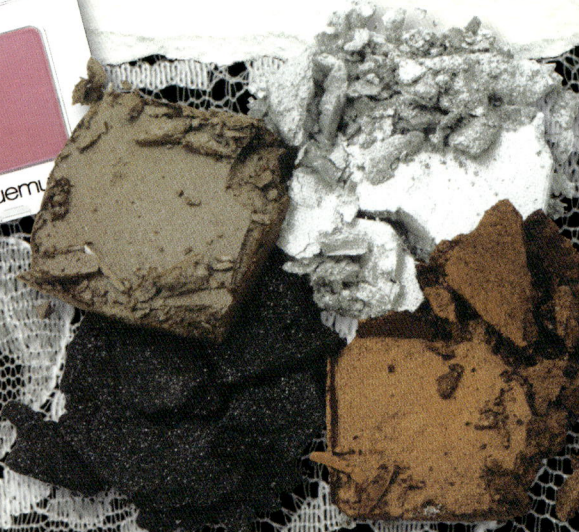

눈의 생김새에 따라 섀도 바르기

쌍꺼풀 없고 눈두덩에 지방이 많은 눈
스모키 룩 진한 포인트 컬러는 눈의 중앙 부위에 바른다.
눈꼬리나 눈 앞부분에 포인트 컬러를 사용하면 가운데 부분이 더 부어 보이기 때문!
눈이 부어 보이는 펄감은 피하고 매트한 섀도를 베이스로 사용한다. 롱 래시
마스카라를 이용해 자연스럽고 섬세한 속눈썹으로 부드러운 인상을 만든다.
내추럴 룩 섀도의 채도를 낮출수록(색감이 탁할수록) 더욱 화사해 보인다.
채도가 높은 컬러는 눈이 더 부어 보이기 때문이다. 특히 두 가지 색상을 레이어링해
눈 안쪽으로 갈수록 진한 색상을 바르면 좋다.

안구 돌출형 눈
스모키 룩 포인트 컬러의 범위를 넓게 하고 아이라인을
리퀴드 라이너로 너무 또렷하게 그리는 것보다 펜슬을
브러시에 묻혀 자연스러운 라인을 연출하는 것이 좋다.
단 속눈썹은 볼륨 마스카라로 풍성하게 표현한다.
내추럴 룩 눈썹 위쪽에 포인트를 주어 그린 다음,
눈썹 뼈 부위에 하이라이트를 해주면 눈의 범위가 넓어져
돌출된 눈이 오히려 입체적으로 보인다.

양쪽 눈의 쌍꺼풀이 다른 짝눈
스모키 룩 포인트를 눈의 앞머리와 눈 꼬리
양쪽 끝에 두고 중앙 부분으로 그라데이션
해주면 균형 있는 눈이 완성된다.
내추럴 룩 진한 컬러를 피하고 대신
언더라인에 포인트 컬러를 사용한다.

스타일리시하게 섀도 바르기

−손가락을 이용해 프렌치 시크 스타일로 툭툭 얹듯 바른다.
−비비드한 포인트 컬러 하나로 맑은 수채화 같은 섀이딩을 연출한다.
−섀이딩을 아이라인과 쌍겹 부위에 '선'적으로 표현한다.
−언더에만 섀이딩을 한다.
−눈밑 점막 부위에 펄 화이트나 펄 핑크로 라인을 그리듯 바른다.
−때론 아예 섀도를 바르지 않는 것도 스타일리시하다.

하이라이트를 해주면
펑펑한 내 얼굴이
입체적으로
보일 거야~

길고 풍성한 속눈썹이 갖고 싶어?

길고 풍성한 속눈썹을 마다할 여인들이 있을까?
그러나 뷰티 테마들 중 속눈썹만큼은 이렇다 할 수술 방법도 없고,
그나마 한때 각광받았던 속눈썹 연장술은 이제 톱 살롱에서는 시술하지 않는다.
원래 있던 속눈썹까지 빠지는 치명적인 부작용이 있기 때문.
아름다운 속눈썹을 갖고 싶다면 이제 아날로그로 돌아가자.
매일 스킨 케어를 하듯 속눈썹 트리트먼트를 아침저녁으로
꾸준히 하고, 효과적인 컬링 방법과 마스카라
테크닉을 익히며, 자신의 속눈썹과 라이프스타일에 맞는
마스카라를 제대로 선택하고, 인조 속눈썹을 자유자재로
붙일 수 있는 기술을 배워두면 충분하다.

머리카락에 에센스를 바르듯 속눈썹의 모를 건강하게 유지하기 위한
트리트먼트도 있다. 심지어 속눈썹을 자라게 하는 에센스도 있다.
아침저녁으로 속눈썹 케어 제품을 꼼꼼히 발라보자.
아이래시 케어 제품은 종종 쌩얼을 연출해야 할 때나 눈썹(아이브로우)
결을 만져줄 때 투명 마스카라로 활용도가 높다.

마스카라를 선택할 때에는 자신이 원하는 속눈썹이 어떤 것인지,
어떤 점을 보완해야 할지 먼저 파악하는 것이 중요하다.
숱이 적어 풍성하게 보이는 것이 우선인지, 모가 억세 컬링이 잘 안 되는 것이 문제인지,
길이가 짧은 것이 문제인지 하는 것 말이다. 동양인들은 이 세 가지
복합적인 문제를 안고 있는 경우가 많긴 하지만 그중 가장 보완하고 싶은 면을 찾아
그것이 강한 제품을 선택하는 것이 중요하다. 단 아무리 짙고 풍성한 속눈썹을
원한다 할지라도 떡 지지 않아야 한다는 점, 번지지 않아야 한다는 점을 기억하자.

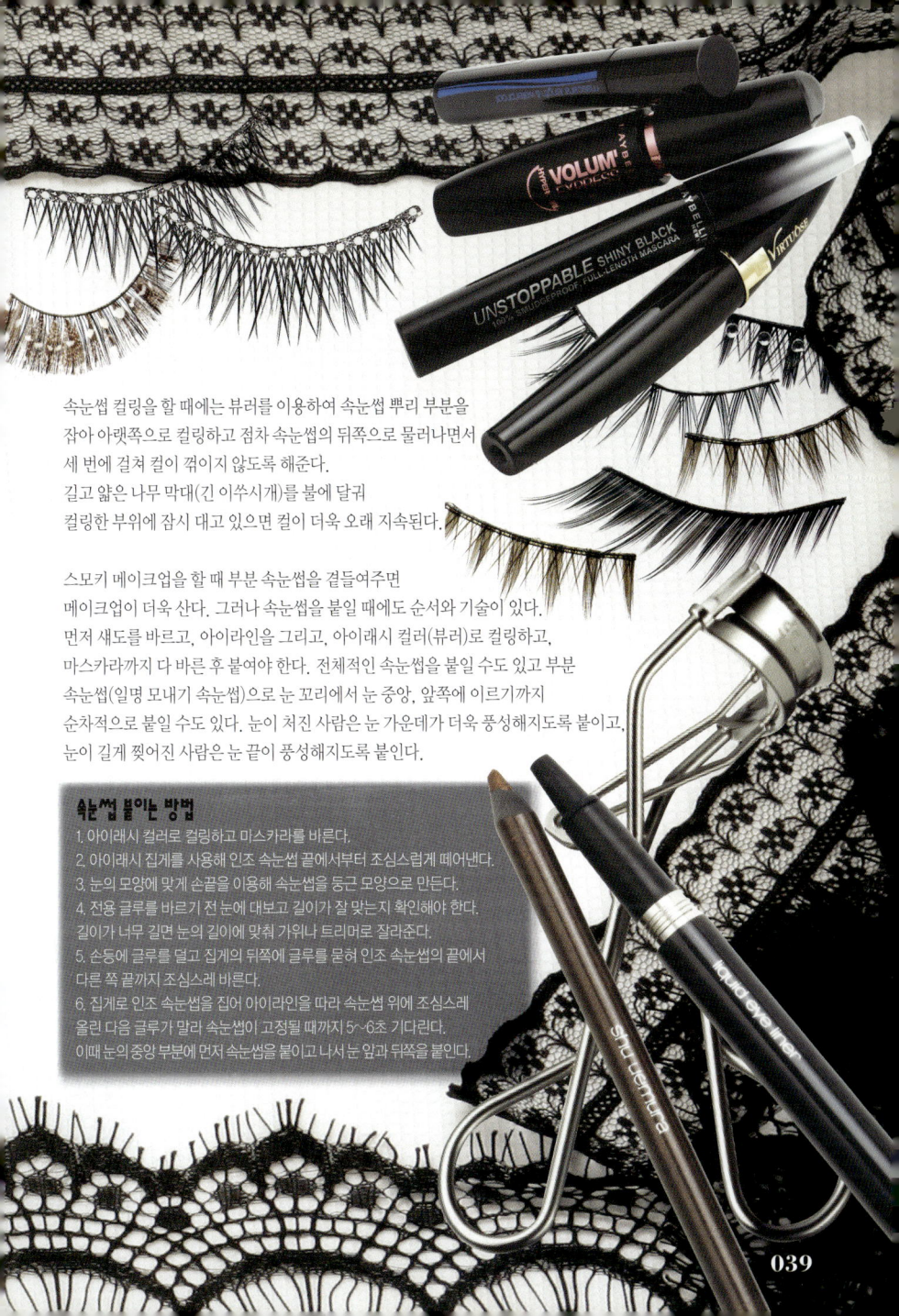

속눈썹 컬링을 할 때에는 뷰러를 이용하여 속눈썹 뿌리 부분을
잡아 아랫쪽으로 컬링하고 점차 속눈썹의 뒤쪽으로 물러나면서
세 번에 걸쳐 컬이 꺾이지 않도록 해준다.
길고 얇은 나무 막대(긴 이쑤시개)를 불에 달궈
컬링한 부위에 잠시 대고 있으면 컬이 더욱 오래 지속된다.

스모키 메이크업을 할 때 부분 속눈썹을 곁들여주면
메이크업이 더욱 산다. 그러나 속눈썹을 붙일 때에도 순서와 기술이 있다.
먼저 섀도를 바르고, 아이라인을 그리고, 아이래시 컬러(뷰러)로 컬링하고,
마스카라까지 다 바른 후 붙여야 한다. 전체적인 속눈썹을 붙일 수도 있고 부분
속눈썹(일명 모내기 속눈썹)으로 눈 꼬리에서 눈 중앙, 앞쪽에 이르기까지
순차적으로 붙일 수도 있다. 눈이 처진 사람은 눈 가운데가 더욱 풍성해지도록 붙이고,
눈이 길게 찢어진 사람은 눈 끝이 풍성해지도록 붙인다.

속눈썹 붙이는 방법

1. 아이래시 컬러로 컬링하고 미스카라를 바른다.
2. 아이래시 집게를 사용해 인조 속눈썹 끝에서부터 조심스럽게 떼어낸다.
3. 눈의 모양에 맞게 손끝을 이용해 속눈썹을 둥근 모양으로 만든다.
4. 전용 글루를 바르기 전 눈에 대보고 길이가 잘 맞는지 확인해야 한다.
   길이가 너무 길면 눈의 길이에 맞춰 가위나 트리머로 잘라준다.
5. 손등에 글루를 덜고 집게의 뒤쪽에 글루를 묻혀 인조 속눈썹의 끝에서
   다른 쪽 끝까지 조심스레 바른다.
6. 집게로 인조 속눈썹을 집어 아이라인을 따라 속눈썹 위에 조심스레
   올린 다음 글루가 말라 속눈썹이 고정될 때까지 5~6초 기다린다.
   이때 눈의 중앙 부분에 먼저 속눈썹을 붙이고 나서 눈 앞과 뒤쪽을 붙인다.

눈 화장 안 번지는 법

정우성, 이정재, 신현준, 장근석, 마르코, 유노윤호……
나의 남자 측근들에게 여자의 얼굴을 볼 때 가장 먼저 보는 부위,
가장 중요시하는 부위가 어디냐고 물었더니 공통적으로 '눈'이라고 했다.
그래도 한 명쯤은 입술이나 코가 나올 법도 한데 말이야.
그들을 통해 다시 한 번 확인했지만 정말이지 눈은 중요한 것 같다.
그러니 그들의 시선이 머무는 눈 화장에도 각별히 신경을 써야 하겠지!

눈이 매력적으로 보이려면 눈 화장이 깔끔해야겠지? 눈 화장이 번지고 안 번지고는 대부분
아이라인과 마스카라에 달려 있다. 그런데 왜 내가 메이크업을 하면 눈 화장이
항상 번지는데 메이크업 아티스트에게 메이크업을 받았을 땐 오래도록 산뜻한 걸까?
기술의 차이일까, 순서의 차이일까, 제품의 차이일까? 그 차이를 묻는 나에게
AB형 동지이자 메이크업의 대가인 고원혜 원장님은 번지지 않는 제품을 선택하는 것이
가장 중요하다고 조언한다. 제아무리 메이크업 테크닉이 뛰어나도 제품 자체가
번지는 것이면 다 소용없다고. 내 눈에 번지지 않는 아이라이너와 마스카라를 찾아내자.
원장님은 남대문 수입상가에서 미츠요시 펜슨 타입 아이라이너 블랙과 브라운을 구입해
사용한다고 하니 참고할 것. 카페 라테의 크림같이 부드러운 성품과 날카로운 실력으로
원장님과 콤비를 이루는 메이크업 아티스트 최시노 실장은 이렇게 조언한다.
보통 섀도를 바르고 아이라인을 그리는 경우가 많은데, 먼저 라인을 그리고 섀도를
그 위에 얹으라고 말이다. 눈은 움직임이 많은데다, 눈가는 유분기가 많은 부위라 유분기가
많은 라이너를 사용하면 번지는 것을 피할 수 없단다. 라이너의 유분기를 섀도의 파우더로
눌러주면 효과적이라니 적극 참고할 것. 라인이 흐려지는 것이 불만이라면 마무리 단계에서
라인을 다시 살짝 잡아주면 아이 메이크업이 또렷해지면서 번지지 않고 오래간다.

040

안 번지는 마스카라

구조상 메이크업이 잘 번질 수밖에 없는 눈을 타고났다면, 번지지 않는 워터프루프 마스카라를 선택하는 것만이 살길이다. 아티스트들 사이에서 입소문이 난 슈에무라 렌즈&워터프루프 마스카라는 심지어 마스카라를 하고 수영장에 절대 번지지 영화를 보면서 철철 울어도 절대 번지지 않아 우는 장면을 연기하는 배우들이 자주 사용하는 아이템이니 참고할 것!

아이라인 예쁘게 그리는 법

연예인들의 눈매가 또렷해 보이는 비밀은 바로 아이라인에 있다. 보통 일반인들은 속눈썹 위에 라인이 보이도록 아이라인을 그리지만, 연예인들 메이크업을 담당하는 아티스트들은 눈을 살짝 뒤집어 속눈썹 사이사이의 점막을 메워주는 방식으로 라인을 그린다. 그러면 메이크업도 자연스럽고 세련되어 보이면서 눈매는 또렷해지니 지금까지 눈 위 아이라인을 1mm 이상씩 그렸다면 당장 방법을 바꿔볼 것!

마스카라 예쁘게 바르는 법

브러시를 속눈썹과 수평을 이루게 잡고 속눈썹 뿌리에서 끝을 향해 지그재그로 위를 향해 올려주며 바른다. 다시 브러시를 대각선으로 잡고 눈 꼬리 부분부터 눈 앞머리 방향으로 뭉치지 않게 가닥가닥 빗어준다. 남은 양을 이용하여 브러시를 수직으로 세워 아래 속눈썹 끝을 스치듯 지그재그로 발라주면 끝~!

아이라인 안 번지게 그리는 법

유분기가 적은 아이라이너를 선택하여 라인을 먼저 그리고 섀도를 그 위에 바른 후 라인을 다시 잡아준다.

나 팬더됐니?

눈썹이
인상을 좌우해~

눈썹은 사람의 인상을 결정하는 데 무척 중요한 역할을 한다.
깔끔하게 정돈된 눈썹은 전체적으로 깨끗한 인상을 주는 필수조건.
그러나 눈썹의 형태를 잡는 일은 어려운 작업이니만큼 전문가의
도움이 절실히 필요하다. 처음 형태를 잡을 때, 혼자 고군분투하지 말고
머리를 하러 갈 때 메이크업 아티스트에게 부탁하거나, 화장품을 사러 갈 때
백화점 화장품 코너의 무료 서비스를 받아보자. 그렇게 전체적인 형태를 잡은 후
메이크업 시 그리거나 관리하는 것은 혼자서도 충분히 할 수 있으니까 말이다.
단 주의할 것은 자신의 눈썹을 모두 밀어버리는 것은 금물.
언제나 메이크업을 지웠을 때에도 흉하지 않은 모습을 갖추고
있어야 한다. 되도록 자신의 눈썹을 유지하면서 좀더
아름다워질 수 있는 형태를 찾자. 전문가는 이럴 때 필요하다.
눈썹의 컬러는 고정적인 것이 아니다. 기본적으로 자신의
머리카락과 눈썹 컬러를 고려하여 선택하되,
패션에 따라, 메이크업 분위기에 따라 두세 가지
컬러(브라운 계열, 그레이 계열, 블랙 계열)를 구비해
두었다가 활용한다면 메이크업의 완성도 급상승!

눈썹 정리하기
오프라 윈프리는 눈썹을 다듬기 위해
한 달에 한 번 뉴욕까지 비행기를 타고
간다고. 그녀의 뉴욕행은 눈썹 모양을
잡는 것이 그만큼 어렵고도 중요한
일이라는 반증이기도 하다. 셰이프는
머리를 하러 갈 때 살롱의 메이크업
아티스트에게, 혹은 화장품을 사러
갈 때 메이크업 전문 브랜드의 뷰티
스타일리스트에게 부탁할 것을 권한다.
그렇게 형태를 잡고 나서 잔털들은
스스로 정리하되, 아이 홀 부위가
넓을수록 셰도의 표현이 자유로운 만큼
눈썹의 윗부분보다는
아랫부분을 정리하는 것이 좋다.

펜슬로 눈썹 그리기
펜슬을 납작하게 깎아 눈썹 앞머리는
펜슬을 뉘어 부드럽게 표현하고,
중간부터 눈썹 꼬리까지는 펜슬을 세워
눈썹모를 한 올 한 올 심듯 그려준다.
펜슬 깎기가 어렵다면 슈에무라에 눈썹
펜슬을 무료로 깎아주는 서비스가
있으니 참고할 것!

셰도로 눈썹 그리기
셰도 타입으로 눈썹을 그릴 때, 눈썹
숱이 적은 사람은 펜슬로 먼저 형태를
잡은 후에 셰이딩을 하고, 눈썹 숱이
많다면 눈썹용 마스카라를 이용해
눈썹의 결을 살려놓은 후, 셰도로
채워준다.

눈썹 컬러 선택하기
눈썹 컬러를 선택할 때, 모발의 컬러를
참고하되 밝은 피부톤일 경우, 눈썹이
진해 보일 수 있으므로 다크 브라운
계열의 컬러, 어두운 피부톤일 경우,
다크 그레이 계열의 컬러가 적당하다.
때로는 패션이나 메이크업의 분위기에 따라
블랙을 사용하면 눈매가 더욱
선명하게 보이는 효과를 연출할 수 있다.

눈썹 형태에 따른 정리 방법

산이 있는 눈썹

산이 있는 눈썹의 경우 앞머리의 숱이 적은 부위를 눈썹의 질감과 흡사한 펜슬 타입으로 메우듯 표현하고 나머지 부위를 눈썹 마스카라로 빗어주면 눈썹을 깔끔하게 표현할 수 있다. 인상이 날카로워 보이지 않도록 커터를 이용하여 산 부위 눈썹의 높이와 길이를 조절한다.

다듬는 방법 산부터 꼬리까지의 형태에서 보면 숱이 길게 나타나 있다. 눈썹 산 중 가장 높은 부위서부터 커터를 이용하여 길이만 조절해주면 눈썹을 자연스럽게 표현할 수 있다.

숱이 없는 눈썹

숱이 적은 만큼 인위적인 느낌을 줄이기 위해 모의 질감을 연출할 수 있는 날렵한 펜슬 타입으로 표현한다.

다듬는 방법 눈썹을 먼저 원하는 모양으로 스케치한 후에 잔모를 제거해주고 눈썹이 몰려 보이는 부위에 길이를 조금씩 조절해준다.

일자 눈썹

눈썹 마스카라를 이용하여 자연스럽고 깔끔하게 눈썹을 정리한다.

다듬는 방법 눈썹 산 부위의 눈썹을 앞머리부터 이어지는 선을 따라 꼬리 방향으로 완만하게 다듬어 각을 살려주며 나머지 꼬리 부위의 길이를 조절해준다.

위로 향한 강한 눈썹

눈썹 마스카라로 먼저 빗어주고 펜슬로 메우듯 연출한다.

다듬는 방법 눈썹의 뼈 부위에 있는 잔모를 제거하고 부드러운 인상을 위해 산 중앙은 완만한 형태로 커팅해 준다. 눈썹의 윗부분은 커팅 시 꼬리가 잘려나가거나 부자연스러워지기 쉬우므로 커팅하지 않는다.

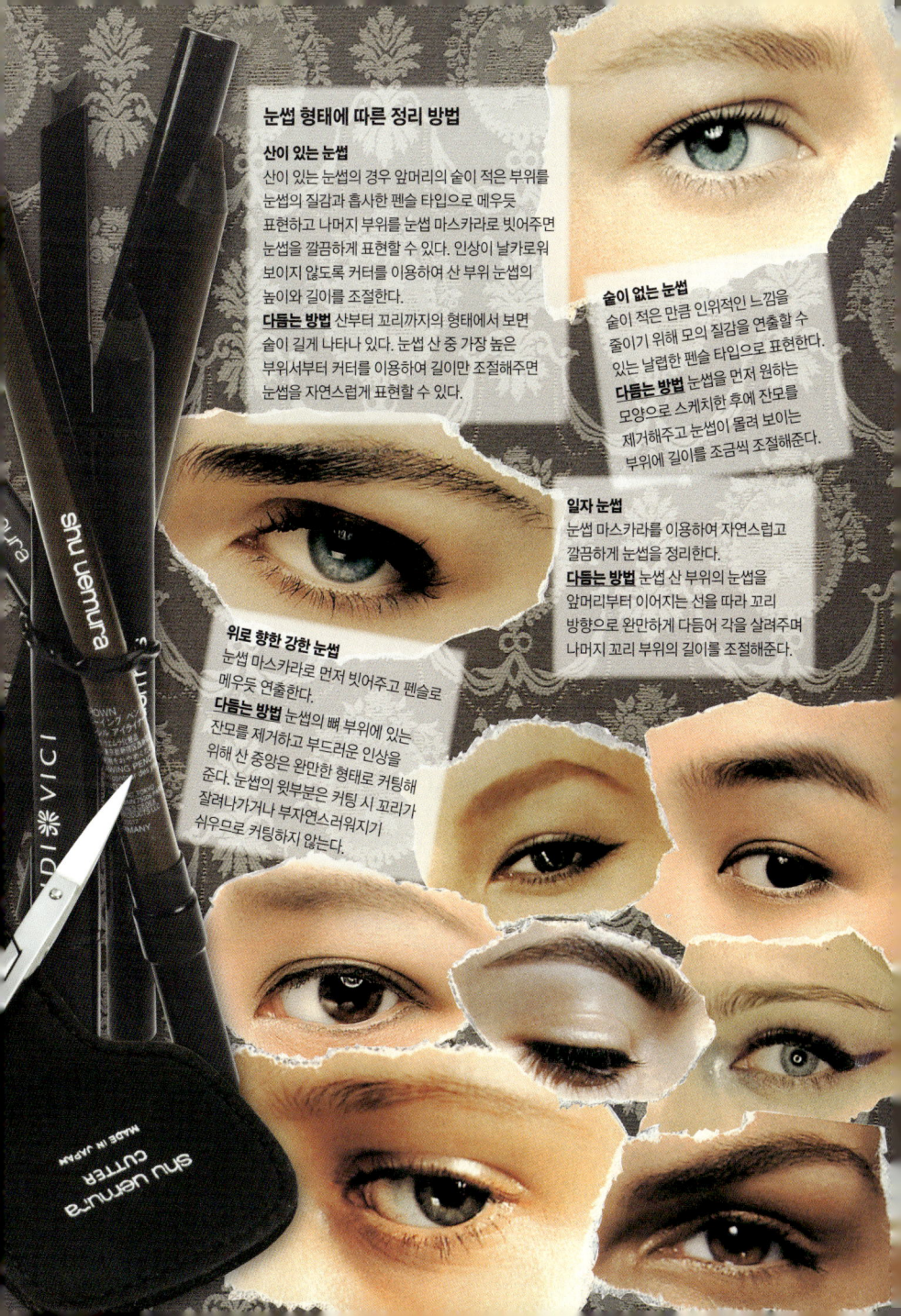

입술은 여성성을 표출할 수 있는 성적인 부위다.
립스틱, 립 틴트, 립밤, 립글로스, 립 라이너 심지어 립 프라이머까지
다양한 립 메이크업 제품들이 인기를 끄는 것도 이와 무관하지 않다.
그러나 각자 자신의 입술 강점을 살려 립 메이크업을 스타일리시하게 연출하는
여인들은 안타깝게도 많지 않을 것 같다.
먼저 립스틱, 립 틴트 혹은 립글로스를 반드시 한 컬러로 펴 발라야 한다는
고정관념부터 버리자. 입술 중앙이나 입술 안쪽에 진하게 포인트를 주면서
은은한 그라데이션을 주는 립 메이크업의 시대가 도래했다.
동양인의 얼굴은 평균적으로 옆이 넓은 편이므로 메이크업의 포인트를 중앙에
두면 좀더 갸름하면서 또렷한 메이크업이 된다.
또 입술 안쪽에 포인트를 주고 바깥쪽으로 자연스럽게 펴 바르면 섹시한
분위기를 연출할 수 있다. 지금까지의 립 메이크업은 잊자.
그리고 여기 가장 스타일리시하게 립 메이크업을 하는 방법을 내 것으로
만들어 그대들의 여성성을 한껏 살려보자.

립스틱
스타일리시하게 바르기

그라데이션하기

입술 중앙을 진하게, 입술 양
구각을 여리게, 혹은 입술 안쪽을
진하게, 입술 바깥쪽을 여리게
발라주면 얼굴의 입체감이
살아나면서 스타일리시한 립
메이크업을 완성할 수 있다.

또렷한 입술 만들기

립 라이너로 입술 라인을
잡아주기보다 펜슬 타입
컨실러로 입술 바깥 라인을
깔끔하게 정리하면
이목구비가 더욱 살아난다.

립 메이크업 오래 유지하기

립 브러시를 이용하면 립스틱을 더욱 오래 유지할 수 있다. 브러시를 이용하여 립스틱을 바를 때 입술의 구각 부분에서 중앙으로 발라준다. 이때 구각 부분에서 입술 라인 부위는 조금 힘을 주어 립 라이너로 그린 듯 깔끔하게 한 번의 터치로 발라준다.

립 메이크업 순서 : 립을 먼저, 아이&볼을 나중에

보통 메이크업은 베이스를 바르고 눈썹, 아이섀도, 입술, 볼터치와 순으로 하기 쉽다. 하지만 입술을 먼저 바르는 것이 전체적인 밸런스를 맞추는 데 훨씬 효과적이다. 이른 입술에 사용하는 색상의 범위가 핑크, 레드, 와인, 오렌지, 브라운 등으로 제한되어 있기 때문. 먼저 입술 컬러를 정해 자신의 분위기를 결정해놓은 후 여기에 어울리는 섀도를 고르는 것이 훨씬 용이하다. 보통 볼터치는 입술색을 기준으로 유사한 계열로 바르는 것이 자연스럽다.

매끈한 입술 만들기

립 메이크업 전 각질 응급처치로 화장솜에 스킨을 충분히 묻혀 약 10초간 입술 위에 올려두면 각질이 없어진다. 반드시 립 메이크업에 앞서 입술 전용 립 세럼을 발라 근본적으로 입술에 각질이 일어나는 것을 예방하면서도 수분을 공급하자. 훨씬 아름다운 립 메이크업을 위한 필수과정이다. 자세한 내용은 립 각질 퇴치 부분을 참고할 것!

립 수정 메이크업

1. 티슈에 로션이나 스킨을 묻혀 입술을 완전히 닦아낸다. 좀더 덜 자극적으로 입술을 지워낼 수 있기 때문! 2. 립 세럼을 소량 바른다. 3. 파우더 타입의 콤팩트를 입술 전체에 가볍게 톡톡 발라 입술색과 선을 흐리게 만든다. 4. 립 브러시를 이용하여 다시 립 메이크업을 시작한다.

누드 립 만들기

매트한 누드톤의 립 라이너 혹은 펜슬 타입 컨실러로 입술 전체를 커버하거나, 크림 타입 파운데이션으로 붉은 기를 눌러준 후 립스틱을 바르면 본연의 입술색을 감추고 엣지 있는 누드 립을 연출할 수 있다. 본연의 입술색이 붉어 어떤 립스틱을 발라도 제 색이 나오지 않을 경우 같은 방법을 이용하면 더 다양한 립 메이크업의 세계가 열린다.

위, 아래 다른 컬러 바르기

반드시 한 가지 컬러로 발라야 한다는 고정관념을 깨고, 윗입술은 조금 옅은 컬러로, 아랫입술은 조금 짙은 컬러로 바르거나, 위는 오렌지, 아래는 핑크를 발라보자. 메이크업이 확 스타일리시해질 것이다.

도톰한 입술 만들기

자신의 입술색과 가장 유사한 스킨톤의 립 라이너를 이용하여 실제 입술보다 1~2mm 정도 오버하여 립 라인을 그려보자. 그리고 립스틱을 바른 후 볼륨감을 표현하기 위해 입술 중앙에 립글로스를 발라보자. 훨씬 도톰하고 섹시한 입술이 완성될 것이다.

두꺼운 입술 커버하기

스킨톤의 펜슬 타입 컨실러로 입술 바깥 라인 1~2mm 정도 안쪽까지 커버한 후 립스틱을 바르면 입술 콤플렉스를 극복할 수 있다.

볼터치의 모든 것

볼터치는 마술과 같다. 볼터치에 따라 얼굴의 크기와 비율이 달라 보이기도, 특별한 인상이 강조되기도 한다.
즉 볼터치를 통해 사각턱, 동그란 얼굴, 광대뼈가 도드라진 얼굴, 긴 얼굴, 눈, 코, 입이 먼 얼굴, 모인 얼굴 등
다양한 얼굴형을 커버할 수 있다. 또 각자의 취향에 따라, 그날의 분위기에 따라 어려 보이는 효과,
성숙해 보이는 효과, 우아한 인상, 지적인 인상, 샤프한 인상 등 특별한 분위기를 연출할 수 있다.
이런 볼터치를 대부분 어려워하지만, 기본적인 규칙을 지킨다면 누구나 볼터치의 여왕이 될 수 있다.
먼저 볼터치 부위는 눈동자 안쪽에서 귀 앞 손가락 하나 앞까지라고 보면 된다.
그 부위 안에서 자신의 얼굴형과 원하는 분위기에 따라 여러 테크닉 중 하나를 선택해 활용해보자.

볼터치로 얼굴형&얼굴 크기 커버하기

볼터치를 잘하면 얼굴이 훨씬 작아 보일 수 있다. 또 이목구비가 더욱 또렷해 보이기도 한다.
스킨톤보다 두 톤 어두운 컬러 볼터치를 준비해두었다가 얼굴이 길 땐 턱에 원터치를, 코가 길 땐 코끝에 원터치를,
당나귀 귀일 경우 귀끝에 원터치를 가미하면 얼굴이 더 작아 보이면서 어려 보여 콤플렉스를 보완할 수 있다.
나는 인중이 긴 편이라 메이크업 마무리 단계에서 인중에 원터치를 가미한다.

볼터치를 잘하면
얼굴이 작아 보인다고!

볼터치 브러시 선택법

납작한 브러시가 자연스러운 볼터치를
표현하기에 좋다. 큰 브러시는 '면'적인 표현이
쉬워 섀이딩을 넓게 할 때 유용하고, 작은
브러시는 발색을 높이고 포인트를 줄 때 유용하다.

브러시 20 : 타원, 원형의 터치
자연스럽게 윤곽을 잡아주고 각지지 않는 아주
부드러운 형태의 볼터치 완성

브러시 20H : 사선 모양의 터치
얼굴의 음영을 표현하거나 모양을 잡을 때
좀더 정교한 볼터치 가능

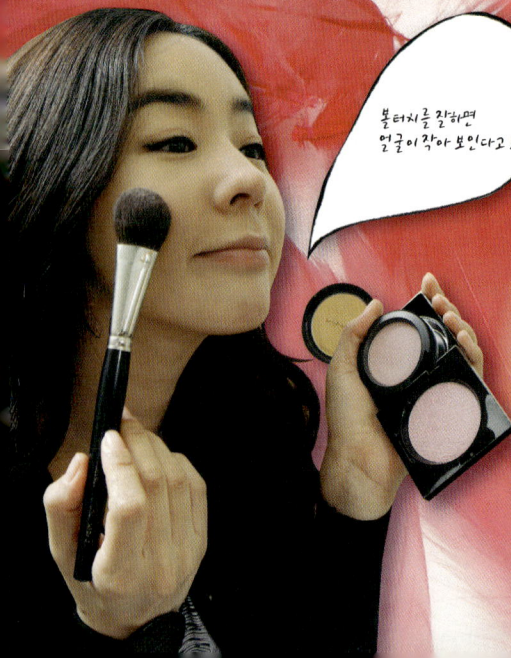

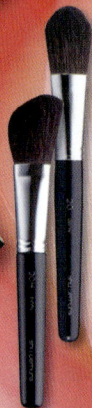

볼터치로 분위기 바꿔보기

사람이 늘 한 분위기로 일관한다면 좀 지루하지 않을까?
그때그때 패션에 따라, 일정에 따라 다른 볼터치로 다양한 분위기를 연출해보자.

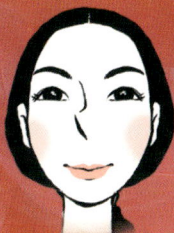

바깥부분
우아하고 성숙한 인상을 준다.

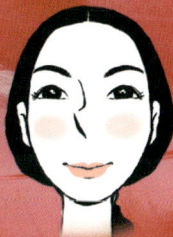

정면
청순하고 아기 같은
인상을 준다.

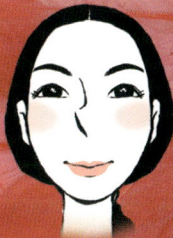

윗부분
소녀같이 어려보이는 효과와
건강해 보이는 인상을 준다.

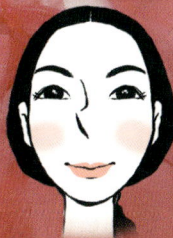

아랫부분
시원하고 성숙한 이미지와
강인한 인상을 준다.

볼터치로 얼굴형&얼굴 크기 커버하기

사각턱 둥근 셰이프의 볼터치로 볼의 여백을 줄이고, 미간,
눈밑 역삼각형, 콧등의 하이라이트로 시선이 얼굴 중앙에 집중되도록 한다.

볼살이 터질 듯한 동그란 얼굴 사선 셰이프의 볼터치로 얼굴형을
샤프해 보이도록 한다. 광대뼈를 따라 흐르듯 바르되 눈동자 안쪽에서
시작해서 귀 안쪽 손가락 하나 범위를 넘지 않도록 하고,
코끝 아래로 내려오지 않도록 한다.

광대뼈가 도드라져 커 보이는 얼굴 매트한 질감의 볼터치를 선택한다.
피부 톤과 유사한 앰버 계열의 컬러를 선택하고 얼굴의 중앙에 시선이
집중되도록 바른다. 광대뼈 주변에 시선이 가지 않도록
그 부위의 하이라이트는 생략한다.

긴 얼굴 볼에 수평으로 터치해 얼굴을 짧아 보이게 한다.
콧등 하이라이트는 되도록 짧게, 턱 하이라이트는 생략하라.

눈, 코, 입이 먼 얼굴 코에 더 가까운 앞쪽에 둥근 셰이프로 터치하면
눈, 코, 입이 모여 보일 뿐 아니라 얼굴도 작아보이는 효과가 있다.

눈, 코, 입이 모인 얼굴 귀에 더 가까운 뒤쪽에
둥근 셰이프로 터치하면 눈, 코, 입이 멀어 보인다.

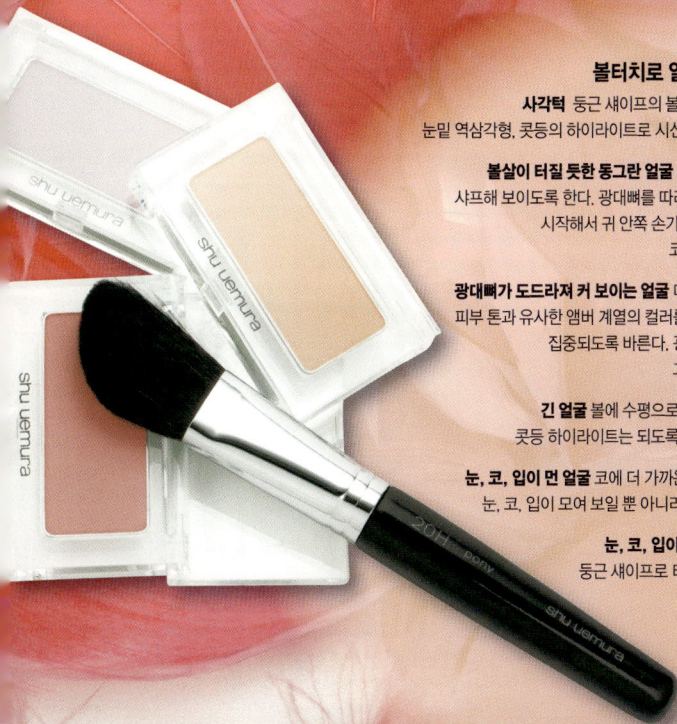

하이라이트로 아름다워지기

연예인들의 화사한 피부와 입체적인 얼굴의 비밀은 바로 하이라이트. 미세한 펄 입자가 함유된 은은한 하이라이트로 얼굴의 빛이 닿는 부위에 살짝 가미한다면, 얼굴 전체가 화사한 느낌이 나면서 입체감이 부여되어 평면적인 얼굴의 이목구비가 살아나고, 얼굴이 더 작아 보이는 효과를 준다. 과거엔 섀딩으로 얼굴의 입체감을 표현했다면, 이제는 하이라이트가 그 자리를 대신하고 있어 연예인 메이크업을 위해 반드시 필요한 과정이다.

작고 입체적인 얼굴의 비밀, 하이라이트

하이라이트, 그 부위는?

본인 얼굴의 빛이 닿는 부위를 최대한 부각시키는 것이 관건! 얼굴에서 빛이 닿는 부위(미간, 눈썹 뼈, 콧날, 눈밑, 역삼각형 턱, 입술 산)가 어디인지 관찰하고 그 부위에 브러시를 이용하여 은은한 하이라이트를 가미한 다음, 마무리 단계에서 눈썹 뼈-눈밑-코 옆 S라인으로 쓸어주어 얼굴에 전체적으로 빛이 흐르게 하면 당신의 메이크업이 한층 돋보일 것이다.

하이라이트 브러시 고르기

하이라이트 브러시는 둥근 모양에 납작한 것이 좋다. 하이라이트 효과에 가장 적합한 브러시는 슈에무라 브러시 IS14호

이혜영의 BEST 하이라이트 추천

메이크업의 뉘앙스에 따라 실버펄, 골드펄, 피치, 핑크 계열의 하이라이트를 선택하여 사용한다.

슈에무라 글로우 온 P피치 42, P실버 91, P골드 91, P골드 94, P핑크 31
슈에무라 루스 파우더 펄 파우더, 핑크 파우더, 퍼플 파우더, 아이보리 파우더
슈에무라 마크실러 그린. 피부색보다 한두 톤 밝은 컬러 선택
베네피트 하이빔 화이트 펄이 가미된 핑크빛 하이라이트
랑콤 블러쉬 쉼떨 하이라이트 섬세하고 고운 입자의 미세한 펄감이 살아있는 벨벳 텍스쳐의 하이라이트
조르지오 아르마니 라이트 마스터 프라이머 미세한 펄입자로 얼굴 부위에 따라 색상이 변하는 인공 지능 하이라이트

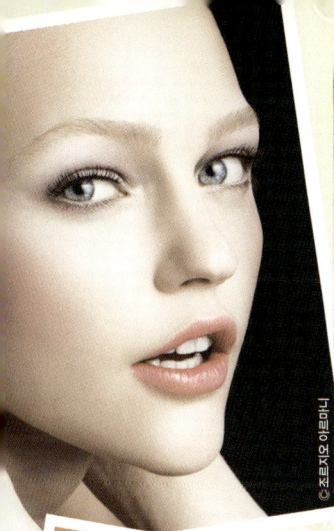

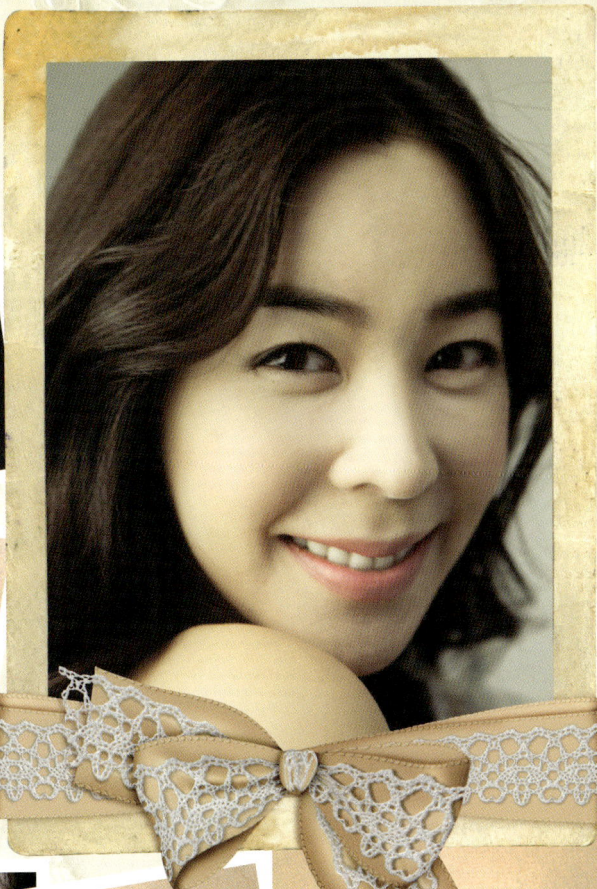

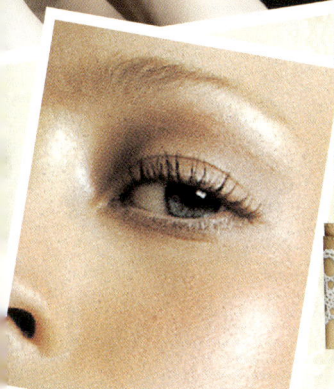

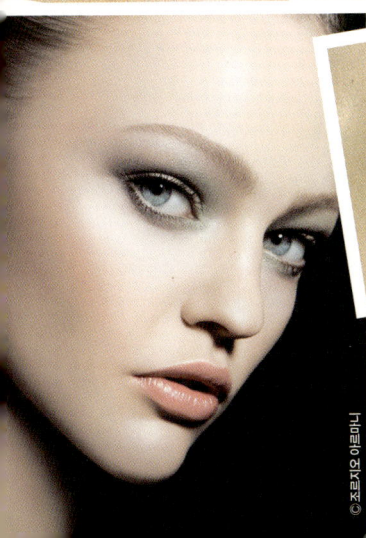

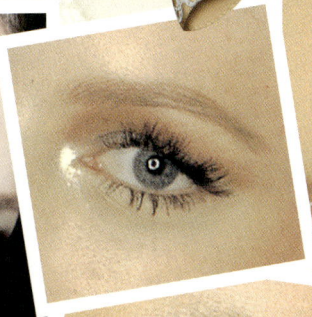

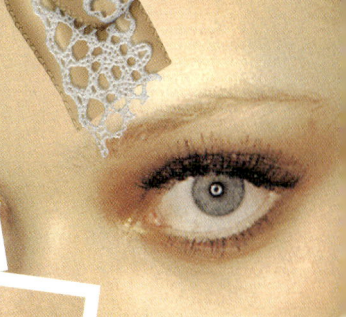

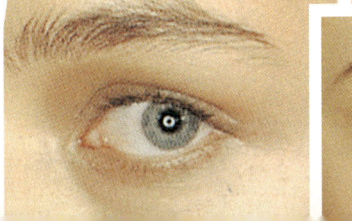

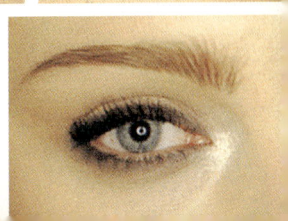

미니 성형으로
남모르게 예뻐지기

10살 더
어려 보이는 동안 시술

눈밑 다크서클 제거하기 : 눈밑 지방이 불룩하게
튀어나오고 색도 거무튀튀해 보이는 다크서클은 실제
나이보다 훨씬 늙어 보임은 물론 좀비처럼 피곤해 보이고
심지어 화가 나 보이기도 한다. 이런 경우 눈을 뒤집어
결막을 열어 레이저를 이용해 뭉쳐 있는 지방을 평평하게
펴주면 미학적으로 훨씬 예뻐질 수 있다. 흉터 없이 일주일
안에 회복되니 이것도 장점이다.
가격 : 150만 원 내외

눈 앞, 뒤 터주기 : 눈과 관련된 성형외과 시술을 할 때 함께 해주면 인상이 훨씬 시원하고 화사해지는
효과가 있다. 그러나 할 수 없는 눈도 있다는 것을 아는가? 눈이 너무 가깝거나 눈 위쪽의 몽골주름이
없거나 눈 앞머리에 이미 붉은 결막이 많이 보이면 앞트임을 할 수 없고, 안구가 너무 들어가 있으면
뒤트임을 하더라도 금새 붙어버려 효과가 없으니 괜시리 시간 낭비, 돈 낭비 하지 말 것. 눈매가 올라가
있으면 눈매 교정술로 눈꼬리를 살짝 내리면서 뒷트임을 해야 더욱 효과적이다.
가격 : 앞, 뒤 각각 100만 원

눈매 교정술 : 치켜 올라간 눈, 눈초리가 처진 눈은 눈 속 결막을 4~5mm 정도 찢어 아래 혹은 윗 근육과 묶고,
크게 안 떠지는 눈은 눈을 뜨는 데 작용하는 근육을 잡아당겨서 눈매를 확장한다.
가격 : 200만 원 내외

눈밑 애교살 만들기 : 대부분의 연예인들에게 있는 눈밑 애교살은 어려 보이고 귀여워 보임은 물론 눈매가
뚜렷해 보여서 눈이 커 보이는 효과까지 있다. 필러주사, 자가지방 이식, 수술 3가지 방법이 있는데, 필러는
회복이 매우 빠르고 저렴한 반면 1~2년 후에는 없어지는 단점이 있고, 지방이식은 영구적이지만 지방을
빼내야 하는 번거로움과 가격 부담이 있다. 마지막으로 엉덩이 골 사이의 살을 떼어내 눈밑에 터널을 만들어
넣거나(자가진피 이식) 인조 진피를 이식하는 수술이 있는데 형태가 완벽하고, 예쁘고, 영구적인 반면 흉터가
남고 수술시간 및 회복시간이 긴 단점이 있으니 라이프스타일을 고려하여 잘 선택하자.
가격 : 필러주사 50만 원 내외, 자가지방 이식 100만 원 내외, 자가 · 인조 진피 이식 200만 원

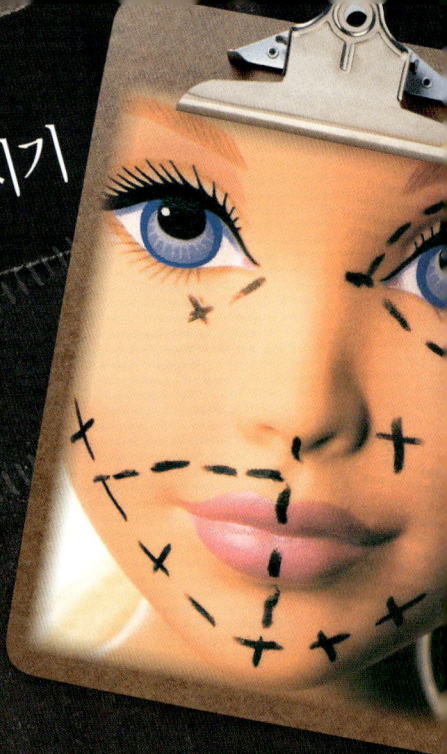

얼굴에 입체감 주기 : 이마, 관자놀이, 볼, 팔자, 턱에 자가지방을 이식하여 볼록하게 만들어주는 수술로 허벅지 내외이나 아랫배의 지방을 100cc 내외으로 체취하여 1차에 40cc, 2차에 40cc, 3차에 20cc 2~3달 간격으로 주입하여 모양을 만든다. 보통 이렇게 1차에서 끝나는 경우는 10%, 2차 수술까지 받는 경우는 40%, 3차 수술까지 받는 경우는 50%로. 2차까지는 처음에 빼낸 지방을 얼렸다 사용하고, 3차부터는 지방을 새로 체취하여 사용한다. 지방을 주사로 빼내고 주사로 넣어 흉터가 남지 않으며 자가 지방을 이용하는 것이라 부작용이 거의 없다. 회복기간은 일주일 정도.
가격 : 부위별로 150만 원

이중턱 제거하기 : 살을 빼도 여전히 이중턱이라면 지방흡입을 심각하게 고려해보자.
1회 시술로 드라마틱한 효과를 볼 수 있다. 귀 뒤에 구멍을 내서 시술하니 흉터가 안 남고 시술 과정에서 턱선의 지방도 살짝 흡입해서 V라인이 살아나는 효과도 동시에 누릴 수 있다. 회복기간은 일주일 정도.
가격 : 200만 원 내외

보톡스 : 근육을 마비시키는 것으로 이마, 미간의 주름을 잡기 위해서 혹은 사각턱을 축소하기 위해서 활용한다. 이마는 4~6개월, 미간은 4~5개월, 사각턱은 6개월~1년 정도의 기간 유지되는 반영구 시술이다.
*보톡스를 절대 피해야 할 부위-입가와 팔자주름에 보톡스를 맞으면 무척 부자연스러우니 반드시 피한다.
눈가 주름도 꽤 부자연스러우니 이런 부위들은 필러주사로 대체할 것
*20대 : 형태 잡아가는 데 주력, V라인 만들기, 비대칭 맞추기. 많이 하지 말 것
*30대 : 주름이 생기기 시작할 나이이니 주름 생성을 예방하는 데 주력한다.
아웃 리프팅을 약하게 시작하면 40, 50대에 할 것이 줄어든다.
가격 : 이마, 미간 각 20만 원 내외, 사각턱 50만 원 내외

필러주사 : 이마, 미간, 눈가, 입가의 잔주름, 꺼진 주름에 효과적이며, 볼, 이마, 턱의 꺼진 부위를 볼록하게 만드는 데 효과적이다. 보통 히알루론산(hyaluronic acid) 제제를 사용하면 1년, 레디어스 제제를 사용하면 1년 반~2년 지속되지만 레디어스는 점성이 높은 무거운 물질이므로 콧등, 무턱, 팔자주름에만 시술이 가능하다.
가격 : 히알루론산 부위별로 80만 원, 레디어스 부위별로 100만 원

사각턱 교정하기 : 사각턱 고주파 교근 축소술 1회로 턱 근육을 영구적으로 태워 턱뼈를 깎지 않고도 갸름해질 수 있다.
긴 바늘을 입 안을 통해 교근(턱 근육)에 넣어 고주파를 쏘여 태우는 수술로 일주일간 통증이 있을 수 있으나 뼈 깎는 고통만 하랴.
단 입 안쪽을 통한 수술이니 2~3일간 식사와 구강 청결에 주의해야 하고, 입 주변 신경이 모여있는 중요한 부위인만큼 부작용도 따를 수 있으니 시술 경험이 많은 의사에게 받도록 한다.
가격 : 150만 원 내외

처진 눈꺼풀 없애기 : 정도가 약한 경우 매몰법을, 처진 살이 1cm 이상일 경우 절개법을 활용하여 쌍겹 수술을 해주면, 눈도 시원하게 커지고, 눈을 크게 뜨기 위해 생긴 이마 주름까지도 크게 완화된다.
가격 : 150만 원 내외

＊보톡스와 필러주사 혼동하지 말자!
보톡스와 필러는 간단한 시술로 회복이 빨라 바로 일상생활이 가능하고 가격이 저렴하며 부작용이 적다는 공통점이 있지만, 근본적으로 다르다.
보톡스는 일정 기간 근육을 마비시키는 것이고, 필러는 일정 기간 해당 부위를 볼록하게 유지하는 것이다.
따라서 반드시 의사와 상담한 후 꼭 필요한 부위에만 병원에서 시술을 받을 것을 권한다. '야매'가 성행한다니 주의할 것!

도움말 : JK성형외과(문의 02-777-7797)
프로포즈 성형외과(문의02-548-8836)

미소로
아름다워지기

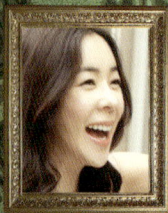

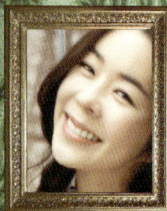

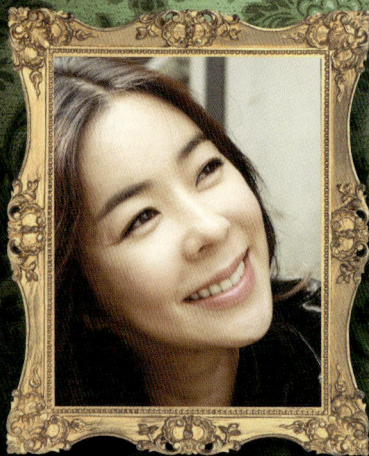

나는 다양한 내 표정들 중 미소 지을 때의 모습을 가장 좋아한다. 아마 대개의 사람들이 나와 비슷할 거라 생각한다. 사람은 웃을 때 가장 예뻐 보이니까. 이렇게 사람들로 하여금 매력을 느끼도록 하는 미소, 이것은 입술이 벌어져 만드는 스마일 라인(smile line), 그 사이로 드러난 치아의 색, 모양, 배열에 영향을 받을 수밖에 없다. 웃을 때 치아가 희고 치열이 고르면 그 사람의 미소가 더욱 빛나고 그 사람에 대한 호감도는 쑥쑥 높아지지만 웃을 때 치아가 누렇고 치열이 들쑥날쑥하다면 그 사람에 대한 호감도는 자연히 떨어질 것이다. 웃을 때 잇몸이 너무 많이 드러나 답답해 보이는 경우도 좋은 인상을 남기기 어렵다.

우리는 보통 이가 썩거나, 스케일링을 해야 하거나, 사랑니를 뽑으러 치과에 간다. 가끔 입이 심하게 튀어나온 경우 치아를 뽑고 이를 안쪽으로 넣어주는 교정 치료를 위해 치과를 찾는다.

나이가 들어, 혹은 사고로 본래의 이를 못쓰게 될 경우 임플란트를 위해 찾기도 한다. 그러나 치과엔 이런 치료를 위한 시술들만 있는 것은 아니다.

치아의 색과 크기, 모양, 각도, 배열, 잇몸의 모양까지도 바꿔주는 심미적 차원의 치과 시술들이 있다. 실제로 연예인들은 대부분 데뷔하기 전에 성형수술과 함께 이러한 시술들을 필수 코스로 받는다. 그도 그럴 것이 치아는 우리가 의식하진 못해도 웃을 때 가장 눈에 띄는 곳이므로 사람의 인상을 좌우하는 데 눈, 코만큼이나 중요하기 때문이다.

따라서 성형외과 시술과 마찬가지로 사람마다 피부톤과 얼굴 생김새가 모두 다르기 때문에 각 사람에게 심미적으로 가장 아름다워 보일 수 있는 치아 색상과 모양 그리고 크기 역시 모두 다를 수밖에 없다는 사실을 인식해야 한다. 그러기에 심미적 치과 시술을 받을 때, 성형외과를 신중히 선택하듯 치과도 매우 신중히 선택하길 충고한다. 단순히 기술이 좋은 치과의사가 아닌 '미적 감각이 뛰어난 치과의사'에게 맡길 때, 나의 부족한 외모를 치아로 보완해주는 보너스까지 더불어 얻을 수 있다.

치아 성형으로 크기, 모양, 배열 예쁘게 만들기

치아의 크기가 너무 작거나 클 경우, 앞니가 벌어졌을 경우, 치아가 깨졌을 경우, 배열이 고르지 않을 경우, 치아 표면을 얇게 깎아내 인공 치아를 붙임으로써 크기와 모양, 배열 심지어 각도까지도 아름답게 교정할 수 있다. 이때 사람마다 얼굴의 생김새나 피부색, 치아 모양이 가지각색이므로 치아의 모양과 색 등을 결정할 때에는 미적 센스가 있는 의사를 만나 충분히 커뮤니케이션한 후 시술을 받는 것이 중요하다. 예를 들어 피부색은 어두운데 치아만 너무 하얗다면 흑인처럼 이만 도드라져 보일 것이다. 치아 색을 선택할 땐 무조건 가장 흰색을 선택하는 것이 아니라, 자신의 피부색을 고려하여 여러 섀이드들 중 자연스럽게 자신의 전체 인상에 스며들어 보일 수 있는, 즉 치아가 덜 도드라져 보이는 색을 선택한다. 삼성동의 Anew 치과 강승수 원장님은 이렇게 설명한다. "만약 턱뼈가 발달한 각진 얼굴에 치아까지 네모로 각지면 인상이 너무 강해 보일 거예요. 이럴 땐 치아의 양끝을 살짝 둥글려 주는 센스가 필요합니다. 반대로 얼굴이 동그란 사람이라면 치아에 조금 각을 줘 인상이 또렷하게 보이도록 해야 하겠죠. 또 얼굴이 양옆으로 퍼진 사람이라면 상대적으로 치아를 슬림하고 길어 보이도록 만들어 양옆으로 가는 시선을 분산시켜야 합니다. 심지어 턱뼈가 나온 사람은 약간 옹니 스타일로 각도를 조정하고 무턱인 사람은 약간 바깥쪽으로 뻗도록 하여 전체적인 얼굴의 밸런스를 맞추는 것이 매우 중요합니다." 안경을 고를 때 얼굴형을 고려하듯, 네일숍에서 손톱의 모양과 매니큐어의 색을 정할 때 손의 생김새와 컬러를 고려하듯, 치아를 선택할 때에도 외모를 보완할 수 있도록 얼굴형이나 피부색 등을 반드시 고려해야 함을 명심할 것. 그리고 무엇보다 센스 있는 의사에게 찾아갈 것.

라미네이팅

치아 표면을 얇게 깎아내고 인공 치아를 붙여 치아의 크기나 모양, 배열, 각도를 교정하는 치아 성형으로 이가 부분적으로 깨진 경우가 아니라면 보통 앞니 6개 혹은 아래위 앞니 12개를 하는데 3~4회 내원하여 2~3주 안에 시술이 완료된다. **가격 : 치아 1개당 50~80만 원**

내 치아 빛나고 있니?

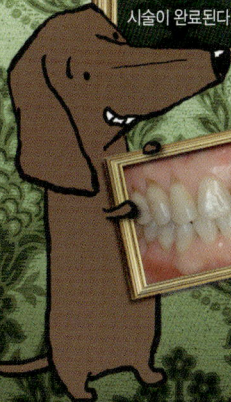

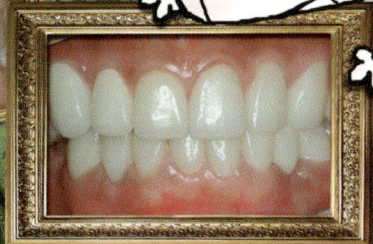

치아 미백으로 치아색 예쁘게 만들기

치아색이 변하는 원인은 크게 선천적인 것과 후천적인 것으로 나뉜다. 선천적인 것은 항생제를 과다복용했거나, 모유수유 중에 엄마가 항생제를 과다복용했거나, 어릴 때 열병을 심하게 앓을 경우 치아 안쪽부터 푸릇푸릇해지거나, 검어지는 현상(intrinsic stain)으로 이어진다. 이는 미백치료로 30% 정도 개선할 수 있지만 완전히 하얘지기는 힘들어 치아 표면을 깎아내고 인공치아를 붙이는 라미네이팅 시술로 보완해야 한다. 그러나 대부분 이런 선천적인 원인으로 치아가 변색되는 경우보다는 와인, 녹차, 커피, 콜라 등 색이 진한 음료를 자주 마시거나 니코틴을 남기는 담배에 의해 후천적으로 변색되는 경우가 많다. 커피나 녹차를 마신 지 오래된 흰 자기 컵 안쪽에 설거지를 해도 지워지지 않는 때가 남듯, 치아 역시 도자기와 마찬가지로 미세한 구멍이 나 있어 이곳에 때가 끼게 되면 치아 바깥쪽의 색이 변색되는 것이다. 이런 경우 레이저(플라즈마) 미백 시술을 통해 완전히 개선할 수 있다.

레이저(플라즈마) 미백 치료

1시간이면 통증 없이 시술이 끝나 '1hour white'란 이름으로 불리기도 하는데 첨단 청색 레이저를 통해 치아 구멍 안의 때를 말끔하게 뽑아내는 원리다. 8가지 섀이드 중 내 피부색에 어울리는 것을 선택할 것
가격 : 치아 전체 50~80만 원

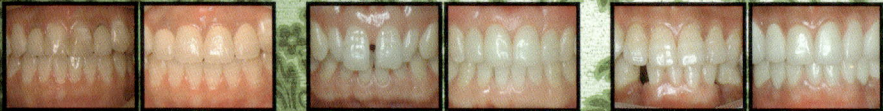

잇몸 성형으로 아름답고 시원한 인상 만들기

치아가 너무 작거나, 입술이 위를 향해 들려 있어 웃을 때, 말할 때 유난히 잇몸이 많이 보이는 사람이 있다. 이런 사람은 웃을 때 자신감이 없어져 호탕하게 웃지 못하는 경험들이 축적되어 웃음을 참거나 손으로 입을 가리는 습관이 생길 수도 있고, 상대방이 봤을 때 왠지 성격이 소심해 보일 위험이 있다. 그뿐만 아니라 잇몸 라인이 불규칙해 아름답지 못한 경우도 있다. 이런 사람들에게 간단한 잇몸 성형을 추천한다. 웃을 때 잇몸이 고르고 치아가 시원하게 드러나 전체적인 인상도 시원해지고 자신감도 더해질 것이다.

잇몸 성형

레이저로 잇몸을 절개하는 간단한 시술로 30분 정도 소요된다. 물론 바로 일상 생활이 가능하다.
가격 : 치아 1개당 10만 원선

이혜영의 심미치료

이혜영 씨가 처음 내원했을 때 윗니는 세라믹 치아 시술을 받은 상태였고 아랫니는 치아 사이에
틈이 많아 이야기할 때 그 틈이 보이는 상태였습니다. 본을 뜰 때 기존 세라믹 치아가 벗겨져
서로 당황했던 기억이 나네요. 기존의 보철물이 치아와 잘 맞지 않았던 것이 원인이었고,
본인도 거기에 음식이 껴 입 안에서 냄새가 나는 것 같다고 고백했어요. 며칠 후 촬영 스케줄이 잡힌
상태라, 당장 벗겨진 치아를 위해 세라믹 치아를 응급조치로 제작해 붙여드렸고, 살짝 벌어져 있는
아랫니는 이 안쪽에 투명 교정 장치를 부착해 이 사이의 공간이 줄어들도록 조치했죠.
다음 번 치과에 오실 때까지 이혜영 씨의 얼굴에 맞는 정밀한 세라믹 치아 제작을 위한 작업에
착수했습니다. 일반인들에 비해 얼굴이 작아 보통의 경우라면 괜찮았을 치아의 사이즈가 약간
커 보였어요. 그래서 앞니와 옆니의 일반적 황금비인 3:2의 비율을 버리고, 웃을 때 제일 노출이 많은
앞니의 사이즈를 0.5mm씩 줄이는 대신 어금니 쪽의 보이지 않는 치아의 사이즈를 조금 크게 해서
전체적으로 공간 보완을 했습니다. 얼굴형도 갸름한 달걀형이어서 얼굴에 비해 약간 넓은 느낌이 드는
치아를 얼굴형에 맞도록 살짝 갸름하게 조절했지요. 피부톤 역시 흰 편이어서 미백한 느낌이 들도록
치아의 색을 보통보다 2단계 정도 밝게 올렸습니다. 하지만 전체적으로 밝게 가면 인조 티가
나기 때문에 잇몸 쪽으로 갈수록 색을 1단계씩 내려 서서히 그라데이션이 져 자연스러워 보이도록
조절하였습니다. 아랫니는 세라믹 치아 대신 투명 교정을 해서 벌어져 있던 공간을 완전히 모았고,
밝아진 윗니와 밸런스를 맞추기 위해서 '1hour white'의 미백치료를 실시했죠.
처음에 응급조치로 해드린 앞니가 커 보여 웃을 때 자신감이 떨어진다고 했는데,
얼굴 크기와 얼굴형과 피부톤을 분석해 다시 만들어 드린 인공 치아에는 크게 만족하셨어요.

"혜영 씨, TV에서 활짝 웃는 모습 무척 예뻐요! 시술받으시면서 잠시 꿈나라 다녀오실 때 입술 옆에
살짝 묻어 있던 것이 침이 아니라 물방울이라고 저는 지금도 굳게 믿고 있습니다.
앞으로도 파이팅하세요!" – 광화문 연치과 최재훈 원장

도움말 : 강남 삼성동 Anew 치과 강승수 원장님 (문의 02-553-9691)
강북 광화문 연 치과 최재훈 원장님 (문의 02-734-8272)

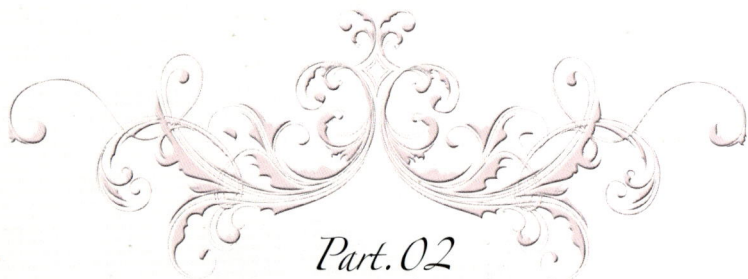

Part.02

BODY

몸매에 따라 남은 인생이 좌우될 수 있다

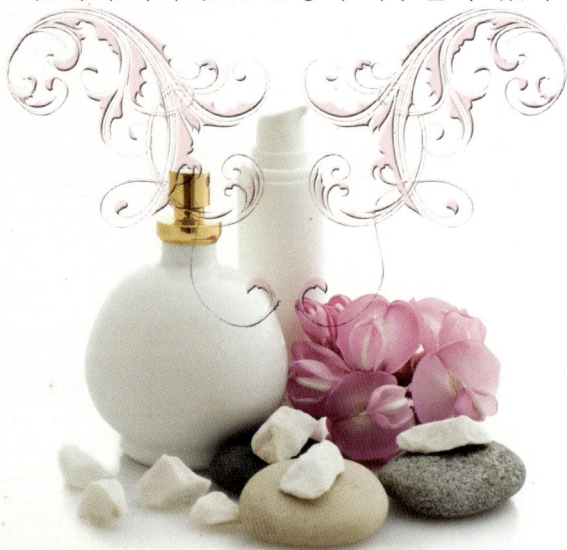

아름다운 몸을 원하지 않는 사람이 있을까? 아마도 없을 것이다.
그러나 아름다운 몸을 원하면서도 그것을 위한 노력과 투자를 하지 않는 사람들은 주변에 허다하다.
조금만 관리해주면 훨씬 예뻐질 텐데……. 이런 아쉬움으로 자꾸 주변 사람들에게 운동하라고 잔소리하는
나를 발견할 때면 내가 이렇게 늙어가는 건가 싶어 서글프기도 하다. 젊었을 땐 나만 예뻐지고 싶었거든.

찰스 왕세자에게 버림받은 다이애나비가 이혼 후 퉁퉁했던 살을 싹 빼고 군살 없는 완벽한 몸매와 멋진 스타일의
우아하고 당당한 자태로 돌아왔던 것을 기억하는가? 나는 그녀의 그 자신감 넘치는 표정을 잊을 수 없다.
왕세자비였을 때에는 전혀 볼 수 없었던 당당함이 분명 그녀 안에 있었다.

물론 그 당당함은 연륜, 이혼 경험으로 성숙해진 결과이기도 하지만 몸에 대한 자신감이 적지 않은
부분 반영되었으리라 생각한다. 그녀는 세간의 이목을 끌며 늘 파파라치에게 찍힌 사진들이 해외 토픽이 되고,
어느 날 그 과정에서 어이없는 사고로 삶을 일찍 마감하긴 했지만
그들의 표적이 되었다는 사실은 전 세계인의 관심, 사랑의 대상이었다는 반증이기도 하다.

심지어 언젠가부터 남자들은 여자를 볼 때 얼굴과 함께 몸을 보고 종합평가하기에 이르렀다.
과거 남자들은 대부분 얼굴만 예쁘면 그만이었다. 그러나 이제는 얼굴이 조금 별로라도 몸매가 좋다면
점수를 더 후하게 주는 세상이 되었다. (우리 어머니들은 편했겠어…….^^;)
어차피 남녀가 조화를 이루어 살아가는 세상에서 남자들의 관점이 이처럼 변했는데 무소의 뿔처럼
혼자 간다며 몸매를 가꾸지 않겠는가? 그건 결코 여자로서 자존심을 지키는 길이 아니다. 오히려 그 반대지.
몸매는 단순히 미적인 측면, 남자들의 관점 때문만이 아니라, 자존감, 자신감, 열등감, 자세와도
긴밀히 연결되어 있기에 더욱 중요하다. 다이애나비처럼 몸매에 자신이 있으면 자세와 표정도 당당해지고,
그럴 때 나를 보는 사람들의 태도도 달라진다. 이렇게 몸은 내 인생 자체에 중요한 영향을 미치는 요소로 자리 잡았다.
내가 30대 후반에 사람들 사이에 패셔니스타로 불리고,
슈에무라의 모델로 발탁될 수 있었던 것은 30대 초반부터 몸을 가꾸기 시작한 노력 덕분이리라.

체질적으로 몸이 말랐거나 20대 젊은 나이이기에 특별히 운동하지 않아도
제법 날씬한 몸매를 유지하는 사람들이 있다. 그러나 30대부터는 이것이 달라질 확률이 높다.
30대부터는 반드시 운동을 시작해야 하는 것도 이 같은 이유 때문이다.
겉보기에 체격은 비슷해도 운동을 한 몸과 안 한 몸은 벗었을 때 차이가 크다.
이왕이면 뼈 위에 살갗만 남은 것처럼 깡마른 몸이 아니라,
어느 정도 근육이 있어 볼륨 있고 탄력 있는 몸매가 낫지 않을까? 김혜수 언니나 안젤리나 졸리처럼 말이다.

뚱뚱한 사람은 좋은 옷을 입어도 절대 예뻐 보이지 않는다.
이처럼 아름답지 못한 몸매로 트렌드와 스타일에 대해 논하는 것은 아무런 의미가 없다.
옷과 백, 구두를 사는 데 돈을 들여도 제 효과를 발휘하기 힘들기에. 반대로 몸이 예쁘다면
저렴한 옷을 걸쳐도 저절로 맵시가 나기 마련이다. 따라서 옷보다 몸에 먼저 투자할 것을 권한다.
심지어 어느 정도 몸이 만들어질 때까지는 자기 수입의 반 정도를 투자하여 트레이너를 붙여 운동하길 권한다.
그만큼 몸매는 중요하니까!

아름다운 몸매로 가꾸는 것은 장기간의 노력 없이는 불가능하다.
거꾸로 꾸준히 운동하면, 누구나 아름다운 몸매를 가질 수 있다는 의미이기도 하다.
운동은 절대, 결코, 정말로 우리를 배신하는 일이 없다. 요즘 바디 성형수술로 빠르고 편하게 예쁜 몸을 만들려는
사람들이 늘어가지만 설령 지방흡입수술을 한다고 해도 탄력 있고 매끈한 몸매로 거듭나려면
장시간 꾸준히 운동을 병행해야만 한다. 정말 운동으로도 어쩔 수 없는 부위에 보완 처방으로
미니석션을 하는 것은 필요할 수도 있겠지만, 누가 봐도 뚱뚱한, 퉁퉁한 혹은 통통한 상태라면 식이조절과 운동에
지금 당장 착수하길 권한다. 내일부터, 다음 달부터라고 미루는 습관부터 버리자.
식이요법과 운동을 당신 삶의 우선순위로 세팅하라. 일단 밥양을 줄여 위의 크기를 줄이되,
한두 달 운동하고는 변화가 없다며 포기하지 말고 1년 뒤, 5년 뒤를 바라보며 묵묵히 운동해라.
그냥 평생 해야 하는 것이라고 머릿속에 새겨둬라.
극단적인 말일 수 있겠지만 몸매에 따라 남은 인생이 좌우될 수도 있으니 말이다.

매끈하고
촉촉한
몸을 위한
목욕

나는 목욕할 때 엄마에게서 독립을 선언한
이후론 절대 때를 밀지 않는다.
처음엔 때를 밀 때 아팠던 기억과 귀찮은 것을
싫어하는 내 성격도 한몫을 했지만 언젠가 때를
밀지 않은 피부가 때를 민 피부에 비해 수분을 많이 머금고 있어
촉촉하다는 기사를 본 후 더 힘을 얻어 지금까지 그러한 목욕 방식을 고수하고 있다.
엘리자베스 테일러는 클렌징 오일로 목욕했다고 한다. 실제로 갤러리아 백화점 슈에무라 매장에서
어떤 여자가 자기 남편이 클렌징 오일로 목욕한다며 비싼 녹차 오일을 한꺼번에 여러 병씩
사간다는 이야기를 들은 적도 있지만 아직 나에겐 사치일 듯싶다. 양귀비는 꽃을 띄워 목욕했다고 하는데,
나도 그건 재미 삼아 따라 해본 적이 있다. 꽤 좋았지만 문제는 목욕 후 욕조 청소에 손이 많이 간다는 단점이 있어
외국에 나갔을 때에만 가끔 활용한다. 대개는 그때그때 기분에 따라 거품 목욕(물이 떨어지는 위치에 바디샴푸를
풀어놓으면 거품이 생긴다)이나 에센셜 오일(컨디션에 따라 향을 선택한다)을 몇 방울 떨어뜨려 하는 정도.
때를 미는 노동에서 벗어난 나의 목욕 시간은 휴식, 여유를 누리는 향기로운 시간이다. 그것을 무척 즐길 만큼.
이런 목욕 방법 말고도 매주 거품이나 유통기한이 10일 정도 지난 우유로 목욕하면 몸이 매끄러워진다고 하니 참고할 것!

욕조에 들어가기 앞서 머리에 샴푸를
먼저 하고 물기를 타월 드라이로 70% 제거한 후
트리트먼트를 바르고 헤어 캡을 쓴다. 따스한 욕조에
거품이나 에센셜 오일을 풀고 20분 정도 들어갔다가 나와
극세사 타월에 바디 샴푸를 묻혀 몸에 바르고 머리와 몸을
헹궈내는 것으로 나의 즐거운 목욕은 끝이 난다. 깨끗한 상류층
머느리에 따르면 사워 전에 목욕 브러시로 몸을 빗어주면
각질도 함께 제거된다고 하니 시도해보자.

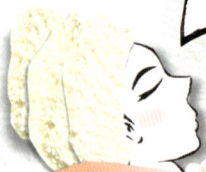

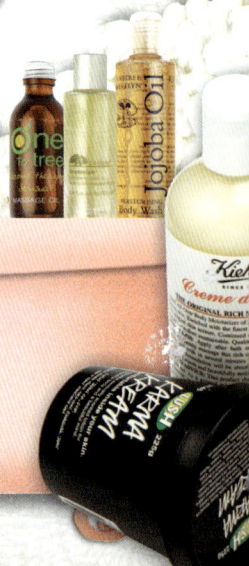

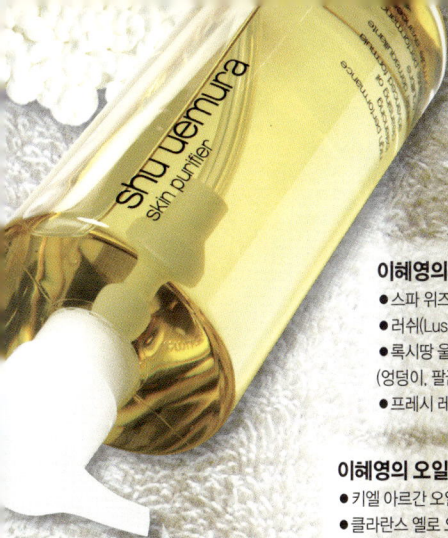

이혜영의 배스 제품 BEST
- 키엘 바디샴푸 페어향, 로즈마리향, 라벤더향
- 프레시 바디샴푸 레몬슈가
- 슈에무라 플래저 제패니즈 배스

이혜영의 바디 크림 BEST
- 스파 위즈덤(SPA wisdom)
- 러쉬(Lush)
- 록시땅 울트라 리치 크림 25%
(엉덩이, 팔꿈치, 정강이와 같이 아주 건조한 부위에 바른다)
- 프레시 레몬슈가(여름에 주로 이용)

이혜영의 오일 제품 BEST
- 키엘 아르간 오일
- 클라란스 옐로 오일

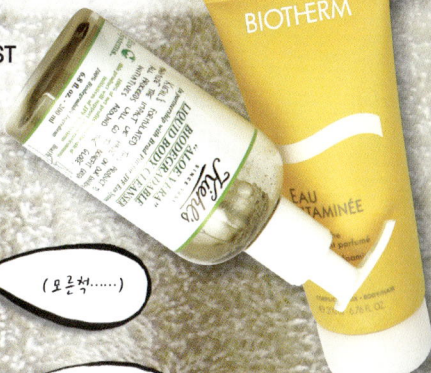

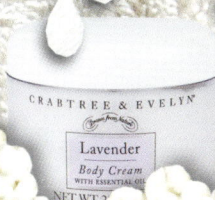

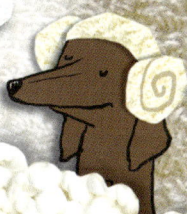

(오른쪽……)

쪼코, 너도 좀 씻지?

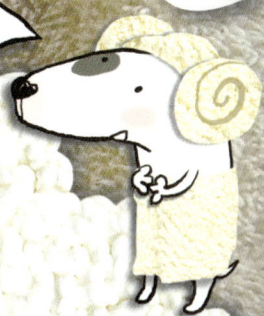

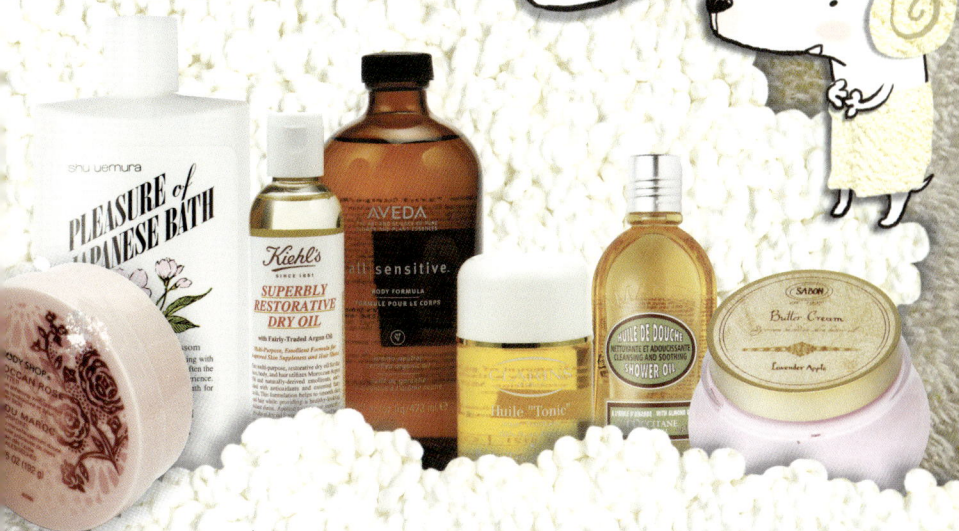

몸의 각질 퇴치법

얼굴은 그렇게 신경을 쓰면서 정작 몸에는 박한 것이 사실이다. 그러나 나이가 들어갈수록, 소득 수준이 높아질수록 몸에 대한 관심은 커지고 그만큼 바디 제품의 소비량이 늘어난다. 언제 만져도 촉촉하고 매끈한 몸을 만들기 위한 바디 케어의 첫 단계는 몸을 까칠하게 만드는 각질 제거로 시작한다. 피부에 불필요한 죽은 세포에 해당되는 각질을 제거한 후에야 보습 제품의 흡수율도 쑥쑥 높아지기 마련이니, 욕실에 피부에 자극을 주지 않으면서 각질을 제거해주는 바디 스크럽 제품과 적절한 도구를 갖춰두자. 단 너무 강한 강도로 자주 스크럽하면 정상 세포까지 제거될 수 있으니, 스크럽은 일주일에 두 번 정도 부드럽게 해주는 것이 좋겠다. 이렇게 꾸준히 각질을 제거해준다면 그동안 방치해 건조하고 거칠어진 피부가 부드럽고 촉촉하게 되살아날 것이다.

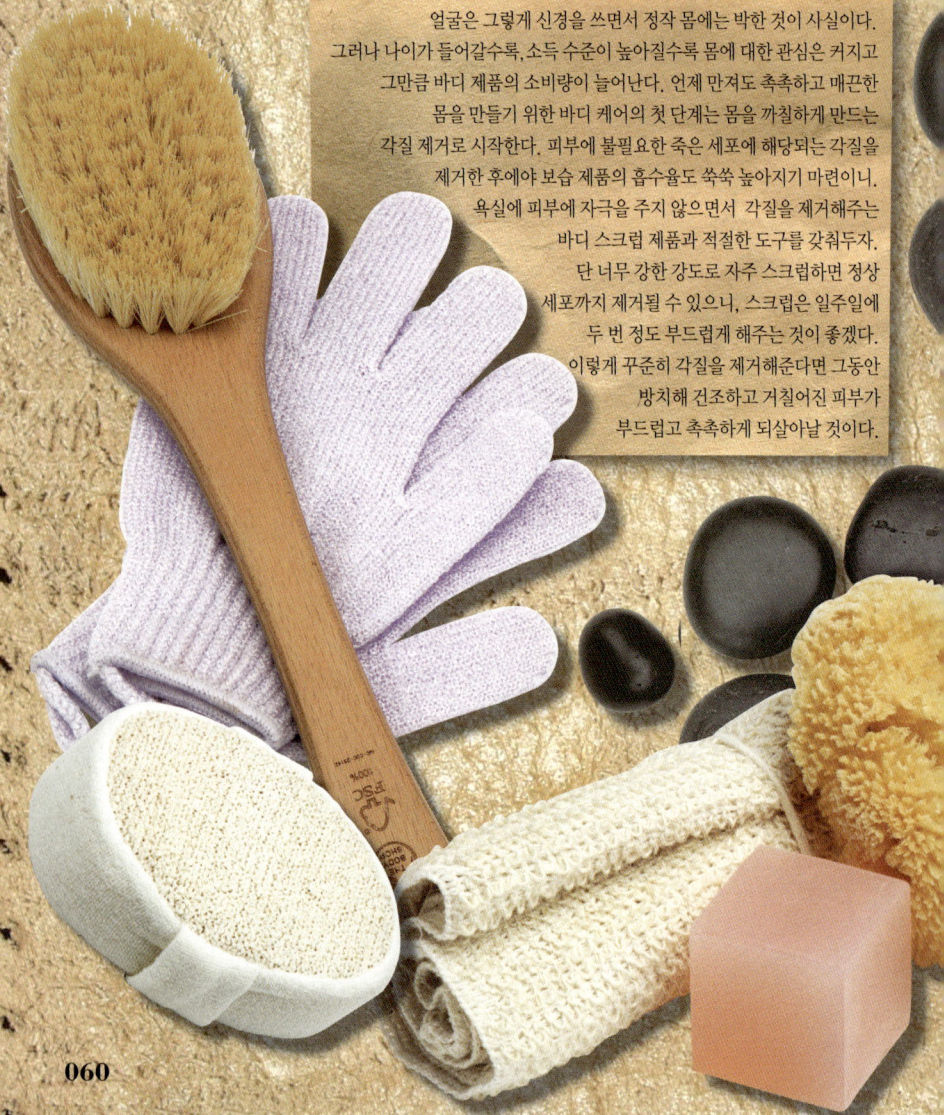

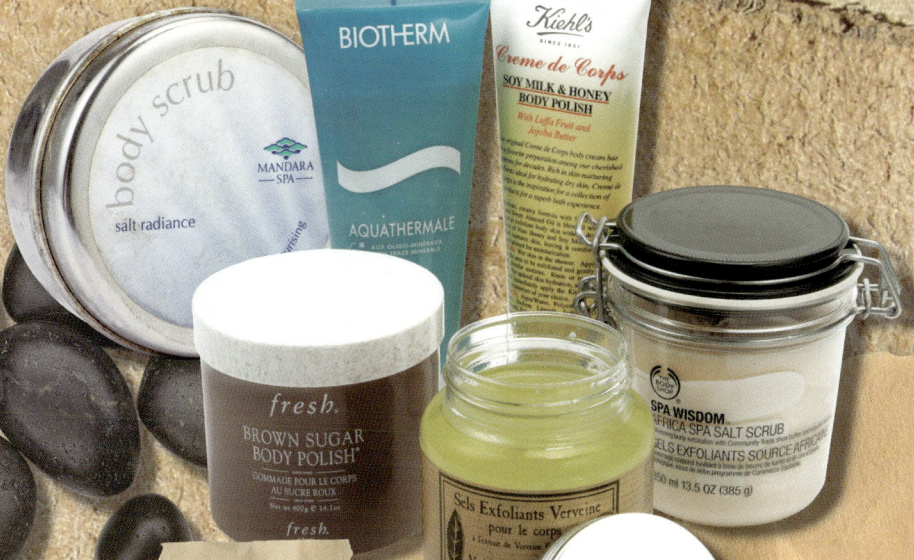

바디 스크럽 선택

바디 스크럽 제품을 선택할 땐 조금은 관대해져도 좋다.
연예인들도 얼굴엔 브랜드를 따져 테스트해보고 선택하기
마련이지만 바디 제품은 향과 리치함을 감안하여 선택하는 편이다.
감안하여 브랜드에 상관없이 좀더 너그럽게 선택하는 편이다.
이는 바디 제품들이 얼굴용보다 헤프기 때문일 듯. 향과 스크럽 알갱이의 크기,
스크럽 후의 매끈하고 촉촉한 정도를 감안하여 스크럽 제품을 선택하되,
부위별로 두 가지의 각각 다른 테크닉을 이용하여 스크럽해보자.

바디 스크럽 타이밍

바디 스크럽에서 최적의 타이밍은 샤워를 해서
몸의 각질이 불었을 때다. 이때 살짝 물기를 말린 후
스크럽을 해주면 가장 효과적이다. 몸의 피부도 얼굴과
마찬가지로 부위에 따라 더 건조한 부위와 그렇지 않은
부위로 나뉘는데, 발, 팔, 다리는 건조한 부위로, 배, 가슴,
엉덩이는 상대적으로 덜 건조한 부위로 분류된다.
건조함은 거칠어짐으로 연결되기 마련이니, 발, 팔,
다리는 스크럽을 할 때 앞뒤 혹은 좌우로 힘있는
직선적인 테크닉을 이용한다. 반면 엉덩이나 배,
가슴 같은 보드라운 부위는 둥근 원을 그리면서 살살
문지른다. 이렇게 스크럽한 후 3분 이내에 세라마이드
성분이 함유된 리치한 바디 크림을 발라 피부에
수분막을 씌우는 것을 잊지 말자. 피부의 보호 장벽이
강화되어 수분을 가둬두는 아주 중요한 단계이니 말이다.

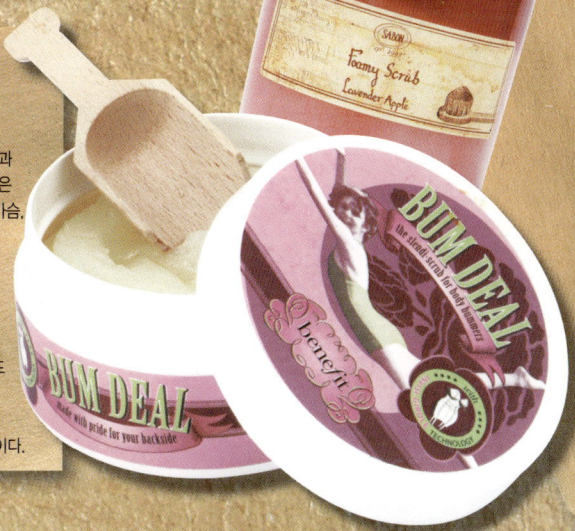

자세와 바디

자세가 바르지 않으면 몸매가 예뻐 보일 수 없다.
자세는 일상적인 습관들이 쌓여 형성되기 때문에
평소에 바른 자세를 유지하는 것이 중요하다.
이상적인 자세는 옆에서 봤을 때 귀로부터 허리와
골반의 중앙을 지나 복사뼈까지 일직선을 이룬다.
그러나 이런 이상적인 자세를 지니는 사람은 드물고,
대개는 머리가 앞쪽으로 너무 쏠렸거나 등이
뒤로 볼록하게 굽었거나 허벅지가 앞으로
쏠려 있는 경우들이 많다. 올바른 자세로
교정하기 위해서는 운동으로 근육을
보완해주는 것과 스트레칭을 자주 해주는 것
그리고 평소 자세를 취할 때 반드시 신경 써야 하는 것들이 있다.

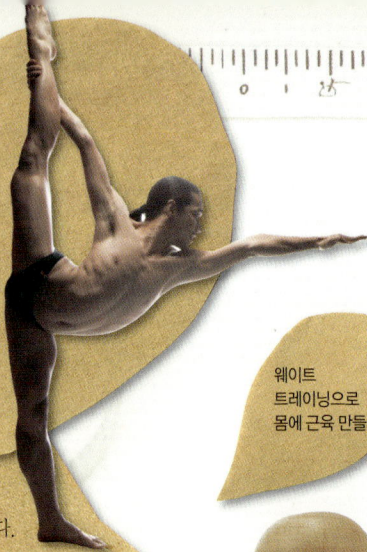

웨이트
트레이닝으로
몸에 근육 만들기

고개 숙인 채
오래 있지 않기

등 펴기

한쪽 팔이나
한쪽 다리만
과도하게 쓰지 않기

어깨 내리기

다리 일자로
모으고 앉기

가슴 펴기

스트레칭
수시로 해주기

구두, 운동화 등
신발의 굽을 높은 것,
중간 것, 낮은 것으로
골고루 신어주기

짝다리로 서
있지 않기

배 집어넣기

다리 꼬고
앉지 않기

엉덩이 조여주기
엉덩이 위로 올리기

몸을 긴장시키지 않으면 그 부위에 살이 찌거나 처지는 현상이 나타난다. 그러나 위의 사항들을
의식하고 몸에 긴장감을 주면서 실천하면 몇 달이 지난 어느 날 군살은 줄어들고 실루엣이
아름다워질 것이다. 자세 잡기가 어렵게 느껴지는 사람이라면 요가를 적극 권한다. 요가를 통해 몸을
이완시켜 고관절을 늘려주고, 골반을 열어주며, 등과 어깨를 펼쳐주는 자세를 반복할 때 몸이 느끼는
시원함과 편안함을 본능적으로 익힐 수 있다. 그중 다이어트에도 효과적인 비크람 요가는 인도의
요가 마스터 비크람 초우드리(Bikram Choudry)*가 고안한 요가로 인도의 요가 환경 그대로 40도의
온도에서 몸의 각 부분을 움직이는 26가지 요가 동작을 90분간 수련하도록 이루어진 시스템이다. 이는
근육을 따뜻하게 해 부상을 방지하고 근육, 인대, 힘줄을 그 순서에 따라 하나씩 운동하고 늘려줌으로써
문제성 자세로 경직되어 있는 근육을 풀어준다. 그뿐만 아니라 신선한 혈액이
각 내장기관과 세포 끝까지 전달되어 몸이 자연상태로 돌아가 스스로 최고의 컨디션을 회복하고
100% 제기능을 할 수 있도록 도와준다. 따라서 비정상적인 자세를 비롯하여 불필요한 군살,
몸에 쌓여 있는 독소, 정신적 · 신체적으로 누적된 스트레스를 해소해준다.

비크람 요가

*비크람은 1946년 인도 캘거타에서 태어나 4살 때부터
요가 마스터인 비쉬누 고쉬(유명한 요가 도서 중 하나인
『요기의 자서전』의 저자인 파라마한사 요가난다의 동생)에게서
요가를 수학했다. 13세에 전 인도 요가 챔피언십 우승자로
3년간 그 기록이 깨지지 않은 채 은퇴하였는데, 17세가 되던 해
역기를 들다 무릎에 놓치는 사고를 당하게 된다.
영국인 의사는 비크람에게 무릎을 절단해내고 평생 불구로
살아야 한다는 처방을 내리지만, 비크람은 다시 스승
비쉬누 고쉬에게 돌아와 6개월 만에 무릎을 완치하고
걸을 수 있게 되었다. 이를 계기로 요가의 치료 효과를 체험하고
스스로 증명한 비크람은 스승의 뜻대로 인도의 요가 학교에서
활동하게 된다. 이 요가 학교들은 굉장한 성공을 거두었고,
비쉬누 고쉬는 비크람에게 일본으로 가서 요가를 가르치라고
명한다. 일본에서도 명성을 얻은 비크람은 1960년대 말
미국 대통령이던 루스벨트의 무릎을 치료하면서 미국 전역에
그 명성이 알려졌고 루스벨트의 도움과 당대의 스타 셜리
메클레인의 초청으로 할리우드로 이주하게 된다.
1971년부터 할리우드에서 스타들을 상대로 시작된 비크람의
철저한 요가 강습은 큰 반향을 일으킨다.

혈액순환과
자세교정에 좋다고~

도움말 : 비크람 피부 요가 코리아
사진제공 : 요가 팰리스(문의 02-544-7771)

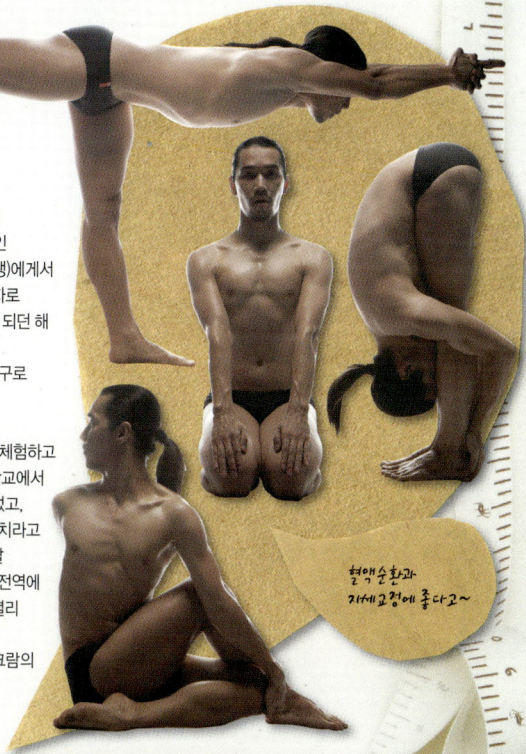

아름다운 몸을 위한
마인드 컨트롤

몇 년 전부터 몸짱 열풍이 불면서 미인의 기준이 외모보다는 바디에 포커스가
맞추어지고 있다. 이에 따라 이른바 '몸짱'이라고 할 수 있는 이상적인 바디에 대한
트렌드도 시시각각 변모하고 있다. 2000년 이후 웰빙 트렌드가 사회 주류를 이루었다면,
지금은 바야흐로 '웰룩킹(well-looking)'의 시대다. 웰룩킹이란 웰빙(well-being)과
룩킹(looking)의 합성어로 웰빙 측면에서 심신의 안녕과 건강을 추구하는 데에서 더 나아가
남에게 보여지는 외적인 아름다움까지 중시하는 풍조를 일컫는다.
일부에서는 외모지상주의에 대한 편향적인 사고로 웰룩킹의 부정적인 측면을 부각하지만,
이는 자신의 몸매를 아름답게 가꾸기 위한 순수한 사고에 대한 왜곡일 뿐이다.
초기 웰룩킹 풍조는 에스테틱 부분에서 부각되었으나, 최근에는 모발 관리는 물론
네일, 스파, 각종 테라피 요법 그리고 체형 관리에 이르기까지 그 범위 또한 넓어지고 있다.
개인적으로 나 자신을 가꾸기 위한 적극적인 투자를 단지 외모지상주의의
사치스러운 라이프스타일이나 일부 상류층의 문화로 치부하기보다는,
나를 아름답게 가꿈으로써 스스로에 대한 자신감과 더불어 내적 성숙을 가져올 수 있는
긍정적인 시각으로 바라볼 필요가 있다고 생각한다. 사람들은 소위 이기적인 바디를 소유한
연예인들을 따라, 그들의 '몸매 따라잡기'에 많은 관심을 보이고 있다. 그러나 '몸짱'으로 거듭나기
위해서는 관심에서만 그치지 않고 몸과 운동에 대한 마인드 세팅부터 다시 해야 한다.

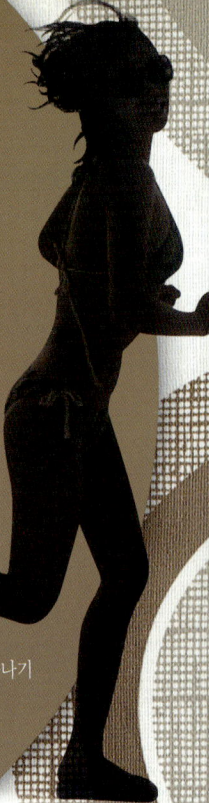

NO! 여자는 몸매보다 얼굴이다?

얼굴은 성형으로 업그레이드되지만,
몸매는 노력만으로도 바꿀 수 있다!
게다가 현대 여성의 로망은 패셔니스타,
스타일 좋은 여성이다. 이렇게 불리기
위한 필수조건은 탄력있고 균형 잡힌
몸매를 갖추는 것이다.
살찌고 처진 몸매를 감추기 위해
시간과 돈을 많이 들여 치장하지 말고
그 시간과 돈을 운동에 투자하자!
믿고 맡길 수 있는 트레이너에게
몸매관리를 받아라! 패셔니스타로서
수많은 여성들에게 이렇게 말하고 싶다.
"옷이 날개가 아니다. 몸이 옷이다."
몸이 엉망인데 아무리 비싼 명품으로
치장한들 몸매가 아름다운 여인이
헌 트레이닝복을 입은 것보다 결코 멋질
수 없을 것이다.

아름다운 몸매는 타고난다?

몸매도 타고난다고? 스무 살까지는 Yes! 그 이후로는 Never!
아무리 선천적으로 아름답게 타고난 몸매라도 운동으로 꾸준히 관리하지
않는다면 '선천적'이라는 말이 무색해질 것이다. 이제 더는 막연하게 마르기만
한 몸매는 아름답지 않다. 우리는 '몸짱'이라는 말을 너무나도 관대하게
사용한다. 그러나 진정한 '몸짱'이라는 칭호는 내 몸의 근육량과 체지방량을
따져보지 않고는 붙여줄 수 없다. 아무리 아름다운 몸매를 선천적으로
타고났다고 하더라도 운동하지 않으면 몸에 탄력을 잃을 수밖에 없고,
쌓여가는 체지방은 어느 순간 걷잡을 수 없게 된다.
몸매에 방심하는 순간, 그 순간은 정말 '찰나'에 불과하다. 때를 놓친 몸매는
그만큼 다져지기도 힘든 법! 다이어트를 수도 없이 반복하는 여성들이라면
누구나 공감할 것이다. 이들의 18번 같은 외침은 '내일부터 하자', '다음 주부터
하자', '다음 달부터 하자', '오늘만 먹고 하자.' 그러나 때를 놓치면 이미
늦었다는 것을 간과하면 안 된다. 타고난 완벽한 몸매는 없다. 자신의 신체적
약점을 알고, 근육을 키워 약점을 커버하고, 장점을 부각해가면서 만들어가는
것이다. 세월이 흘러도 아름다운 몸매를 유지하는 것은 운동으로만 가능하다.
운동은 노력하는 자에게 무한 업그레이드를 허락한다! 그러므로 운동하지 않는
여성은 아름다운 몸매를 탐하지도 마라!

운동해도 내 몸매는 왜 달라지지 않을까?

그렇다면 고민은 여기서 시작된다. 나는 운동을 하는데, 그것도 열심히 하는데 도대체 왜 몸매에는 변화가 없는 것일까? 이것은 대개 3가지 원인으로 압축된다. 첫째, 정확한 목표의식이 없는 경우. 정확한 목표의식 없이 막연하게 살을 빼고 싶다는 생각은 버려야 한다. 정확한 목표치를 정해두고, 그것을 달성하기 위한 정확한 기간을 설정해 체계적으로 몸을 만드는 것이 중요하다. 이를 위해 몸의 롤 모델을 정해 사진을 곳곳에 두고 자주 보면서 '나도 반드시 저렇게 되리라'라고 스스로 동기부여를 할 필요가 있다. 시각화를 통한 각인과 암시는 그 무엇보다 큰 힘을 발휘한다. 둘째, 정확한 운동방법을 모르는 경우. 가늘고 탄력 있는 팔뚝, 매끄러운 다리, 아름다운 허리라인, 옷 맵시를 살려주는 힙업 등 몸을 만드는 여성들의 관심사는 지나치리만큼 무궁무진하다. 그러나 정확한 운동방법을 알고 대처하는 사람은 과연 몇 명이나 있을까? 그렇기 때문에 내 몸을 만드는 일이라면 트레이너가 아니더라도 개개인이 전문적인 셀프-트레이너(self-trainer)가 되어야 한다. 셋째, 끈기가 부족한 경우. 누구나 짧은 기간에 완벽한 몸매가 되기를 바란다. '2주나 했는데~'또는 '이틀이나 굶었는데~' 왜 내 몸은 변하지 않을까 자책하고 원망하고 실망한다. 그러나 운동은 로딩 기간이 있어 단기간에 효과를 얻을 수 없다. 그만두고 싶은 고비를 넘겨야만 비로소 내 몸에 '업그레이드'라는 마법이 찾아온다는 것을 명심하자.

'근육'과 '지방'을 알고 공략하자!

운동하는 여성들이 대부분 모르는 중요한 사실이 있다. 지방은 겉을 덮고 있는 피부와 같은 것이고, 근육은 안에 숨겨져 있다. '겉의 지방'은 태우면서 '안의 근육'은 예쁘게 다듬어주는 것이 바로 운동이다. '겉의 지방을 태우는 것=유산소 운동', '안의 근육을 예쁘게 다듬는 것=근력 운동'인 것이다. 그러나 안타깝게도 여성들은 근력 운동을 자기와 상관없는 것으로 여기고 등한시하는 경우가 많다. 오늘 당장 운동을 시작하고자 한다면, 안팎의 조화가 이루어질 때에만 아름다운 몸매가 완성될 수 있다는 사실을 기억하자.

운동 안의 'Fun'을 발견하라!

운동을 생소하게 느끼는 여성들은 '운동=재미없는 것'이라는 편견을 가지고 있다. 이런 생각은 그야말로 편견일 뿐이다. 운동을 처음 할 때에는 누구나 근육통에 몸살까지 걸리기 마련이다. 하지만 이런 적응기가 끝나고 몸의 변화를 조금씩 느끼기 시작할 즈음 점점 흥미를 느끼게 되고, 헤어날 수 없는 운동의 매력에 푹 빠지게 된다.
다만 이 과정에서 믿고 몸을 맡길 수 있는 조언자가 절실히 필요하다. 아무런 지식도 없이 혼자 운동했다가 얼마 가지 않아 그만둔 경험은 누구나 한 번쯤 있을 것이다. 운동의 재미를 발견하고 꾸준히 이어가기 위해 전문가 트레이너의 도움을 받아라. 1년 혹은 2년 동안 겪어야 할 수많은 시행착오와 두려움을 그들의 경험과 노하우로 확 줄여줄 것이다. 또 운동 안에 숨어 있는 'Fun'을 전수해줄 것이다. '천재는 노력하는 자를 따라갈 수 없고, 노력하는 자는 즐기는 자를 이길 수 없다.' 이 말을 명심하면서 운동을 통해 몸이 변화하는 즐거움을 만끽해보자.

'큰 근육'과 '잔 근육'을 위한 운동을 병행하자!

큰 근육군은 '웨이트 트레이닝'으로, 작은 근육군은 '필라테스'로 단련해야 더욱 균형 잡히고 섬세한 바디라인을 가질 수 있다. 웨이트 트레이닝을 통해 가슴, 등, 어깨, 하체, 팔, 배의 큰 근육들을 결대로 만들어 전체적인 균형을 잡는다. 동시에 필라테스를 통해 골반, 복부, 허리 등 몸의 중심부 위주의 동적인 동작과 정적인 동작을 적절히 조합하여 근육의 크기보다는 질을 높여주어 섬세한 바디라인을 만든다. 근육 형태는 대부분 동일하다.
그러나 '몸짱'과 '몸꽝'의 차이는 그 근육의 굵기와 피하지방의 정도에 달려 있다. 따라서 몸 안쪽에서 웨이트 트레이닝을 통해 적당한 크기의 근육을 만들어 균형을 잡고 그 모양새를 다듬어가면서, 필라테스를 통해 겉모양을 위해 음식조절과 유산소 운동으로 피하지방을 제거하는 작업을 병행해 간다면 누구나 아름다운 바디라인이 살아나 '몸짱'이 될 수 있다.

운동은 결코 우리를 배신하지 않는다!

'피트니스 운동은 풍선'이라는 말이 있다. 만드는 데는 아주 오랜 기간 정성을 쏟아야 하지만 망가지는 것은 한순간이라는 뜻이다. 하지만 희망을 잃을 필요는 없다. 한번 몸을 제대로 만들어놓는다면 몸에는 기억세포라는 것이 있어 다시 예전으로 돌아가는 것은 이전보다 훨씬 수월하니까 말이다.

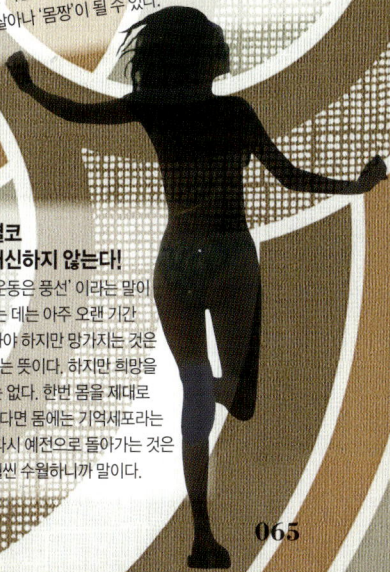

065

운동,
알고 해야 득이 된다

일주일에 세 번 같은 시간에 운동하자.

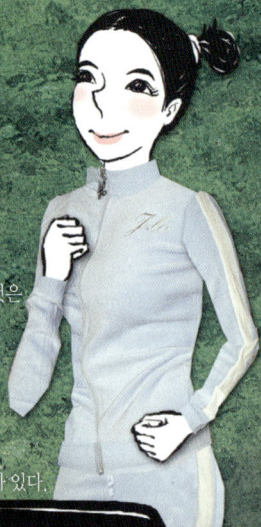

운동은 되도록 같은 시간에 하는 것이 좋다.
같은 시간에 운동하게 되면 그 시간이 되면 몸이 자연히 반응해 호르몬 분비가
왕성해져 시너지 효과가 있기 때문이다. 초반에 의욕이 앞서 운동을 매일 하는 것은
오히려 근육을 다치는 결과를 가져온다. 운동하지 않은 여성들의 근력과
근지구력은 생활하기에 알맞은 양으로 맞춰져 있다. 그런데 처음부터 과도하게
운동할 경우, 오히려 근육을 다칠 수 있다. 따라서 초반에는 통증을 심하게
느낄 경우 충분한 휴식을 취하면서 몸을 만들어가는 지혜가 필요하다.
일반적으로 한 근육이 자극되고 회복되는 시간은 48시간! 따라서 초보자는
일주일에 세 번 정도 운동하는 것이 좋다. 여성의 몸은 생리일을 기준으로 변화가 있다.
다이어트와 몸매 만들기에 최적의 시기는 생리 후 15일이다.
생리 전 10일가량은 운동의 효과가 가장 떨어지는 시기이니,
무리하지 말자. 또 생리 기간에는 생리 시작 후
3일째부터는 가벼운 스트레칭과 유산소 운동으로
몸을 풀어주는 것이 좋다. 초보자의 근력 운동 시간은
50분이 좋다. 평균적으로 단련되지 않은 근력으로
집중할 수 있는 시간은 50분이라고 한다.
준비 운동과 유산소 운동을 제외한
근력 운동 시간은 50분 정도로
정하고 실천하자.

집까지 아직도 멀었니?

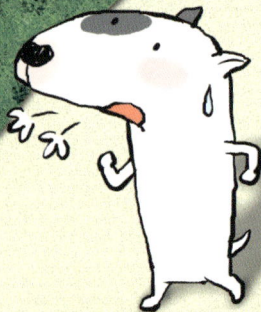

운동은 '준비 운동'과 '근력 운동',
그리고 마무리 '유산소 운동'의 순으로 진행해야 효과가 증폭된다.

같이 가......

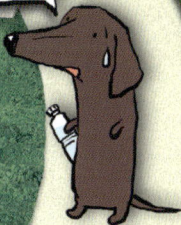

준비 운동 준비 운동은 부상을 방지하기 위해서 반드시 필요하다. 경직되어
있는 몸을 풀어준 뒤 근력 운동을 해야 몸에 무리가 없다. 특히 겨울에는 추운 날
몸의 근육이 움츠러들어 있을 때 수축된 근육을 무리하게 움직여 운동하게 되면
크고 작은 부상으로 이어진다. 따라서 준비 운동을 위해 적당한 유산소 운동을
해주재 땀이 살짝 날 정도(몸이 따뜻해지는 이 상태를 'warm up'이라고 한다)면
충분하다. 근육과 관절이 원활하게 활동할 수 있도록 해주고, 심장에 부담이 가지
않도록 서서히 가동시켜보자!

1

2

근력 운동 근력 운동은 50분간 필라테스나 웨이트 트레이닝을 통해
한다. 큰 근육군을 위해서는 '웨이트 트레이닝'이, 작은 근육군을
위해서는 '필라테스'가 효과적이므로 일주일에 세 번 운동한다면 하루
씩 번갈아가며 하거나, 운동 초기에는 웨이트에 집중하고 전체적인
균형감을 찾은 이후에는 필라테스로 다듬어간다.

3

유산소 운동 근력 운동까지 모두 마쳤다면 마무리 운동으로
반드시 해야 하는 것이 '유산소 운동'이다. 러닝머신이나
사이클이 바로 유산소 운동을 하는 기구로, 이를 통해 근력
운동으로 단련된 근육이 겉으로 잘 보이게끔 몸을 감싸고 있는
지방을 태울 수 있다. 지방 연소는 탄수화물이 고갈되었을 때
이루어지므로 먼저 근력 운동을 통해 탄수화물을 고갈시키고,
유산소 운동을 하여 지방을 태우는 것이 좋다. 그러나 유산소 운동에도
요령이 있다는 사실. 무조건 빨리 뛴다고 결코 지방이 빨리 타지 않는다.
너무 편하지도 너무 힘들지도 않은 상태를 일정 시간 유지해주는 것.
즉 심장 박동의 '지방 연소 구간'을 체크하면서 30분 이상(1시간 정도가
가장 이상적이다)을 지속하는 것이 가장 효과적이다. 너무 힘이 들면
심폐 지구력이 단련되는 단계로 넘어가 버리고, 너무 쉬우면 지방이
연소되지 않으니, 러닝머신에 대개 적혀 있는 내 나이에 맞는 지방 연소
구간을 보고 적당한 속도로 맞추는 것이 중요하다.

몸이 뻐었을땐
스트레칭이 친구라고~

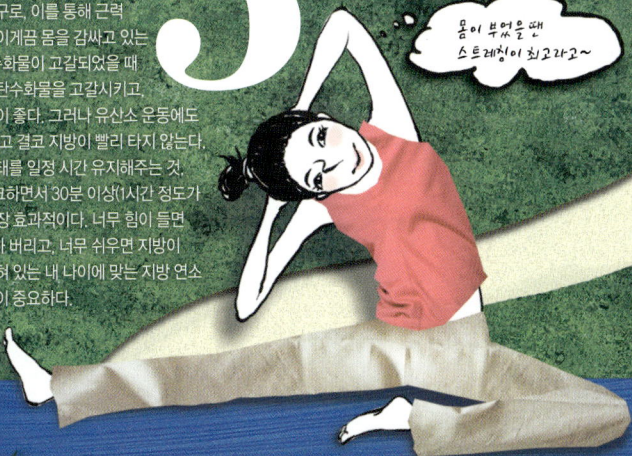

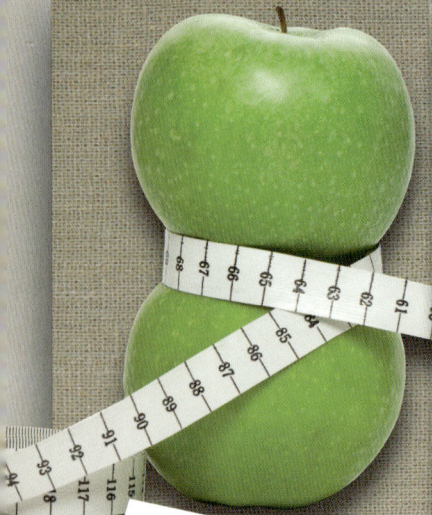

왕자가 남자들만의 전유물로 여겨지던 시대도 있었지만
요즘은 여성들도 누구나 섹시한 복근을 원한다.
복근이 드러난 것을 보면 "우와~!" 하는 감탄사부터 나오는 것이
일반적이지만 사실 복근은 누구나 가지고 있다.
다만 지방에 덮여 보이지 않을 뿐이다. 근력 운동을 통해 복부의
근육을 두껍게 만들어 위로 치고 올라가도록 하고,
복근을 덮고 있는 피하 지방층을 유산소 운동과 음식 조절을
통해 얇게 깎아 내려가는 고난의 과정을 겪고 나면 아름다운
복근을 눈으로 확인할 수 있을 것이다. 복근은 하나로 이어져
있지만 뱃살을 제거하면서 S라인을 만들려면 아랫배, 윗배,
옆구리&외복사근으로 나누어 운동한다.
이 부위들을 위해 내가 이용하는 것은 주로 필라테스!
매트 한 장만 있다면 언제, 어디서든 가능한 복근 운동을 소개하니,
세 부위의 운동 중 자신의 몸이 비교적 편안하게
느끼는 것으로 선택해 반복한다.

뱃살 빼기 & S라인 만들기

윗배 운동

AB 플랫(AB plat－필라테스)
무릎을 굽히고 누워서 팔을 앞으로 뻗어 상체를 반만
올렸다 내리는 동작. 올라갈 때 호흡을 내쉬고
내려갈 때 들이마신다. 10회 반복

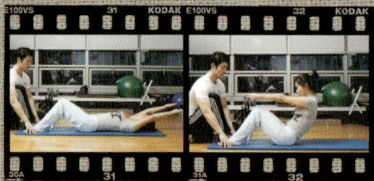

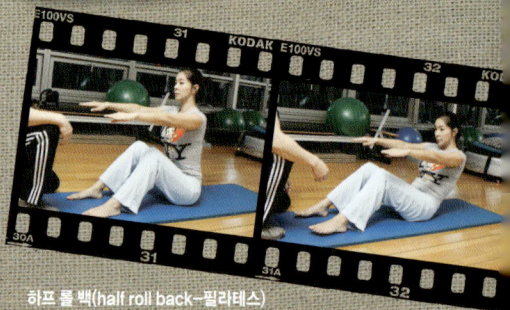

하프 롤 백(half roll back－필라테스)
무릎을 세우고 앉아서 팔을 앞으로 뻗어 상체를 반만 뉘었다 일으키는
동작을 10회 반복한다. 내려갈 때 호흡을 내쉬고 올라올 때 들이마신다.

헌드레드(hundred－필라테스)
누운 자세에서 무릎을 접고 시작한다. 팔을 쭉 뻗은 상태에서 상체를 일으킨 후 팔을 위, 아래로 저어준다.
이때 호흡을 5번 짧게 들이마셨다가 5번 짧게 내쉰다. 팔을 저을 때는 상체가 움직이지 않도록 복부에 힘을 주어
중심을 잡아준다. 이 같은 동작을 100회 한다.

아랫배 운동

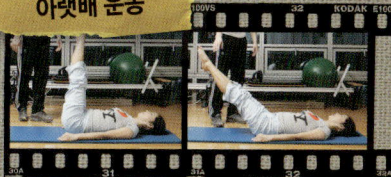

레그 레이즈(leg raise–웨이트)
매트에 누운 상태로 엉덩이가 수평이 되도록 180도로 팔을 펴 바닥을 지지하고, 다리를 쭉 뻗은 상태에서 몸통을 향해 90도로 올렸다 내리는 동작을 반복한다. 내릴 때 바닥에 뒤꿈치가 닿지 않도록 주의한다. 호흡은 90도로 올릴 때 내쉰다. 처음엔 허리 통증이 있을 수 있는데, 이는 평소 운동량이 부족하여 복근에 힘이 없어 등과 허리에 힘을 주게 되기 때문이다. 이런 경우에는 90도로 세울 때 무릎을 90도로 구부려도 좋다. 복근에 가해지는 힘은 덜하지만 초보자들의 복근은 충분히 자극할 수 있다. 횟수는 15번을 1세트로 점차 횟수를 늘린다.

백 위드 롤 업(back with roll up–필라테스)
골반과 척추를 바로 하고 누워 푸시 바를 잡고 호흡을 내쉬며 천천히 몸을 동그랗게 말면서 올라온다. 올라왔을 때 가슴을 열어 견갑을 이완하고 다시 호흡을 들이마시며 몸을 동그랗게 펴면서 내려간다. 10회 반복

싱글 레그 스트레치
(single leg stretch–필라테스)
이 동작은 누운 상태에서 다리를 들어 테이블 위에 올려놓았다는 듯이 직각이 되게 만들어준다. 그리고 상체는 들어 복부 쪽에 힘을 주어 상체가 내려가지 않게 해준 상태를 유지한 후, 다리를 번갈아가며 한 발씩 길게 뻗어준다. 다리 뻗을 때 골반은 움직이지 않고 호흡을 해준다. 좌우 1세트로 10회 반복한다.

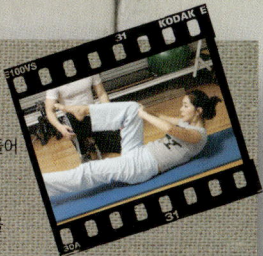

복직근 운동

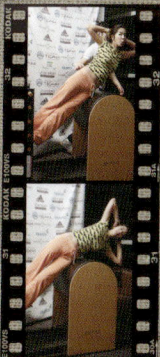

시저(scissors–필라테스)
똑바로 누워 다리를 천장을 향해 뻗고 상체를 일으킨다. 호흡을 내쉬며 한쪽 다리를 바닥에 닿지 않도록 내리고 다른 쪽 다리는 상체 쪽으로 가까워지도록 양손으로 발목을 잡아당긴다. 호흡을 들이마시며 처음 자세로 돌아오는 동작을 좌우 1세트로 10회 반복한다. 이때 다리가 구부려지지 않도록 주의한다. 이런 경우에는 90도로 세울 때 무릎을 90도로 구부려도 좋다. 복근에 가해지는 힘은 덜하지만 초보자들의 복근은 충분히 자극할 수 있다. 횟수는 15번 1세트로 점차 횟수를 늘린다.

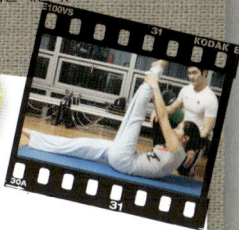

옆구리, 외복사근 운동

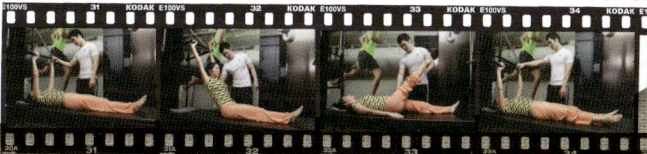

사이드 밴즈
(side bands–필라테스)
레더 배럴에 옆으로 눕는다. 힙과 골반이 앞뒤로 빠지지 않도록 복부와 다리에 힘을 주어 중심을 잡는다. 양손은 머리 뒤에 깍지를 낀다. 숨을 마시며 내려갔다가 내쉬며 올라온다.

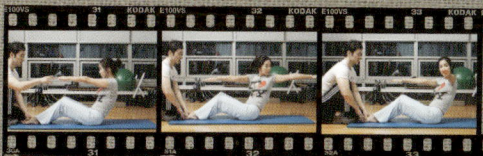

오블리크 롤 백(oblique roll back–필라테스)
다리를 골반 너비로 벌려 무릎을 살짝 구부린 채로 가슴을 펴고 편안하게 앉는다. 배에 힘이 들어가도록 상체를 뒤로 살짝 뉘고, 팔을 앞으로 뻗어 숨을 내쉬면서 한쪽 팔을 180도 뒤로 보내고 다시 마시면서 앞으로 돌아오고, 시선도 움직이는 팔을 따라가는 동작을 좌우 각각 10회 반복한다.

오블리크(obliques–필라테스)
손을 머리 뒤에 대고 매트에 누워 다리를 테이블 탑 자세로 갖춘 뒤, 한쪽 다리를 펴 아래로 내려주면서 테이블 탑 자세로 접힌 다리 방향으로 상체를 틀어 올려주는 동작을 좌우 번갈아 10회 반복한다. 호흡은 다리를 뻗으면서 몸통을 틀어줄 때 내쉬고 원래 상태로 돌아올 때 마신다.

탐스러운 엉덩이 만들기 &
이혜영 다리 만들기

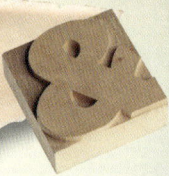

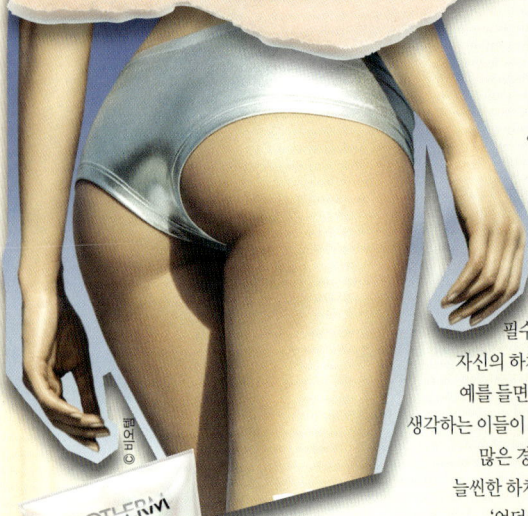

허벅지와 종아리는 치마를 입을 때
신경이 가장 많이 쓰이는 부위다.
엉덩이는 바지를 입을 때 사람들의
눈에 가장 많이 띄는 부위다.
엉덩이, 허벅지, 종아리에 근육은 적으면서
지방이 많으면 하체 비만으로 분류되는데,
이는 주로 유전적인 요인이 크다.
혈액순환 장애로 인한 부종 또한
하체 비만의 주요 원인이 된다.
이러한 하체 비만에서 벗어나려면 운동이
필수적인데 하체 운동에 대한 잘못된 상식으로
자신의 하체를 방치하고 있는 사람들이 많은 것 같다.
예를 들면 '운동을 하면 오히려 다리가 두꺼워진다'고
생각하는 이들이 있다. 물론 열에 하나 근육이 비정상적으로
많은 경우는 그럴 수도 있지만 대개는 운동을 하면
늘씬한 하체를 만들 수 있다. 또 하나의 잘못된 상식은
'엉덩이 운동과 다리 운동은 별개다'라는 것이다.
그러나 엉덩이와 허벅지가 이어져 있는 만큼
운동 역시 맞물려 돌아간다고 이해하면 된다. 즉 허벅지 뒤쪽 운동을 통해
엉덩이 아랫부분의 지방을 깎아주는 것이 바로 '힙업' 운동이다.
다리가 짧거나 키가 작은 사람이
이러한 힙업 운동에 주력한다면 다리가 길어 보이고
키가 커 보여 체형의 단점을 보완할 수 있다.

지방이 많은 다리는 유산소 운동을 해 지방을 태우는
작업을 병행하면서 근육 운동으로 허벅지를 강화하면
충분히 사이즈를 줄일 수 있다.
스트레칭을 해서 혈액순환을 촉진하면
붓기를 빼는 데 아주 효과적이다.
만약 근육이 많은 다리라면 가벼운 근육 운동으로
근육의 형태와 위치만 잡아주고,
스트레칭과 유산소 운동에 주력한다.

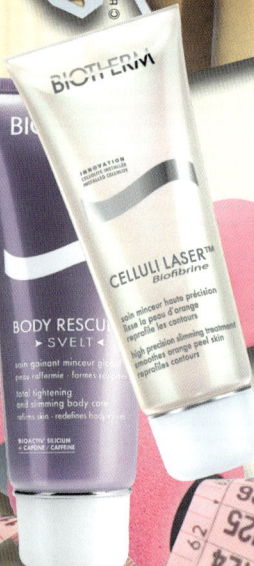

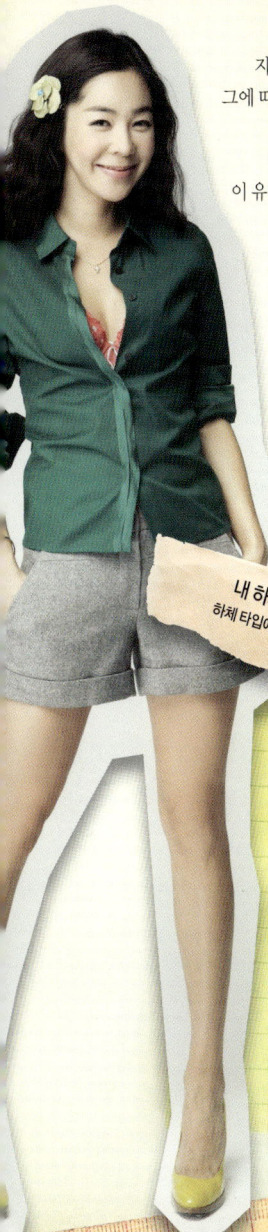

한국 여인들의 다리는 대개 다리에 굴곡이 없는 젓가락 형과 지방이 많은 밀가루 형, 근육이 너무 많은 육상선수 형 세 가지로 나뉜다. 그에 따라 운동 방법도 달라진다. 첫 번째 젓가락 형! 요즘은 무조건 가늘다고 예쁜 다리가 아니다. 발목과 종아리는 가늘고 허벅지와 엉덩이는 어느 정도 볼륨이 있어야 아름답다. 종아리와 허벅지가 구별이 안 되는 이 유형은 전형적인 하체 운동을 하여 허벅지 부위의 근육을 두껍게 만들고, 엉덩이에 근육을 만들어 엉덩이 윗부분에 근육을 붙여주고 엉덩이 아랫부분의 지방을 커팅해 엉덩이는 업되고 다리는 길어지게 만든다. 두 번째로 밀가루 형! 전체적으로 근육은 없는데 많이 붓고 지방이 많이 몰리는 유형이다. 이런 유형은 다리 안의 근육을 적당히 예쁜 모양새로 다듬어주고, 유산소를 동반한 트레이닝으로 신진대사가 활발하도록 도와주어 하체의 지방 및 부종 제거를 우선적으로 한다. 세 번째로 가장 문제가 되는 육상선수 형 다리! 이런 여성들은 근육을 작게 만드는 것이 관건인데 무게를 실어서 트레이닝하기보단 정적인 아이소메트릭(isometric) 트레이닝을 통하여 근육의 질을 유지하며 최대한 하체 근육을 줄여 나간다. 주로 걷기만 해도 근육이 붙는 스타일이므로 하체 운동은 삼가고 스트레칭 위주로 트레이닝한다.

내 하체는 어떤 타입일까?
하체 타입에 따라 운동 방법이 달라진다.

젓가락 형 하체
진단 : 하체 전반에 근육과 지방이 적고, 굴곡 없이 가는 다리와 볼륨 없는 엉덩이가 특징이다.
처방 : 엉덩이, 허벅지, 종아리에 근육을 만들어주는 운동에 주력한다.
운동 방법 : 엉덩이 윗부분에 근육을 만들어주고, 허벅지 근육을 도톰하게 만들되, 힙업 운동을 통해 엉덩이 아랫부분을 탄력있게 만들어준다.

밀가루 형 하체
진단 : 근육은 부족하고 지방은 많은 것이 특징이다. 주로 다리가 잘 붓고 엉덩이가 펑퍼짐하다.
처방 : 전체적인 지방 양을 줄여주고 근육 양을 늘려준다.
운동 방법 : 유산소 운동을 통해 하체의 지방을 깎아주고, 스트레칭을 통해 부종을 완화시킨다. 다리의 근육이 예쁘게 잡히도록 허벅지 앞, 뒤, 옆 라인 운동에 주력한다.

육상선수 형 하체
진단 : 근육이 너무 많고 뼈가 굵은 것이 특징이다.
처방 : 전체적인 근육의 크기를 줄여준다.
운동 방법 : 무게를 실어서 하는 트레이닝은 절대 금물이다. 걷기만 해도 근육이 붙는 스타일이므로 유산소도 최대한 자제하고, 주로 스트레칭 위주의 운동을 한다.

탐스러운 엉덩이 만들기

숄더 브리지(shoulder bridge-필라테스)

힙업 · 허벅지 앞뒤 누운 상태에서 엉덩이를 들어 올린다. 그런 후 한쪽 다리를 들어 펴며 고관절을 이용하여 호흡을 내쉬면서 다리를 위로 올리고 내쉬면서 아래로 내린다. 이때 상체와 엉덩이가 바닥으로 내려가지 않게 복부와 엉덩이에 힘을 주어 10회 반복한다.

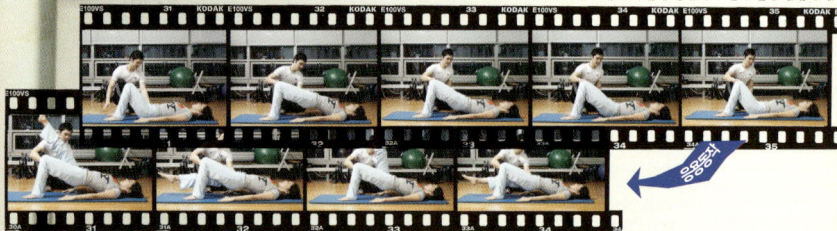

응용동작

사이드 킥(side kick-필라테스)

엉덩이 · 허벅지 앞뒤 다리를 펴고 옆으로 눕는다. 이때 한쪽 팔을 펴 머리를 베고 다른 쪽 팔로 가슴 앞쪽을 짚어 중심을 잡는다. 위로 올라온 다리를 엉덩이 높이까지 들고 발목을 포인트point 상태로 하여 고관절을 움직여 다리를 앞, 뒤로 찬다. 이때 앞으로 찰 때 호흡을 내뱉고, 뒤로 찰 때 마신다. 이 동작을 10회 반복한다.

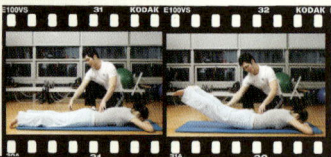

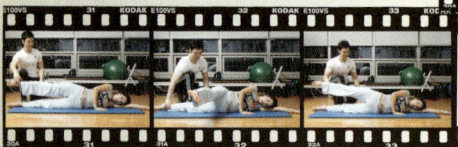

프론트 레그 풀(front leg pull-필라테스)

엉덩이 양손을 이마에 대고 엎드려 골반을 흔들리지 않게 하고 호흡을 내뱉으며 엉덩이와 허리 근육을 이용하여 양 다리를 올려준다. 다시 들이마시며 처음 자세로 돌아가는 동작을 10회 반복한다.

아름다운 허벅지&종아리 만들기

포워드 스텝 업(forward step up-필라테스)

허벅지 앞쪽 체어라는 기구 위에 올라가 골반과 척추를 바르게 한 채 한쪽 발로 뒤쪽 발판을 밟는다. 체중은 앞다리에 싣고 몸을 위, 아래 수직으로 움직인다. 이때 상체가 앞으로 나가지 않도록 주의하고, 호흡은 내려갈 때 마시고, 올라올 때 내뱉는다.

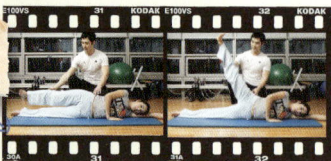

사이드 레그 리프트 시리즈 (side leg lift series-필라테스)

허벅지 옆 라인 사이드 킥과 마찬가지로 옆으로 누워 발목을 플렉스(flex) 상태로 하고 호흡을 마시며 다리를 천장을 향해 올렸다가 내쉬며 내리는 동작을 좌우 10회씩 반복한다.

싱글 레그 서클(single leg circle-필라테스)

허벅지 안쪽, 바깥쪽, 골반 주변 똑바로 누워서 양팔은 몸 옆에 가지런히 두고 두 발은 쭉 편다. 무릎이 구부러지지 않게 한쪽 다리를 들어 축구공 모양을 그리듯이 발끝으로 원을 그린다. 호흡은 바깥쪽으로 돌릴 때 마시고 안쪽으로 돌아올 때 내쉰다. 시계방향으로 10회, 반대 방향으로 10회씩 돌린다.

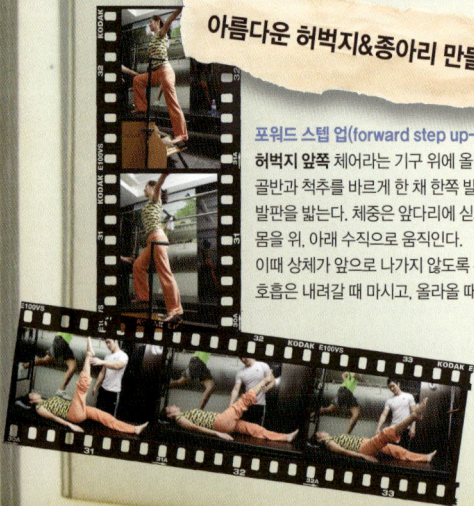

이혜영 웨이트 트레이너 조성준이 만드는
그녀의 하체운동

서른을 훌쩍 넘긴 나이에 타고난 라인은 이제 의미가 없어진다. 그녀 역시 운동을 쉬거나 양껏 먹으면 몸에서 바로 티가 나는 오직 운동만이 몸매를 유지하는 유일한 길이다. 그녀 역시 운동을, 중요한 촬영을 앞두고 되면 보디빌더가 전형적인 한국 여성이기에 어느 정도의 평균치를 유지하다가, 중요한 촬영을 앞두고 웨이트 트레이닝과 종아리 시합을 준비하듯 열정적으로 몸을 만든다. 평소 아무리 바빠도 주 2~3회 정도 웨이트 트레이닝하는데, 필라테스를 번갈아가며 받는데, 그녀가 가장 중요하게 생각하는 것은 허벅지의 두께를 기르는 것과 종아리 헤영 씨는 허벅지가 얇아지고 종아리가 섹시하다는 것을 그녀는 알고 있었다. 또 꾸준한 힙업 운동으로 힙이 근육이 있는 허벅지와 종아리가 섹시하다는 것을 그녀는 알고 있었다. 또 꾸준한 힙업 운동으로 힙이 무척 싫어한다. 옷태가 나려면 힙이 생명이라는 것 또한 효과를 동시에 거두었다. 그녀가 운동하려 올라감은 물론이고 다리까지 더욱 길어 보이는 스쿼트, 런지, 데드 리프트 운동은 하체 라인을 예쁘게 잡아주는 데 큰 도움이 되니 함께 배워보자. 스테퍼는 유산소와 힙업을 동시에 해줄 수 있는 장점이 있어 혜영 씨는 즐겨 하지만 무릎 관절이 약한 사람들은 피하는 것이 좋다.

도움말 UG 피트니스 클럽 A-TEAM 웨이트 트레이너 조성준
문의 02-6900-3777

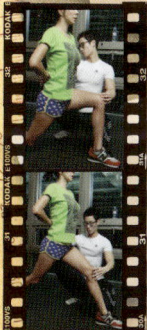

스쿼트(squat-웨이트)

허벅지 윗부분, 앞부분 어릴 때 학교 선생님이 시키던 '투명의자'라는 벌을 생각하면 쉽다. 즉 앉았다 일어나기 동작인데 단, 앉을 때 중심을 뒤꿈치 쪽으로 실어주며 허리를 아치형으로 세운 상태에서 엉덩이를 뒤로 뺀다. 어깨는 상하 수직운동을 하되, 상체가 앞으로 쏠리지 않도록 주의한다. 또 무릎이 발끝보다 앞으로 나가지 않도록 신경 쓴다.

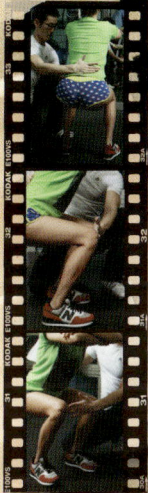

런지(lunge-웨이트)

무릎 위 허벅지 양 발을 어깨 너비보다 조금 좁게 벌리고 한쪽 발을 그 너비를 유지한 채 뒤로 넓게 뺀다. 무릎의 각도는 90도를 지켜주면서 굽혔다 일어나는 동작을 좌, 우 15회씩 반복한다. 마찬가지로 상체는 상하 수직 운동이며 앞다리에 집중될 수 있도록 뒷발에 너무 힘이 들어가지 않게 주의한다.

데드 리프트(dead lift-웨이트)

엉덩이, 허벅지 뒤쪽 매끄러운 등을 만들 때도 활용되는 데드 리프트의 기본 동작을 조금만 변형하면 허벅지 뒤쪽 근육을 단련할 수 있다. 바벨을 어깨 너비로 잡고 두 발을 붙이고 선 상태에서 무릎을 살짝 굽혀 엉덩이를 뒤로 빼주어 상체를 90도까지 숙였다는 느낌이 일어난다. 허벅지와 배가 붙는다는 느낌으로 하면 된다. 이때 어깨는 상하 운동을 해야 하며, 척추를 동그랗게 말지 말고 꼿꼿이 편다. 호흡은 일어날 때 내뱉는 것이 좋고, 상체는 척추 기립근 이외에는 힘이 가지 않도록 주의한다.

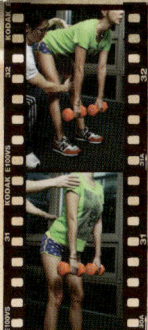

뒤태 가꾸기
탱탱한 팔뚝 만들기

자고로 여자는 뒤태가 아름다워야 한다. 주로 우리가 거울로 보는 것이 앞모습이라 앞부분은 신경을 많이 쓰게 되는 반면 뒤태에 대해서는 상대적으로 무신경해지기 쉽다. 그러나 뒤태는 여인의 섹시함을 결정하는 중요한 요소이니만큼 각별히 신경 쓰길 권한다. 뒤태를 아름답게 가꾸기 위해서는 등과 날개, 어깨, 팔뚝 운동이 병행되어야 하니, 트레이너들이 위, 아래로 튀어나오는 살은 정리할 수 있을 것이다. 브레지어 위, 아래로 튀어나오는 살은 정리할 수 있을 것이다.

날개 뼈가 선명하게 드러나고, 척추를 따라 일자로 뻗은 섹시한 골라인! 여성들이라면 누구나 원하는 아름다운 뒤태일 것이다. 그런 뒤태를 갖기 위해서는 우선 우리의 등이 어떤 근육으로 이뤄졌는지 알아야 한다. 우선 허리를 지탱해주는 척추! 그 척추 양쪽을 따라 일자로 붙어 있는 '척추 기립근'의 운동이 필요하다. 이 부위를 단련시키면 잡지 모델들의 뒤태처럼 척추를 따라 흐르는 고속도로를 만들 수 있을 것이다. 또 앞에 있는 것을 당겨올 때나 위에 것을 당길 때 쓰는 팔 뒤 뼈에서 등 쪽으로 비스듬히 연결되는 날개 부위의 '광배근' 운동과 날개 뼈 사이에 위치한 '능형근' 운동도 필수적이다. 이 근육은 날개 뼈의 움직임을 활발하게 해주고, 처진 어깨를 뒤로 당겨주어 자세를 바로잡아주고 옷 입었을 때 '태'를 살려준다. 이 부위들을 위한 운동들을 소개한다.

매끄러운 등 만들기

데드 리프트(dead lift-웨이트)

허리 이혜영의 하체 운동 참조할 것. 데드 리프트는 엉덩이와 허벅지 뒤쪽에도 효과적이지만 허리 위 근육을 만들어주는 데도 이만한 운동이 없다.

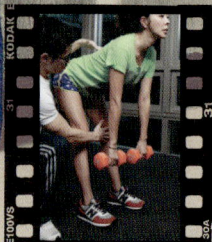

벤트 오버 로우(bent over row-웨이트)

등, 날개 데드 리프트 하체 자세에서 다시 같은 방법으로 호흡을 마시고 내려가 견갑골이 서로 맞닿는다는 느낌으로 최대한 어깨와 팔꿈치를 위로 당겨준다. 허리 근육이 약한 사람이거나 초보자는 무거운 중량으로 하면 허리에 부담이 크니 가벼운 것부터 서서히 무게를 늘려갈 것. 만약 상체나 허리가 긴 사람이라면 허리에 부담이 가지 않도록 상체를 숙일 때 45도 정도만 숙인다. 90도까지 숙이면 허리에 상당히 부담이 가기 때문에 허리는 아치형을 유지하여 부상을 예방한다.

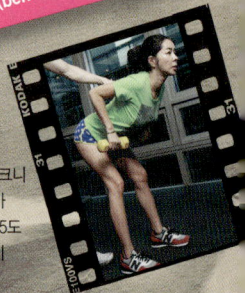

랫 풀 다운(lat pull down-웨이트)

날개 가슴 운동의 대표적인 기구 운동으로 가슴을 앞으로 밀어주며 날개 뼈를 등 힘으로 당겼다가 놔주는 느낌으로 팔 위 뼈에 붙어 있는 날개 근육을 단련한다.

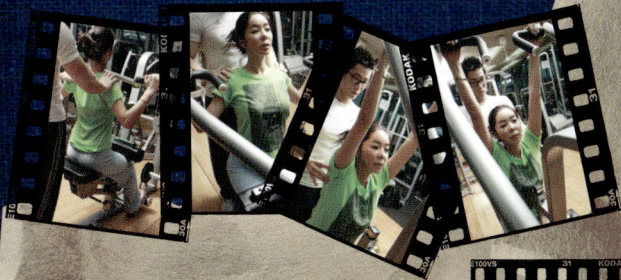

스위밍(swimming-필라테스)

등, 허리 전체 복부를 바닥에 대고 엎드려 팔과 다리를 곧게 뻗는다. 이 때 길게 늘어나는 느낌이 나야 한다. 복부에 중심을 잡고 오른쪽 팔과 왼쪽 다리를 바닥에서 떨어뜨린 후 수영하듯이 팔다리를 계속 움직여 10회 정도 반복한다. 등이 움직이는 동안 복부는 계속 힘을 주어 중심을 잡아야 하고 전체적으로 근육을 수축하여 긴장을 늦추지 않는다.

백 스트렝스너(back strengthener-필라테스)

허리 전체 캣 스트레칭 자세를 취한다. 이 상태에서 호흡을 내쉬며 오른쪽 다리와 왼쪽 팔을 들어 올린다. 숨을 들이마시며 처음 자세로 돌아간다. 이때 발과 팔은 길게 늘려준다는 느낌으로 들어 올리고 허리는 일자가 되도록 하고 복부에 힘을 준다. 좌우 1세트로 10회 반복한다.

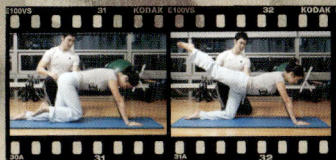

브레스트 스트로크(breast stroke-필라테스)

등, 윗부분, 날개 양손을 어깨 옆으로 오게 한 채 엎드린 상태에서 숨을 내쉬면서 허리 힘으로 상체를 일으켜 팔을 앞으로 뻗는다. 숨을 마시면서 상체는 그대로 있고 팔만 반원을 그리듯 엉덩이 쪽으로 내리는 동작을 10회 반복한다.

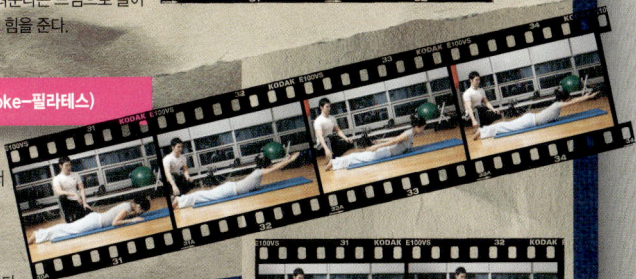

시티드 스파이널 트위스트(seated spinal twist-필라테스)

날개 곧게 허리를 편 상태로 앉아 두 다리를 골반 너비만큼 벌리고 발목은 플렉스(flex)로 꺾는다. 두 팔은 수평이 되게 올린 상태에서 복부와 허벅지에 힘을 주어 중심을 잡는다. 호흡을 내쉬며 하체는 그대로 두고 상체만 고개와 같이 회전을 해준다. 들이마시며 다시 처음 자세로 돌아온다. 이때 허리가 구부러지거나 팔이 밑으로 내려가지 않게 한다.

브레스트 스트로크 프렙
(breast stroke preps-필라테스)

허리 엎드린 자세에서 손이 어깨 옆으로 오도록 손바닥을 매트에 두고 어깨의 힘을 뺀다. 다리는 편 채로 붙이고 숨을 내쉬면서 가슴을 일으켜 갈비뼈 끝이 매트에 닿을 만큼 올리고 숨을 마시면서 원래 자세로 돌아온다.

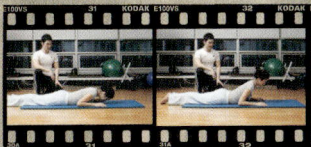

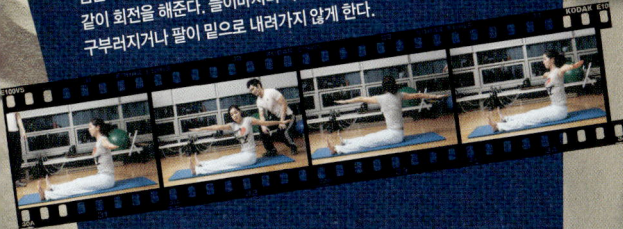

모든 어깨 운동은 팔꿈치에서 손목까지 지면에서 수직 상태가 유지되도록 신경 쓰면서 해야 한다.

덤벨 사이드 레트럴 레이즈
(dumbbell side lateral raise-웨이트)

측면 삼각근 운동으로 어깨 너비로 서서 상체를 15도 기울이고 목과 등에 힘을 뺀 상태로 어깨 힘만을 이용하여 팔꿈치를 15도 굽혀 올렸다 내리는 동작을 반복하되, 손목이 팔꿈치보다 높아지지 않도록 주의한다.

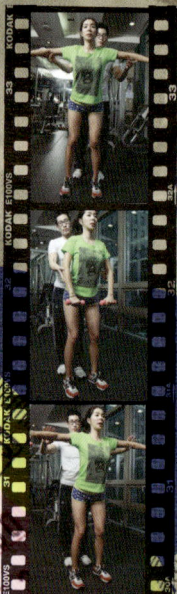

프론트 레트럴 레이즈
(front lateral raise-웨이트)

사이드 레트럴 레이즈와 동일한 동작이지만 앞으로 하는 어깨 앞부분 운동이다.

덤벨 프레스
(dumbbell pres-웨이트)

덤벨을 A자형으로 들어준다. 팔꿈치는 지면에서 수직상태가 되어야 하고 팔꿈치가 어깨보다 뒤로 빠지지 않도록 주의한다.

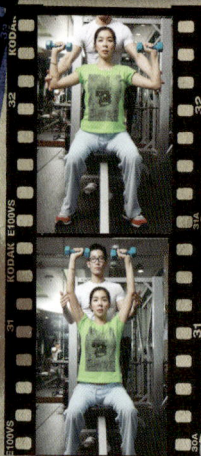

벤트 오버 레트럴 레이즈(bent over lateral raise-웨이트)

상체를 90도 숙인 상태로 다른 레트럴 레이즈와 동일한 동작을 취한다. 목과 등에 힘이 들어가지 않도록 주의한다.

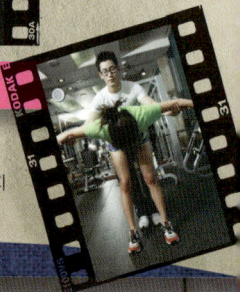

위로 들기만 해도 처지는 팔, 조금만 움직여도 출렁이는 팔은 뒤태를
해칠 뿐 아니라 덩치가 커 보이게 만든다. 간단한 팔 운동을 통하여
이번 여름에는 당당하게 섹시한 민소매를 입어보자.

탄력있는 팔뚝 만들기

이두근 가꾸기

이두근은 팔의 앞쪽을 둘러싼 근육이다. 안쪽과 바깥쪽, 두 개의 근육으로 이뤄져 있어 이두라고
한다. 이두근을 가꿔야 살로 출렁거리거나, 뼈만 앙상한 팔에서 벗어나 탄력 있는 팔을 가질 수 있다.
덤벨만 있으면 집에서도 할 수 있는 기본적이고도 간단한 운동 2가지를 소개한다.

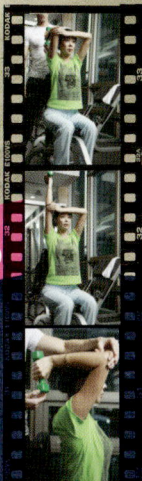

덤벨 컬(dumbbell curl-웨이트)

이두근 중 안쪽 근육을 단련하는 운동이다. 우선 덤벨을 준비한다. 무게는 2kg부터 시작하고 점차
늘려 나가도록 한다. 다리를 어깨 너비로 벌리고 무릎은 살짝 굽힌다. 엉덩이가 살짝 뒤로 빠지되,
상체는 뒤로 넘어가거나 앞으로 쏠리지 않게 꼿꼿이 유지한다. 이 상태에서 팔꿈치가 땅으로
가고, 손바닥이 위로 오도록 팔을 쭉 펴 덤벨을 꽉 쥔다. 이때 팔목이 위 혹은 아래로 꺾이지
않도록 수평을 유지한다. 그 상태에서 팔을 옆구리에 붙이고 팔꿈치 아랫 부분만 90도로 올렸다
펴는 동작을 15번, 3회 반복한다. 호흡은 덤벨을 올릴 때 내쉬면 된다.

해머 컬(hammer curl-웨이트)

이두근 중 바깥쪽 근육을 단련하는 운동이다. 덤벨 컬과 같은 하체 자세에서 손을 폈을 때
손바닥이 허벅지에 닿도록 한다. 그 상태에서 덤벨이 허벅지에 닿도록 쥔다. 이때 팔목이 위 혹은
아래로 꺾이지 않도록 수평을 유지한다. 그 상태에서 팔을 옆구리에 붙이고 팔꿈치 아랫 부분만
90도로 올렸다 펴는 동작을 15번, 3회 반복한다. 마찬가지로 덤벨을 올릴 때 호흡을 내쉰다.

삼두근 가꾸기

삼두근은 팔의 뒤쪽을 둘러싼
근육이다. 삼두근을 가꿔야 팔을
들었을 때 아래로 처지는 팔의 뒤
근육을 탄탄하게 잡을 수 있다.
마찬가지로 덤벨만 있으면
어디서나 할 수 있는 운동이다.

덤벨 킥백(dumbbell kickback-웨이트)

매트를 깔고 엎드린 자세에서 두 다리를 90도로 굽히고 한쪽 팔을
180도로 뻗어 땅을 지탱한다. 나머지 한쪽 팔로 덤벨을 쥐고, 팔을
뒤로 뻗어 땅과 수평이 되게 한다. 이때 팔목이 꺾이지 않도록
주의한다. 그 자세에서 팔꿈치 아래 부분만 90도 굽혔다 폈다를
반복한다. 팔을 바꾸어 같은 자세를 반복한다. 15번, 3회 반복하고
팔을 뒤로 뻗을 때 호흡을 내쉰다.

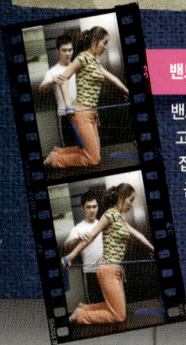

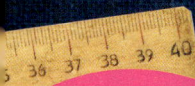

밴드 사이드 트라이셉스(band side triceps-웨이트)

밴드를 이용한다. 세라 밴드를 좌, 우 밸런스를 맞춰 물건에
고정한 후 오른쪽 팔부터 삼두근을 강화한다. 팔은 뒤로 뻗고
접을 때는 팔꿈치가 90도가 되게 한 후 다시 힘을 주어 팔을
곧게 뻗는 동작을 반복하여 운동을 진행한다. 호흡을 내쉴
때 잡아당겨 주고 들이마시며 90도로 접어준다. 이 동작을
10회씩 좌, 우 번갈아가며 한다.

라잉 익스텐션
(lying extension-웨이트)

한쪽 팔꿈치를 다른 쪽
손으로 잡고 90도 정도
뒤로 내렸다가 올리기를
반복한다. 팔 뒤쪽에
집중하면서 어깨가
다치지 않도록 주의한다.

예쁜 가슴 만들기

20대 남자들이 여자를 볼 때 얼굴 다음으로 가장 시선이 많이 가는 곳이 가슴. 가슴이 풍만한 여인을 보면 같은 여자라도 심장이 두근거리니 남자들은 오죽할까? 운동을 통해 심장 높이의 근육을 키워 가슴이 처지지 않게 하고 가슴 근육을 안쪽으로 모아주면 좀더 탄력 있고 아름다운 가슴으로 가꿀 수 있다. 다만 운동만으로는 가슴의 크기 자체를 드라마틱하게 바꿔줄 수는 없으므로 그 이상의 효과를 원한다면 가슴 성형을 진지하게 고려해볼 것. 가슴 성형 후에도 인위적으로 보이지 않으려면 관리 차원의 운동이 필요하다. 그와 더불어 아름다운 가슴 맵시를 위해서는 적절한 속옷을 선택하고 탄력을 더해주는 크림, 젤을 발라 관리하는 것도 잊지 말 것!

가슴 성형

처진 가슴 올리기, 퍼진 가슴 모으기, 가슴 확대하기, 함몰된 유두 살리기 등 가슴 성형의 종류와 가격, 성형 후 관리법에 대한 정보는 바디 성형 파트를 참조하자.

속옷만 잘 입어도 가슴이 산다!

한국 여인들은 자신의 정확한 속옷 사이즈를 모르는 경우가 대부분이다. 가슴둘레와 컵 크기를 친구와 비교해서 상대적으로 정하는 경우가 많으니 그럴 수밖에. 브래지어 라인 위아래로 튀어나온 등살과 브래지어 위로 솟아오른 가슴 때문에 옷 맵시가 나지 않았다면, 가슴 사이즈를 다시 제대로 재보자. 가슴의 가장 봉긋한 유두 부위의 위 가슴둘레와 밑 가슴둘레를 재면 된다. 그 차이가 13cm 이하일 때 A컵, 13~15cm 일 때 B컵, 15~17cm 일 때 C컵, 17cm 이상일 때 D컵을 선택한다. 내 몸에 딱 맞는 속옷을 입으면 가슴 맵시가 살아난다.

가슴이 커지는 화장품이 있다?

할리우드 스타들이 애용하면서 알려진 가슴 전용 마사지 크림 뉴 커브스(New Curves)나 피토 커브스(Phyto Curves)를 바르고 마사지 해주면 가슴에 탄력이 생기고 커진다고 하니 시도해보자.

가슴을 만져주면 커진다?

여성의 몸에는 프로스타글란딘이라는 성장 인자가 있어 적절한 마사지로 자극을 주면 가슴이 커질 수 있다니 노력해보자.

유제품을 많이 먹으면 가슴이 커진다?

주변에 C, D컵인 친구들에게 가슴이 커진 이유가 무엇인지 물었더니 놀랍게도 공통적인 대답이 있었다. 치즈와 우유를 아주 좋아한다는 것. 성장기에 유제품을 많이 먹으면 가슴이 커질 수 있다.

가슴을 크고 탄력있게 가꾸어 주는 가슴 전용 뷰티 제품들

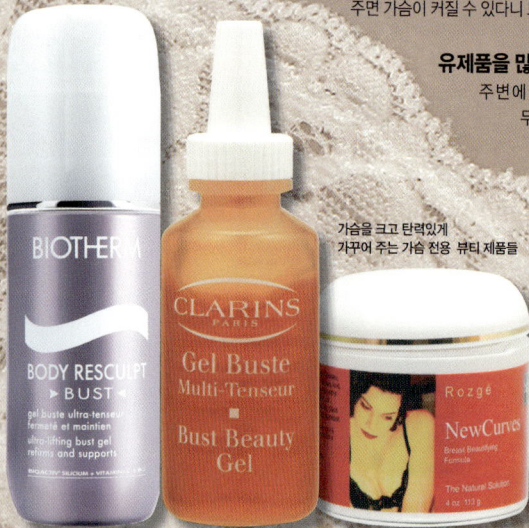

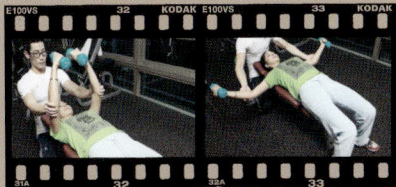

처진 가슴 올리기!
덤벨 프레스(dumbbell press-웨이트)
누워서 2~3kg짜리 아령을 들고 양팔을 수직으로 벌려 위, 아래로 올렸다 내렸다 12~15회를 3세트 반복한다. 이때 팔꿈치가 바깥쪽으로 나가지 않도록 주의하며 손목이 꺾이지 않도록 한다. 팔꿈치와 손목이 틀어지면 가슴이 아닌 어깨 운동으로 넘어가 버린다.

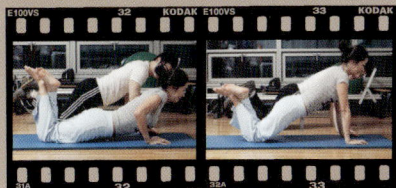

가슴 위 근육 만들기!
푸시업(push up-웨이트)
일반 여성들은 근력이 많은 편이 아니니 무릎을 구부려 바닥에 대고 양다리는 크로스로 꼰 상태에서 팔굽혀펴기를 한다. 팔꿈치는 바깥쪽으로 구부리고 복부에 힘을 주어 배가 바닥에 닿지 않도록 한다. 상체와 힘은 일자가 되어야 하고, 호흡은 내쉬면서 내리고 마시면서 올라온다.

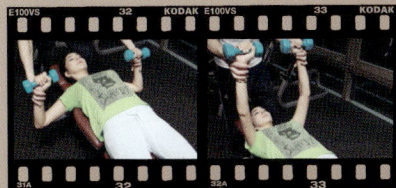

가슴 모으기!
덤벨 플라이(dumbbell fly-웨이트)
등을 펴고 똑바로 누워 팔을 수직으로 벌려 안팎으로 접었다 폈다를 12~15회 3세트 반복한다. 이때 팔꿈치를 편 상태가 15도 굽힌 상태여야 하고, 팔꿈치가 지면과 계속 수직이 유지되도록 하면서 손목이 꺾이지 않도록 주의한다.

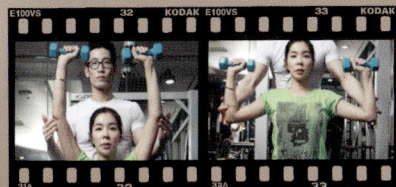

덤벨 벤치 프레스(dumbbell bench press-웨이트)
등을 펴고 똑바로 앉아 의자에 등 날개 뼈를 뒤로 접어 고정한 후 팔로 A자를 그리듯 밀어주되. 팔로 민다는 느낌이 아니라 가슴으로 민다는 느낌으로 해야 한다. 이때 날개 뼈가 벌어지면 어깨에 힘이 들어갈 수 있으니 가슴에만 힘이 모아지도록 주의할 것!

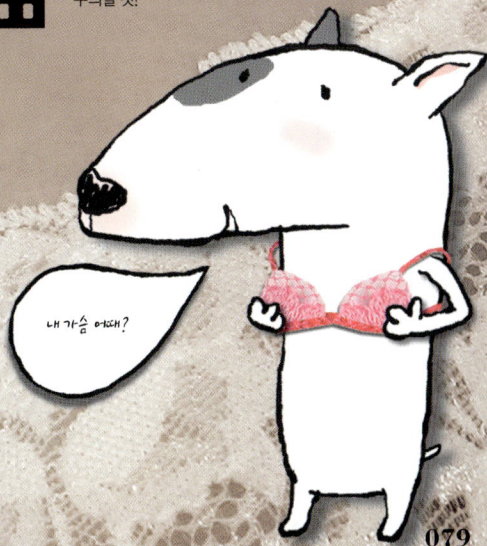

내 가슴 어때?

DIET

다이어트=식이조절

음식을 조절하지 않고 체중을 줄이는 것은 불가능하다!
체중을 줄이고 싶으면 먹는 식단과 양을 바꿔야 한다. 운동은 군살을
제거해 몸 라인을 아름답게 만들어주기 위함이지,
체중을 줄이기 위한 목적으로 다가가서는 금세 지칠 수밖에 없다. 복싱선수,
마라토너와 같은 수준으로 운동한다면 체중을 줄이는 것도 가능하겠다.
그러나 그 누가 그렇게 할 수 있으랴. 노력 없이 얻어지는 것은 없나니
한낮의 봉상은 이제 그만하고 전문 트레이너들이 추천하는 식이조절과
연예인들의 다이어트 방법을 실천해 체중을 줄여보자.

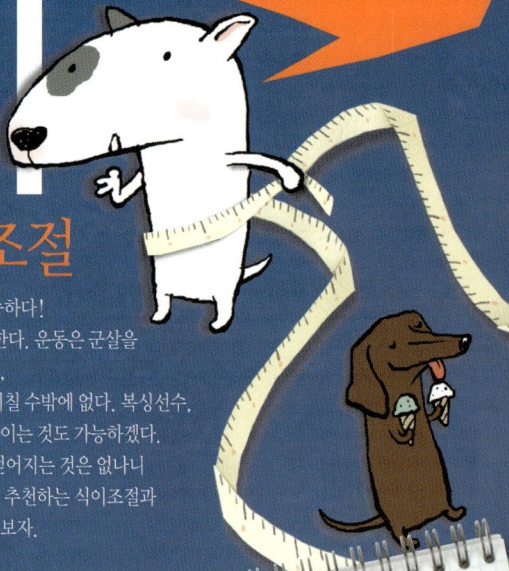

무조건 굶는다고
몸매가 예뻐지진 않는다고!

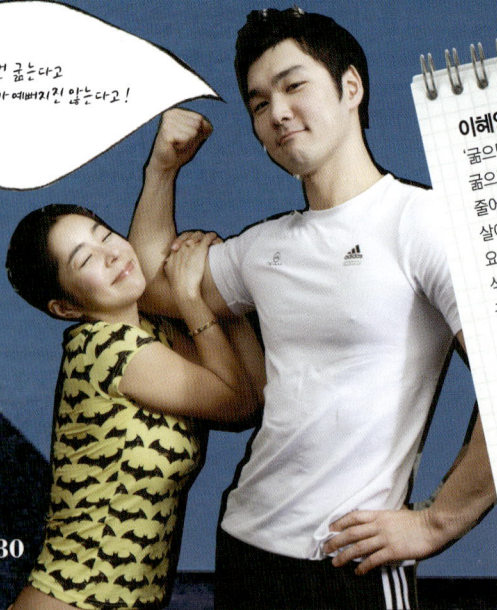

이혜영 필라테스 트레이너 장민규
'굶으면 살이 빨리 빨리 빠지겠지.' 대답은 No!
굶으면 근육량이 줄고 근육량이 준 만큼 기초대사량이
줄어든다. 그런 단계에서 한 번 폭식하면 오히려
살이 더 찌게 된다. 다이어트하며 숱하게 겪는
요요현상이 바로 이것이다. 무조건 굶지 말고 식습관,
식단을 조금씩 바꿔볼 것을 권한다. 근육량을 유지하고 지방을 연소해야 하니 단백질 위주의
근육량을 유지하고 지방을 연소해야 하니 단백질 위주의
식단으로 가되, 맵고 짠 자극적 음식은 몸에서 지방을
더욱 붙잡고 있게 만드니 되도록 피한다.
탄수화물은 생활에 필요한 정도의 소량만 먹는다.
일주일에 하루, 이틀을 예외로 두고 나머지를 이렇게
조절해 간다면 6개월 후 사이즈가 77에서 66으로, 55로
줄어들 것이다. 물론 운동을 병행해야 시너지 효과가
생겨 시기를 앞당길 수 있다.

도움말 : LIG 피트니스 클럽 A-TEAM 필라테스 트레이너 장민규
(문의 02-6900-3777)

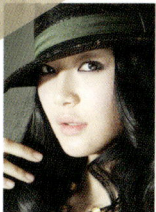

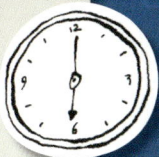

민아에게 배울 점
저녁 먹고 6시간 후에 자기

"잠자기 6시간 전에
밥을 먹고
그 뒤엔 되도록
먹지 않으려 노력해요."
배우 신민아

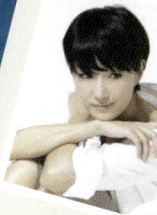

"되도록 밥을
반 공기
정도만 먹으려
노력해요."
배우 오연수

연수에게 배울 점
밥량 줄이기

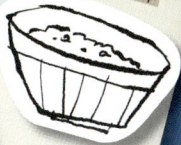

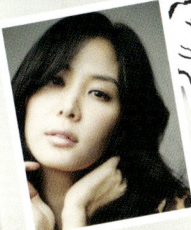

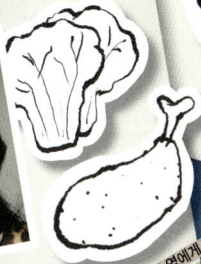

소영에게 배울 점
빵을 피하고,
고기와 야채를 즐겨먹기

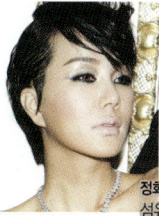

"탄수화물을 적게 먹고,
단백질이 많은 고기를 먹어요.
밥보다 반찬을 훨씬 많이 먹는 편이고,
되도록 빵을 먹지 않으려 노력하죠."
배우 고소영

"섬유질이
많은 음식
위주로
챙겨 먹어요."
배우&가수 엄정화

정화에게 배울 점
섬유질 섭취로
장 기능 활성화하기

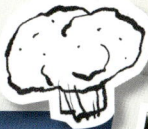

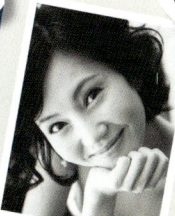

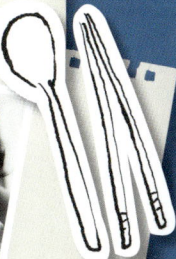

"물을 많이
마시고
배고플 때마다
고구마를 먹어요."
가수 이효리

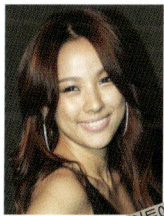

효리에게 배울 점
물을 많이 마시고, 감자보다 다이어트에
효과 있는 고구마 먹기

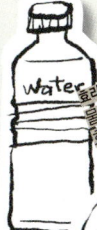

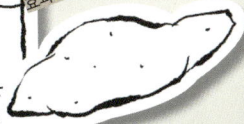

남주에게 배울 점
배부르기 전에 숟가락 놓기.
포만감은 체중감량의 적!

"끼니마다 항상 배부르지 않게 먹어요."
배우 김남주

081

바디 성형의 세계

일반인들은 잘 모르는 다양한 바디 시술이 존재한다.
연예인들이나 청담동 여인들이 쉬쉬하면서 많이 받는
다양한 바디 성형의 가격과 효과를 소개한다.

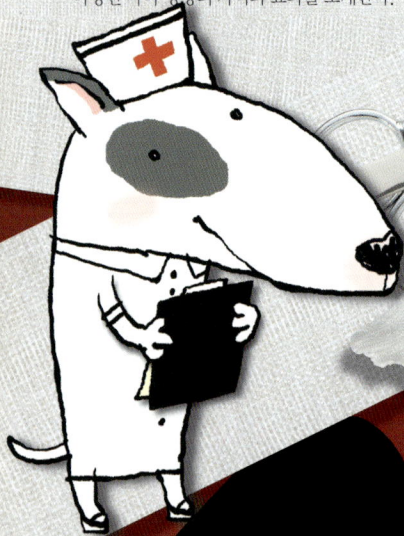

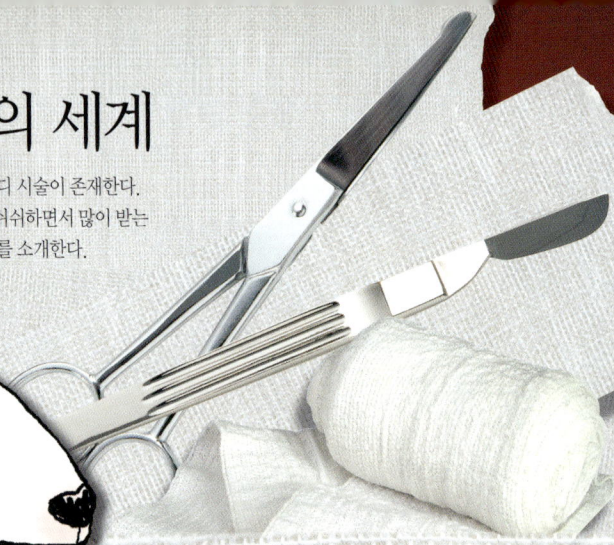

미니석션

운동으로도 완전히 해결할 수 없는 부위,
타고난 체형, 체질 때문에 지방이 많이
쌓이는 부위에 간단한 미니 흡입으로
매끄러운 라인을 만들 수 있다.
회복도 일주일 이내로 빠르고 통증도
심하지 않다는 장점이 있는 반면,
가격이 조금 비싸다는 단점도 있다.
전신 비만인 경우, 미니석션이 부적합하니
식이조절, 유산소 운동으로 기본적인 몸을
만든 후 미니석션을 고려해볼 것!

해당 부위:
브래지어 주변 살, 뒷날개 살,
겨드랑이 살(부유방), 팔뚝 뒷살,
러브 핸들(옆구리 살), 벨트 윗살, 아랫배,
엉덩이 아래 살, 허벅지 안쪽, 바깥쪽 살,
무릎 위, 안쪽 살, 이중턱
가격 : 부위별 200만 원 내외

가슴 확대하기

가슴은 지방으로 이루어져 있어 운동만으로 크기 자체를 키우는 것이 어렵기
때문에 너무 작은 가슴이 고민인 사람은 가슴 확대술을 고려한다. 최근 가슴에
넣는 보형물로 많이 이용되는 것은 생리 식염수(이하 식염수 백)와 코헤시브
실리콘 젤(이하 코젤 백)로 식염수 백은 새더라도 안전하지만 재질상 만졌을 때
촉감이 단단하고 옆쪽이 우둘투둘한 물결 무늬가 나타나기 때문에 사실상 90%
이상은 코젤 백을 이용한다. 코젤(미국과 한국에서 FDA 승인 받은 보형물)은
촉감이 쫀득쫀득 리얼하고, 응집력이 강해 체내에서 보형물이 파열되더라도
새거나 흘러내리지 않는 것이 특징이다. 보형물을 감싸는 껍질은 가슴방을 넓게
만들어 신체의 움직임에 따라 가슴이 함께 움직이는 스무드 백이 인기가 많은데
반드시 수술 후 3~5일에서 3~6개월까지 마사지를 지속적으로 해야 한다.
크기를 선택할 때 10년 전만 해도 120~150cc 정도로 소극적이었다면 최근엔
200~300cc 정도로 과감해져 B, C컵 정도를 선호하는 편이다. 마르고 청순한
이미지의 연예인들은 대개 버섯코 모양, 물방울 모양을 선호하고, 글래머러스한
이미지의 연예인들은 윗쪽까지 볼록하고 풍성한 모양을 선호한다고. 절개는
겨드랑이 깊은 주름, 유륜의 아랫쪽, 배꼽의 윗쪽, 가슴의 밑선을 따라 하는
방법이 있는데, 겨드랑이가 많이 노출되는 무용수나 치어리더, 연예인이나
더운 나라에 살아 노출이 심한 의상을 주로 입는 경우가 아니라면 겨드랑이
절개가 일반적이다. 수술 시간은 대략 40분에서 1시간 정도로 3일째부터 샤워가
가능하고, 인체용 본드를 절개 부위에 바르면 드레싱할 필요가 없다. 파열율은
식염수백의 경우 7년에 3.7% 코젤백의 경우 4년에 1.8~2.7%로, 식염수백이
파열되면 금방 알 수 있지만 코젤은 식별하기 어려우므로 수술한지 3년이
지나면 2년에 한 번씩 초음파 검사를 통해 파열 여부를 진단해야 한다. 이러한
파열로 인한 보형물 교체의 경우를 제외하고는 대개 영구적이라고 볼 수 있다.
체질에 따라 가끔 가슴방이 좁아지면서 가슴이 돌처럼 단단해져 공처럼 변하는
'구형구축'이라는 부작용이 나타나기는 하지만 발생 비율이 그리 높지 않고
마사지를 잘 해주면 어느 정도 예방할 수 있다.
**가격 : 식염수 백 400만 원 안팎, 코젤 백 600만 원 안팎, 확대 재수술 750만 원,
축소 수술 700~800만 원, 여성성 남성유방 축소술 300~400만 원**

지방 융해술

큰 수술 없이 주사로 삼투압이 낮은 지방 융해액을 주입하고, 피부 바깥쪽으로 초음파와 레이저를 쏘여주는 시술로 약 15분 정도 소요된다. 이는 지방 세포를 터뜨려 지방 세포의 개수 자체를 줄이면서 세포 내의 지방을 배출시켜 크기까지 줄일 수 있는 간단한 시술로 수면 중에 이루어지므로 통증이 없다. 지방량이 심하게 많거나, 여러 번 시술받는 것이 번거로운 사람, 시간이 별로 없는 사람의 경우는 흡입술을 선택하는 편이 낫지만, 지방량이 비교적 적고 국소적인 부위에 집중되어 있을 때 융해술을 택하면 피부의 탄력을 유지하면서 한 달에 걸쳐 서서히 살이 빠지는 효과를 볼 수 있다. 일주일 정도 회복 기간이 필요하며 가격도 저렴한 편. 얼굴 볼 살에 가장 많이 이용되며, 부위에 따라 복부는 2~3회 정도, 허벅지는 1~2회. 팔뚝은 1회 정도면 눈에 띄게 지방이 줄어드는 효과를 볼 수 있다. 1회 시술 시 지방 흡입술의 30%의 효과가 있다고 하니 큰 수술이 두려운 사람은 생각해보자.

해당 부위 : 복부, 허벅지, 팔뚝
가격 : 지방 융해술 회당, 부위당 30만 원

튼 살 없애기

성장기에 갑자기 키가 크면서 혹은 갑자기 살이 찌면서 피부에 깊이 새겨진 스크래치, 튼 살로 고민하는 이들에게 희소식이 있다. 반수면 마취 중 피부에 미세한 구멍을 뚫어 피부의 자연적 치유 기능을 활성화해 피부를 재생시키는 프락셀 피부과 시술을 통해 튼 살의 흉터를 흐리게 하거나 제거할 수 있다는 사실. 튼 살의 경우 피부 깊숙이 생긴 상처이기 때문에 5회에서 10회 정도의 시술이 필요하다.

가격 : 프락셀 회당 20만 원

벌어진 가슴 모으기

일반적으로 한국인의 경우 가슴에 볼륨이 없어 더욱 벌어져 보이는 경우가 많다. 가슴 확대술로 보완될 수 있다고 하니 검토해 볼 것.

가격 : 가슴 확대술 가격 참조

처진 가슴 올리기

젊었을 때 가슴이 봉긋하고 예뻤던 사람일수록 나이가 들어 아이를 낳고 수유를 하면서 유방이 배 쪽으로 처지는 경우가 많다. 약간 처진 경우 가슴의 꺼진 윗부분에 보형물을 넣어 처진 것을 보완하기도 하고, 너무 커서 처지는 경우 가슴 축소 수술을 통해 처진 가슴을 교정하기도 한다. 그러나 측면에서 봤을 때 유두가 가슴 밑선보다 3cm 이상 많이 내려간 경우라면, 처진 가슴 고정술을 이용하여 유륜areola(유두 주변의 꽃판)의 경계를 따라 절개해 가슴 위쪽 부분의 살을 잘라내고 그 속의 유선조직들을 잘 말아 넣어 고정시키면 젊었을 때의 가슴으로 돌아갈 수 있다.

가격 : 400~500만 원 내외

함몰 유두 살리기

유두가 파묻혀 있는 경우 미학적으로도, 위생적(염증 유발)으로도, 수유라는 기능적 측면에서도 좋지 않기 때문에 볼록하게 살리는 것이 필요하다. 보통 유두를 자극하면 나오는 불완전 함몰 유두와 자극해도 나오지 않는 완전 함몰 유두의 두 가지로 분류되는데, 두 경우 모두 유두 밑둥을 3mm 절개해 유관을 보존하면서 쌈지봉합을 통해 묶어주는 수술이 일반적이고, 수유가 모두 끝난 나이라면 유관을 절개해 수술하는 것이 더욱 효과적이다.

가격 : 함몰 유두 130~150만 원, 유륜 축소 200만 원, 유두 축소 150~180만 원

종아리 가늘어지기

종아리에 단순히 지방이 많아 두꺼운 사람은 지방 흡입을 이용하고, 종아리에 크게 밴 알 때문에 치마 입기가 꺼려졌던 사람은 고주파 종아리 퇴축술에 주목하라. 신경과 혈관을 건드리지 않고, 오직 근육에만 고주파를 흘려 근육 사이즈를 줄이는 시술로 알통을 펴주는 목적, 알통의 사이즈를 줄여주는 목적으로 활용된다. 근육의 양이 많을 경우 2~3회 시술이 필요하다.

가격 : 고주파 종아리 퇴축술 3회 패키지 150만 원

목주름 없애기

나이는 목주름으로 알 수 있다고 했던가? 이제 목주름도 감출 수 있게 되었다. 목 주름이 아주 심한 경우, 귀 뒤를 따라 절개하거나 턱 밑, 입술 구각을 살짝 절개하여 목 가운데 근육을 묶어주고 처진 피부와 근육을 귀 뒤로 당겨 올리면서 남은 살들은 잘라내는 성형외과 수술을 고려하고, 주름 정도가 깊지 않은 경우에는 프락셀이나 레조낙스와 같은 피부과 시술을 이용한다. 프락셀은 피부의 탄력을 높여주면서 목 주름을 흐리게 만들어주는 시술로 3회 정도 받아야 하고, 레조낙스는 고주파를 통해 피부 진피를 수축시켜 잔주름과 깊은 주름을 완화시키는데 효과적인 시술로 5~10회 시술이 필요하다.

가격 : 프락셀 3회 140만 원, 레조낙스 5회 100만 원

도움말 : JK성형외과(문의 02-777-7797)
프로포즈 성형외과(문의02-548-8836)

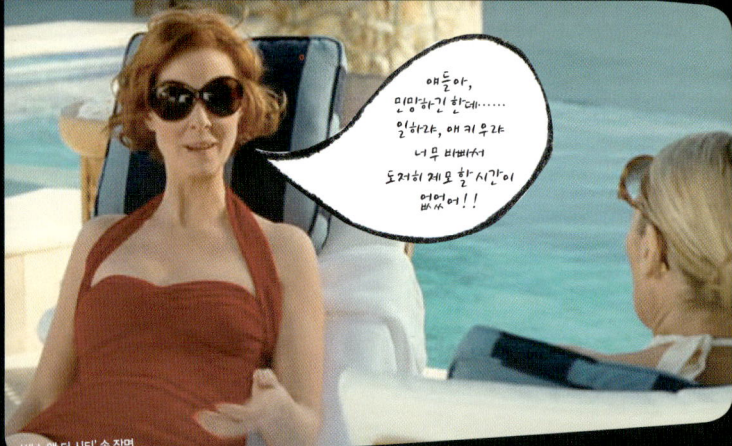

얘들아, 민망하긴 한데......
일하랴, 애 키우랴
너무 바빠서
도저히 제모 할 시간이
없었어!!

'섹스 앤 더 시티' 속 장면

미란다의 **털**은 충격적이었다

영화 '섹스 앤 더 시티'에서 빅과 캐리의 결혼식이 취소되고 캐리를 위로하고자 네 명의 여주인공이 미리 예약해둔 신혼여행지로 여행을 떠나는 에피소드가 나온다. 아무것도 먹지 않고 커튼을 친 채 오랜 시간 잠만 자던 캐리의 모습에 안타까워했던 기억이 난다. 슬픈 그 상황에서 두 가지 반전이 있었는데 하나는 샬롯의 똥 사건이었고, 다른 하나는 테라스에서 선탠을 즐기던 미란다의 털 사건이었다. 똥이야 어쩔 수 없는 생리현상이라 하더라도 털이야 우리가 제어할 수 있지 않은가! 수북한 미란다의 털에 놀란 친구들의 야유에 바빠서 어쩔 수 없었다는 식의 그녀의 변명. 사만다는 미란다에게 이런 대사를 날렸다.
"나는 내일 지구가 멸망해도 제모를 할 거야!" 그 말의 진위 여부는 지구가 멸망해봐야 알겠지만 그만큼 제모는 여성성을 지키기 위한 필수항목임에는 틀림없다. 털이 문제가 되는 부위는 사람마다 차이가 있겠지만 대체로 자주 거론되는 부위는 겨드랑이. 다리, 비키니 라인, 코밑 정도일 것이다. 이런 털을 해결하기 위해 왁싱. 레이핑, 면도 같은 혼자 해결할 수 있는 방법을 택하는 것이 일반적이지만 이것은 어디까지나 임시방편인지라 털이 자랄 때마다 매번 해야 한다는 귀찮음이 따르고, 피부에는 물리적인 자극이. 우리에게는 비명을 지를 만한 고통이 따를 뿐만 아니라, 새로운 털이 나올 때마다 모공 입구가 자극되어 모낭염에 걸리거나 그 부위에 착색(몸의 착색은 색깔이 오래가는 경향이 있다니 더욱 주의해야겠지)이 되기 쉽다. 따라서 나는 레이저 제모를 권한다.

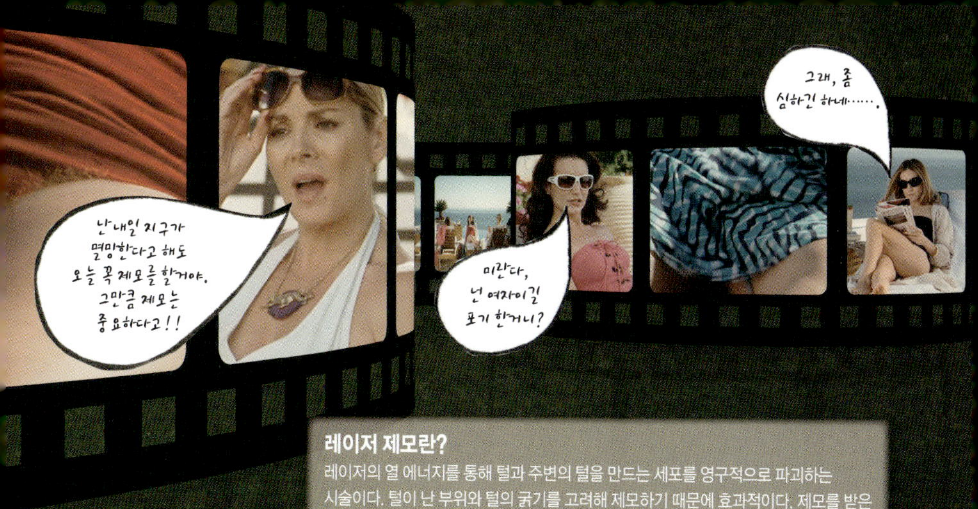

레이저 제모란?

레이저의 열 에너지를 통해 털과 주변의 털을 만드는 세포를 영구적으로 파괴하는 시술이다. 털이 난 부위와 털의 굵기를 고려해 제모하기 때문에 효과적이다. 제모를 받은 당일부터 샤워나 화장이 가능하지만 모낭염을 예방하기 위해 사우나, 입욕, 수영은 피하는 것이 좋다. 시술 전 털을 뽑는 것은 금물(레이저 에너지를 받는 매개체가 없어지기 때문이라고)이고, 시술 후 그 부위에 선탠하는 것 또한 금물(선탠으로 피부가 검어져 레이저 치료의 효과가 떨어지고 피부에 부작용이 생길 수 있다고)이다.

시술 횟수

평균적으로 한 번 치료 시 평균 20~30%, 최소 5회 이상 시술을 받아야 80% 이상 제거되며 나머지도 매우 가늘거나 솜털처럼 바뀐다. 부위별로, 사람별로 털의 재생 속도에 차이가 있어 레이저 제모의 횟수 또한 다르나 보통 7회 정도 받으면 완전히 제거된다고 본다. (코밑은 10회 정도). 시술은 6~8주 간격을 두고 받는 것이 좋다.

시술 부위

주로 겨드랑이, 다리, 비키니 라인, 코밑 시술이 많지만 그 밖에 이마가 너무 좁아 넓어지길 원한다거나, 3자 이마의 턱을 없애고 싶다거나, 눈썹 사이 미간의 잔털들을 제거하고 싶을 때 레이저 제모를 활용할 수 있다.

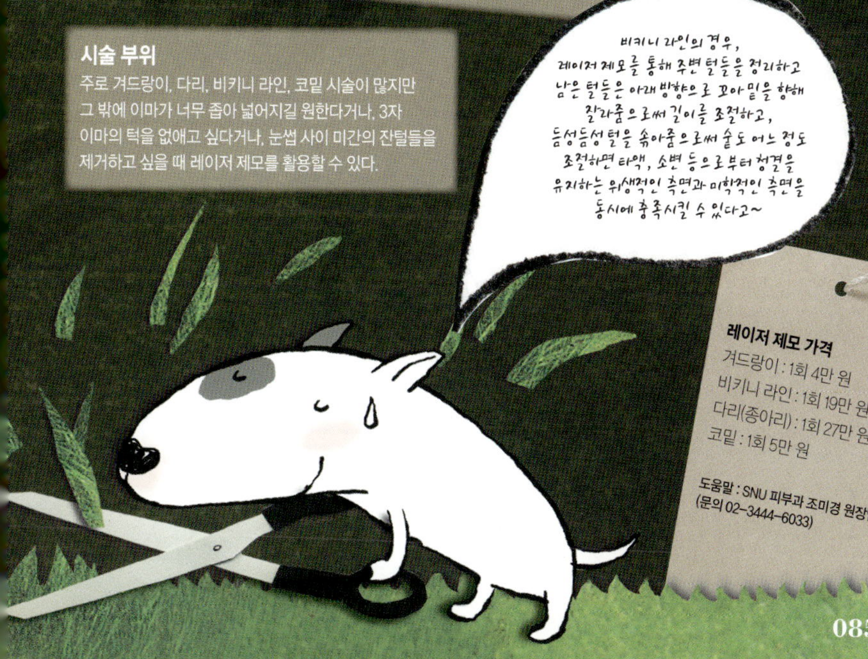

레이저 제모 가격

겨드랑이 : 1회 4만 원
비키니 라인 : 1회 19만 원
다리(종아리) : 1회 27만 원
코밑 : 1회 5만 원

도움말 : SNU 피부과 조미경 원장님
(문의 02-3444-6033)

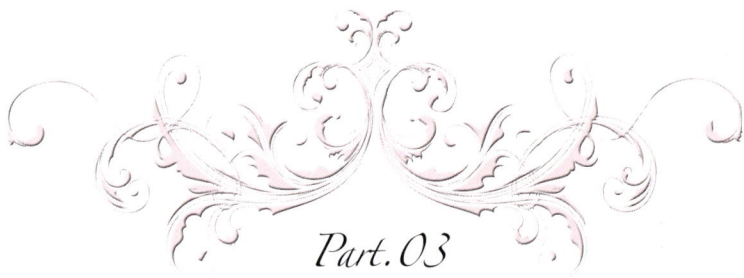

Part. 03

HAIR

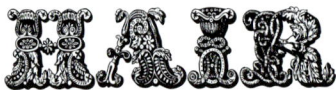

헤어스타일로 나만의 캐릭터 창조하기

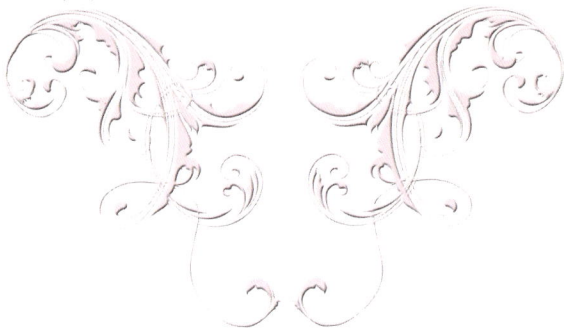

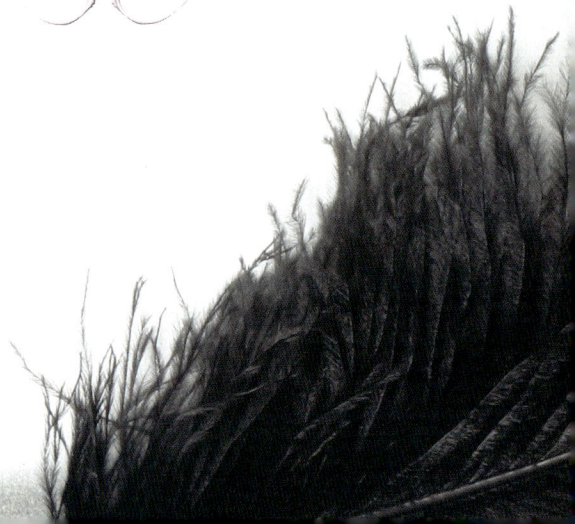

많은 배우들이 드라마나 영화 속 캐릭터를 잡을 때 헤어스타일에 대한 고민을 가장 많이 한다.
그만큼 헤어스타일은 한 사람의 이미지를 결정하는 중요한 요소이기에 더욱 신중해질 수밖에 없다.
자신에게 잘 어울리는 헤어스타일링을 하기 위해서는 자기 헤어 본연의 텍스처와 라이프스타일을
인식하는 것이 중요하다. 웨이브, 컬, 스트레이트 등 다양한 스타일 중에서 너무 강해 보이지 않으면서
자신만의 아름다움을 살릴 수 있는 그리고 추후 관리하기 편한 스타일을 선택해야 한다.

이를 위해 원하는 헤어스타일이 담긴 사진이나 아이디어를 수집하는 것이 필요하다. 헤어 디자이너에게
내가 원하는 스타일에 대한 정보와 영감을 주기 위함이다. 단 각자의 헤어 특성에 따라,
얼굴형에 따라 스타일링의 조절이 필요함을, 가지고 간 사진이 반드시 청사진은 될 수 없음을 명심할 것.
어느 정도 친분이 형성된 디자이너라면, 때론 마음을 열고 그들이 추천하는 스타일에
귀를 기울이는 것도 필요하다. 내가 찾지 못한 새로운 스타일을 그가 제시해줄 수도 있으니 말이다.
그리고 그들이 당신 모발의 움직임과 모발 특성에 따른 커팅 테크닉을 알고 있는 전문가이니 말이다.

디자이너와 충분히 대화해 자신의 라이프스타일, 일하는 환경, 성격, 머리를 관리하는 데
매일 얼만큼의 시간을 할애할 수 있는지 알려주는 것이 중요하다. 스타일을 잡을 때 깊이 참고해야
머리를 하고 집에 와 스스로 스타일링할 때에도 실망하지 않을 수 있다.
그런 시간을 거친 후 디자이너에게 최종 스타일에 대한 계획을 묻고,
반드시 서로 동의할 때 작업을 시작해야 한다. 뒤늦게 마찰이나 갈등이 생기거나,
놀라지 않으려면 말이다. 만약 합의점을 찾을 수 없다면 디자이너를 교체하는 것도 좋겠다.
헤어스타일이 완성된 후 앞모습, 뒷모습, 옆모습을 그 자리에서 꼼꼼히 체크하고 불만이 있는 부분은
즉시 말해 교정하도록 요청하자. 집에 가서 후회해봤자 소용없다.

단 이런 헤어스타일링에는 대원칙이 있다. 결코 머릿결을 상하지 않도록 해야 한다는 것.
한 번 치명적으로 상한 머리카락은 잘라내는 것 외에는 회복할 방법이 없다. 머리카락은 모근을 담고 있는
두피가 건강하지 않을 때 자연적으로 모발까지 영향을 받아 나빠질 경우가 있고, 거센 빗질, 찬바람,
뜨거운 열(드라이, 고데기 등)과 같이 물리적인 원인으로 손상될 수도 있으며,
염색이나 펌과 같이 화학적인 원인으로 손상되기도 한다. 따라서 일상생활의 습관을 점검해 촘촘한 빗으로
빗질을 과도하게 해왔거나, 뜨거운 열기구를 종종 이용했다면 당장 빗을 바꾸고,
열에 의한 모발손상을 막아주는 스타일링 제품을 사고, 그 습관의 빈도와 정도를 조절해보자.
동시에 펌이나 염색 역시 적어도 3~4달 정도 휴식기간을 두고 하는 것을 잊지 말자.
잦은 펌과 염색이 머리카락에 가장 치명적이니까.

스킨 케어나 바디 케어와 마찬가지로 일상적인 헤어 케어 역시 아름다운 머릿결을 유지하는 데 필수요소다.
지성 두피가 아니라면 이틀에 한 번 정도의 샴푸가 적당하고, 샴푸 후 트리트먼트를 꼭 사용하자.
그리고 타월 드라이 후에는 헤어 에센스를 발라주는 것도 잊지 말자.
멋진 헤어스타일은 윤기나는 건강한 머릿결과 함께 만나야만 제 빛을 발휘한다.

데일리 헤어 케어 가이드

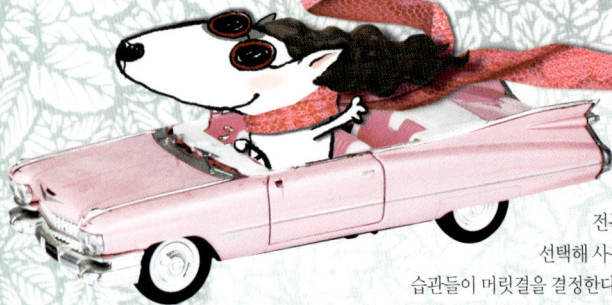

윤기 나고 건강해 보여
만지고 싶은 머릿결, 그 열쇠는
데일리 케어에 있다. 자기
모발과 두피 상태를 파악하고 헤어
전문 브랜드에서 나온 질 좋은 제품을
선택해 사용하며 머리 감고 말리고 빗는 작은
습관들이 머릿결을 결정한다. 모발을 해치는 요인은 다양하다.
펌이나 염색같이 화학적인 요인, 억센 빗질이나 칼 바람, 센 열 같은 물리적인 요인
그리고 영양상태, 두피의 건강 같은 내적인 요인.
이것을 잘 파악하고 있다면 좋은 머릿결을 유지하는 방법 또한 쉽게 간파할 수 있다.
나는 펌이나 염색을 자주 하지 않는다. 스타일을 바꾸기 위해 하더라도 헤어가 쉴 서너 달의
기간을 반드시 둔다. 일상적으로 머리를 말릴 때 드라이기를 거의 사용하지 않거나 밤이라
꼭 머리를 말리고 자야 할 경우 시원한 바람으로 말린다. 촘촘한 빗을 사용하지 않는다.
꼭 린스 대신 트리트먼트를 한다. 그리고 트리트먼트를 할 때에는 두피에 닿지 않도록
모발 끝부터 발라준다. 반신욕을 할 때 헤어 팩을 발라놓는 것도 잊지 않는다.
머리를 감은 후 반드시 헤어 에센스를 바른다. 두피가 가렵거나,
각질이 일거나, 예민해져 붉어질 때는 두피 전용 샴푸나 에센스를 사용한다.
이런 작은 습관들이 있었기에 건강한 머릿결을 유지할 수 있었으리라 굳게 믿는다.

샴푸 선택법

컬 헤어, 스트레이트 헤어, 컬러 헤어, 가는 헤어, 굵은 헤어, 지성 두피,
건성 두피, 민감성 두피, 비듬 두피, 탈모 두피 등 다양한 모발과 두피를 위한
샴푸가 따로 있다. 이 중 자신에게 해당되는 2~3가지 샴푸를 욕실에 두고,
그날의 헤어 컨디션에 따라 제품을 달리 선택한다. 처음 구비할 때
부담은 있지만 어차피 쓰는 양은 일정하므로 결국 돈이 더 들 염려는 없다.

샴푸하는 법

지성 두피의 경우 매일, 정상 두피의 경우 이틀에 한 번
샴푸하는 것이 적당하다. 샴푸 시 반드시 손톱이 아닌 손가락 끝의
면을 이용해 두피를 마사지한다. 너무 강하게 자극할 경우 두피의
피지선에 무리를 주어 지성 모발이 되기 쉬우니 적당한 터치를
유지할 것. 절대 머리카락을 비비면서 샴푸하지 말자.
작은 자극들이 모여 모발을 상하게 만든다.

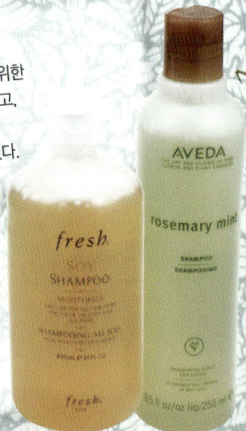

샴푸를 하고 헤어의 물기를 빼준 뒤 모발 끝에서부터 두피에 닿지 않게 트리트먼트 제품을 바르고 손바닥으로 툭툭 두드려준다. 최대한 트리트먼트가 머리카락에 머무는 시간을 늘려주기 위해 몸을 먼저 씻고, 맨 마지막에 머리를 깨끗이 헹궈준다.

트리트먼트하는 법

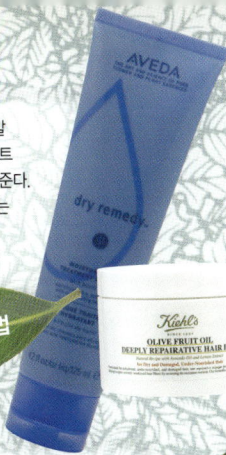

드라이하는 법

뿌리의 볼륨을 더해주기 위해 고개를 숙인 채 시원한 바람으로 말려주고, 스타일을 잡아줄 때에는 더운 열로 하되, 반드시 헤어를 보호해주는 제품을 발라준 후 한다. 고데기를 비롯한 열을 이용한 헤어 기구는 모두 마찬가지다.

빗질하는 법

머리가 완전히 마르기 전 컬 헤어, 스트레이트 헤어 등 각자의 모발에 따른 에센스 겸용 스타일링 제품을 반드시 발라준다. 피부에 스킨 케어가 필수적이듯 아름다운 모발을 위해서는 이 또한 필수!

머리가 젖었을 때에는 반드시 빗살이 굵은 빗을 사용한다. 머리가 마른 후에 정교한 빗질을 하되 격하지 않게 주의한다.

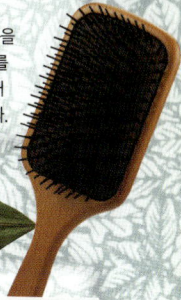

헤어 에센스는 필수

두피가 건강해야 모발도 건강하다는 사실을 잊지 말자. 스트레스나 강한 시술로 두피가 붉어지고 가렵다면 취침용 두피 진정 에센스를 바르고 잔다. 탈모가 나타날 때에는 탈모 전용 앰플을 일주일에 2~3번 사용하고, 탈모 전용 샴푸를 반드시 사용한다. 비듬 역시 전용 샴푸를 사용한다. 이렇게 데일리 케어로 달래지지 않는 탈모, 비듬, 가려움 등은 헤어 살롱에서 주 1회씩 두피 케어를 받을 것을 권한다. 몸 건강과 마찬가지로 두피 건강도 초기에 잡아야 하니까!

두피 관리법

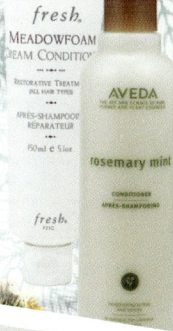

이혜영 강추! 헤어 케어 아이템

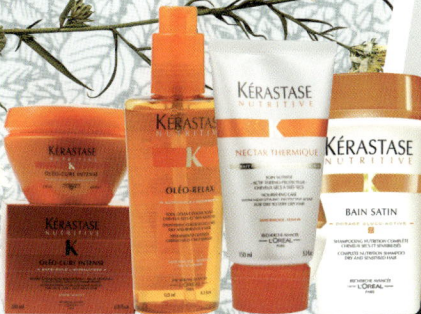

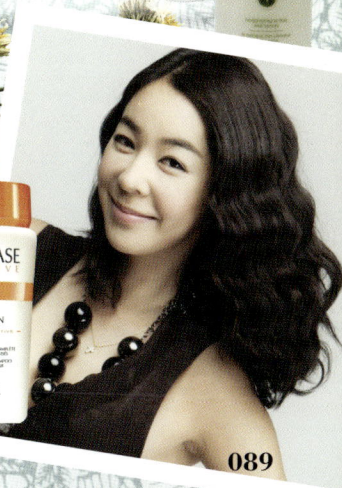

089

남자들이 좋아하는
여자 헤어스타일 BEST

작년 연말 시상식에서 긴 머리를 반 묶음으로 연출한 배용준이나 우결(우리 결혼했어요)에서 쌍춘 커플로
사랑받았던 김현중의 어깨까지 내려온 레이어드 컷이 참 신선하고 스타일리시해 보였지만 아직까지 남자들의
긴 머리는 생소하게 느껴진다. 왠지 얼굴에 자신 있는 꽃미남들이나 거친 록커가 아니라면 감히 엄두도
못 낼 일이다 싶다. 그래서일까? 남자들은 자기들이 못하는 여자의 긴 머리에 대한 동경이 있는 것 같다.
학력이 높을수록 짧은 머리를 좋아한다는 통계도 있었지만 살아오면서 경험상 많은 남자들이
여자들의 긴 머리를 좋아한다는 걸 본능적으로 깨달았다. '달자의 봄' 시절 나의 보브 스타일 숏컷에 대해
여자들은 하나같이 멋지다고 격려해줬지만 남자들은 대부분 너무 세 보인다며 싫어했던 기억 역시
이런 나의 생각을 굳히게 된 계기가 되었다. 이 책을 준비하면서 측근 남자 연예인들에게 물었을 때
이런 나의 심중에 쾅쾅쾅 재판관의 판결 망치가 울리는 느낌이 들었다.
어쩜 그렇게 하나같이 긴 머리의 여자만 좋아하니?
아홍~ 나도 얼른 머리를 길러야겠어!

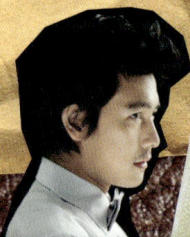

시아준수와 영웅재중 :
특별히 좋아하는
헤어스타일은 없고
자기에게 어울리면
상관없다고.

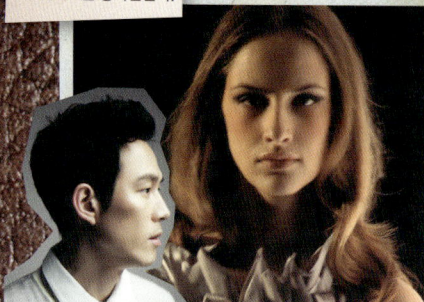

정우성 : 느슨한
긴 웨이브를 좋아한단다.

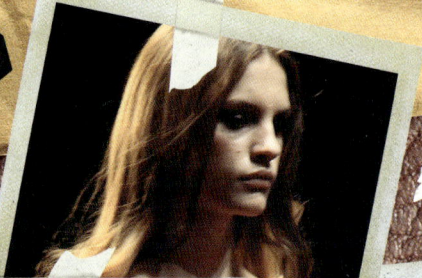

이정재 : 길이는 상관없다고 말한 몇 안 되는 남자.
어쨌든 굵은 웨이브를 좋아한단다.

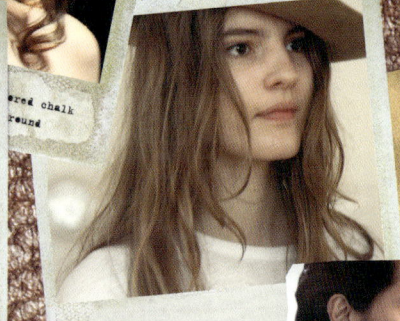

신현준 : 바람에 날리듯 자연스럽고
긴 웨이브를 좋아하는데, 가장 중요한 건
자기에게 잘 맞는 세련됨을 유지해야 한다고.

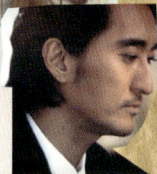

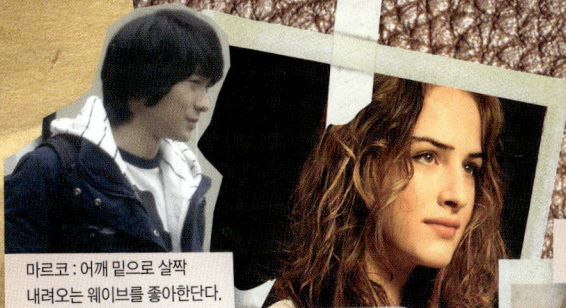

마르코 : 어깨 밑으로 살짝 내려오는 웨이브를 좋아한단다.

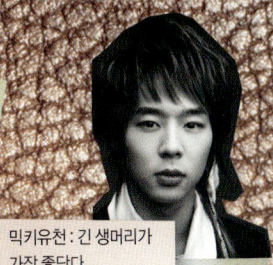

믹키유천 : 긴 생머리가 가장 좋단다.

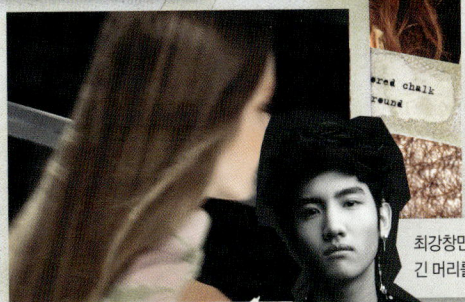

최강창민 : 청순해 보이는 긴 머리를 좋아한단다.

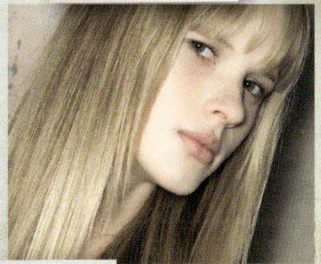

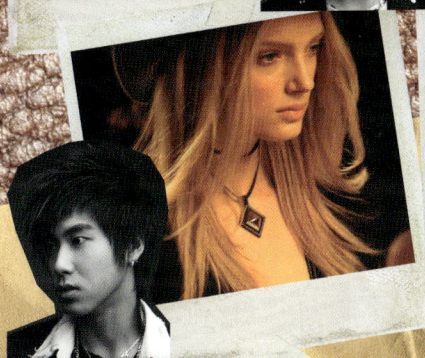

장근석 : 생동감 있는 웨이브가 살아 있는 긴 머리를 좋아한단다.

유노윤호 : 긴 생머리를 좋아한다고.

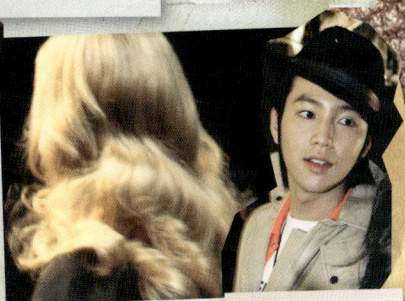

종합해보면 이들은 대부분 어깨 아래로 내려오는 긴 머리를 좋아하는데, 좀 재미있는 점은 20대 친구들은 생머리를, 30대 친구들은 웨이브 머리를 더 선호한다는 것. 역시 물어보길 잘했어. 그렇다면 이들이 싫어하는 헤어스타일도 있겠지? 우성이는 너무너무 긴 머리는 징그러워서 싫어한다지. 정재는 뱅 헤어가 싫다네. 역시 뱅 헤어는 위험한 것 같다. 근석이는 보이시한 숏컷의 답을 합쳐 말했어. 현준 씨는 정재와 근석이의 눈에만 멋져 보이는 것 같다. 마르코는 아줌마 같은 뽀글이 숏컷은 역시 여자들의 눈에 안 어울리는 뱅 헤어가 싫다고 말이야. 마르코는 아줌마 같은 뽀글이 남자 같은 머리와 얼굴에 안 어울리는 뱅 헤어가 싫다고 했어. 파마 머리가 무조건 싫다고 했고, 최강창민은 너무 과도하게 화려한 WORST 헤어스타일이 없다니 안심이지? 다른 동방신기 친구들은 특별히 싫어하는 WORST 헤어스타일과 WORST에 대한 의견들을 적극 참고해보자. 앞으로 헤어스타일을 정할 때 이들의 BEST와 WORST를 정하자.

091

로맨틱한 컬 헤어스타일

로맨틱한 분위기를 원한다면 컬 헤어를 시도해보자. 과거의 물결 웨이브는
세팅기로 그때그때 만들어줄 수밖에 없었다. 머리를 만지는 데
소질이 있는 사람이 아니라면, 매일 1시간씩 거울 앞에서 머리를
만질 시간이 있는 사람이 아니라면 감히 욕심 낼 수도 없었지.
하지만 이제는 펌 기술이 발달해 세팅 펌만으로 로맨틱한 컬 헤어가
가능해졌다. 머리를 감고 스타일링 제품만 제대로 바른다면
그림 같은 물결 웨이브를 살릴 수 있다. 다음은 내가 생각하는
가장 스타일리시한 컬 헤어스타일들인데,
홈 스타일링 방법도 꼭꼭 함께 챙기자.

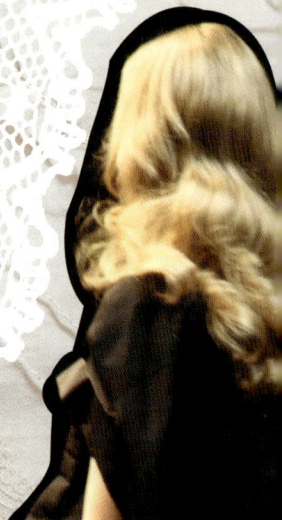

컬 헤어의 종류

컬 헤어는 크게 S컬, J컬, C컬로 구분할 수 있다.
내추럴한 S컬 웨이브는 클래식하고 로맨틱한 이미지를,
J컬은 여성스럽고 세련된 이미지를, C컬은 안쪽으로
말 경우 단아한 느낌을 주지만 바깥쪽으로 말 경우
경쾌하고 발랄한 이미지를 선사한다. S컬은 대체로
가슴 길이의 롱 헤어에 잘 어울리고, J컬은 어깨에서
살짝 내려오는 중간 길이에 잘 어울린다. C컬은 어깨
위로 올라오거나, 어깨에 달락말락할 때 더욱 예쁘다.
짧은 머리의 웨이브도 아기 같은 귀여움이나 도시적인
시크함을 줄 수 있지만 그건 숏컷 스타일을 참고할 것.
여러 컬 중 자신의 헤어 길이와 얼굴형,
전체적인 분위기를 고려해 선택하자.

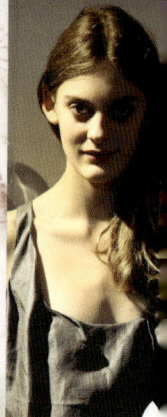

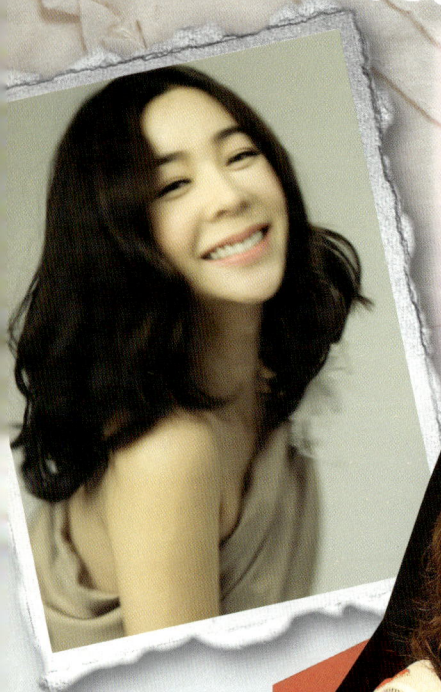

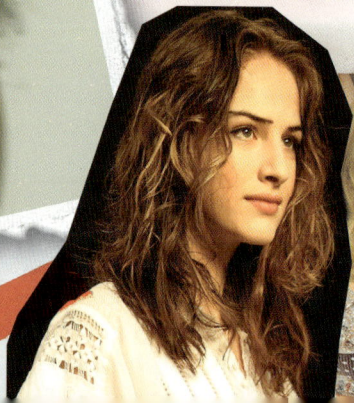

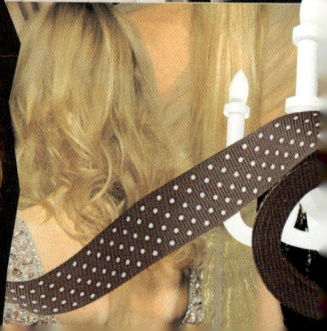

얼굴형&두상과 컬 헤어

얼굴보다 두상이 큰 사람은 자칫 머리가 더 커 보일 수
있으니 컬 헤어는 피할 것. 옆 두상이 튀어나왔거나
턱이 뾰족한 역삼각형 얼굴일 경우 아래로 갈수록 풍
성해지는 컬 헤어를, 하관이 발달한 사각형 얼굴일 경우
옆머리에 자연스러운 층을 주고 컬의 방향이 얼굴
안쪽을 향하도록, 좁고 긴 얼굴일 경우 컬의 방향이
얼굴 바깥쪽을 향하도록 해야 전체적인 밸런스가 맞아
얼굴이 더 예뻐 보인다.

층 없는 컬 헤어 vs 층 있는 컬 헤어 연출법

층이 없는 머리는 클래식함이 돋보이는 내추럴한 S컬을
추천한다. 머리숱의 양에 따라 2등분 혹은 4등분하여
컬의 방향을 살려 꼬아가며 말려주면 컬이 살아난다.
층 있는 컬 헤어라면 마무리 단계에서 머리카락을
주먹으로 쥐듯 구겨가며 스타일링 제품을 발라주면
레이어와 볼륨이 동시에 살아난다.

숱 없는 컬 헤어 관리법

숱 없는 웨이브만큼 볼륨 없는 스타일도 없을 것이다.
그러나 걱정할 것 없다. 볼륨을 더해주는 헤어 케어와 컬을
오래 지속시켜주는 스타일링 제품으로 이를 극복할 수 있다.
케라스타즈 레지스턴스 베인 볼륨 액티브 바스 샴푸로
일차적인 볼륨을 주고, 몸을 아래로 숙여 타월 드라이한 후,
볼륨 액티브 앰플 리따잉 무스를 발라 모근 쪽에 힘을 준
상태에서 모발 뿌리 부분을 위쪽을 향하여 올려 드라이하면
뿌리 부분의 볼륨이 살아난다. 마지막으로 데미지던스
볼륨 액티브 익스텐션을 뿌리면 컬이 오래 지속된다.

컬 헤어 스타일링법

컬 헤어를 뜨거운 바람으로 드라이하면 컬이 부서져 부스스해진다.
프렌치 시크 스타일을 위해 일부러 부스스한 컬 헤어를 연출하고 싶은 게
아니라면 뜨거운 바람은 피한다. 컬 헤어는 스타일링 제품이 반드시 필요하다.
모발이 건조되기 전에 컬 헤어 전용 스타일링 제품을 발라주면 자연스러운
컬이 살아난다. 또 컬 헤어용 스타일링 스프레이를 가방에 넣고 다니면서
수시로 뿌려주는 것도 좋다. 머리카락을 엉키지 않게 빗어주고 싶다면 모발이
젖은 상태에서 살이 굵은빗으로 듬성듬성 빗어준다. 촘촘한 빗은 절대 금물이다.

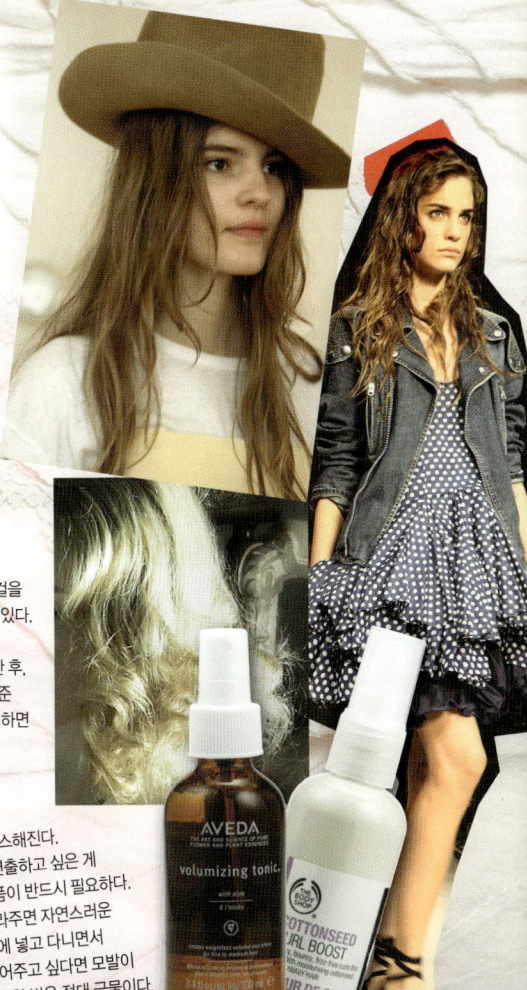

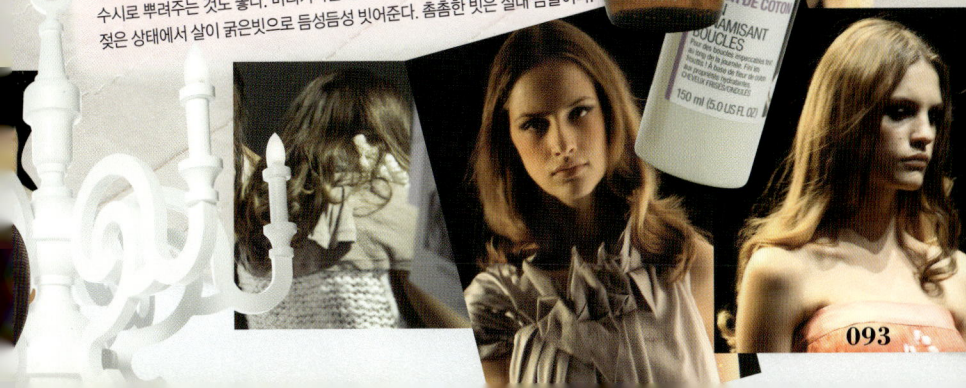

엣지 있는 스트레이트 헤어스타일

스트레이트 헤어는 길이에 따라, 어떻게 커팅했느냐에 따라 분위기가 확확 변한다.
어깨 길이 미만의 중간 길이 스트레이트 헤어는 프로페셔널한 이미지를 주며, 가슴까지 내려오는
층진 스트레이트 헤어는 부드럽고 순종적인 이미지를 주는 반면, 같은 길이의 층 없는 스트레이트 헤어는
클래식하면서도 고집스럽지만 얌전한 이미지를 준다.
내가 생각하는 엣지 있는 스트레이트 헤어스타일을 제안하고 스타일링 노하우를 소개한다.

얼굴형별 커팅법

둥근 얼굴은 짧은 커팅을
피하여 긴 헤어가 흐르듯
커팅하고, 사각형, 역삼각형,
서양배형 얼굴은 얼굴의
가장자리에 깊이를 주면서
끝을 향해 자연스럽게 층을 주되
헤어 끝의 숱이 너무 가볍지도,
너무 무겁지도 않게
적당히 솎아준다.

스트레이트 빗 선택법

플라스틱 브러시는 정전기를
유발해 탈모의 원인이
될 수도 있으니 피하고,
끝이 둥글면서 살이 촘촘한
빗과 가르마용 빗, 헤어 끝의
스타일링을 위한 롤 브러시를
구비한다. 건조한 상태에서
무리하게 빗질하면 머릿결이
손상되니 피하고, 불가피하게
빗질하게 될 때에는 워터
에센스를 분사한 후에 한다.

숱 많은 스트레이트 헤어 관리법

똑바로 선 채 헤어를 뒤로 향하게
하여 머리를 감고, 드라이도 모발의
뿌리 부분을 지그시 눌러주면서 한다.
스트레이트 헤어 전용 샴푸를 사용하면
더욱 차분해지며 마무리 단계에서
케라스타즈 뉴트리티브 올레오 컨트롤
케어 에센스를 모발 뿌리 부분을 피해
전체적으로 발라주면 윤기 있고
찰랑거리는 스트레이트를 연출할 수 있다

스트레이트 헤어 관리법

큐티클이 날려 건조해
보이지 않도록 모발 끝에
전용 에센스를 발라 찰랑찰랑
윤기나게 연출하고 빗질도
잊지 않는다.

숱 없는 스트레이트 헤어 관리법

머리를 감을 때부터
타월로 물기를 닦을 때까지
허리를 숙여 머리를 아래로
쏟아지게 한 자세를 유지한다.
샴푸 역시 볼륨을 더해주는 것을
선택하고 드라이를 할 땐 모발을
위로 올려 뿌리 부분에 뜨거운
바람을 쏘여준다.
헤어 에센스를 선택할 때에도
무거운 고농축 에센스보단
가벼운 워터 타입이나 스프레이
타입 에센스를 사용하면
볼륨이 유지된다.

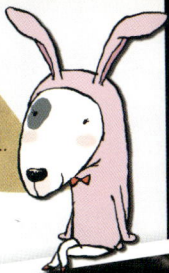

아!
나도
스트레이트...

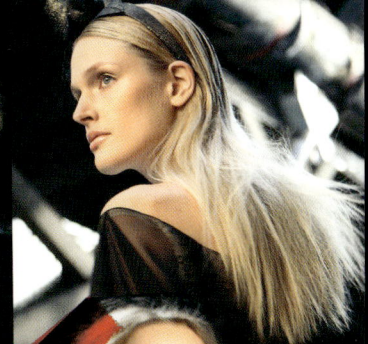

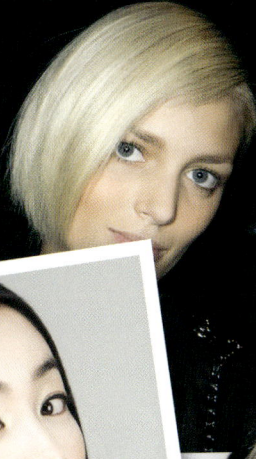

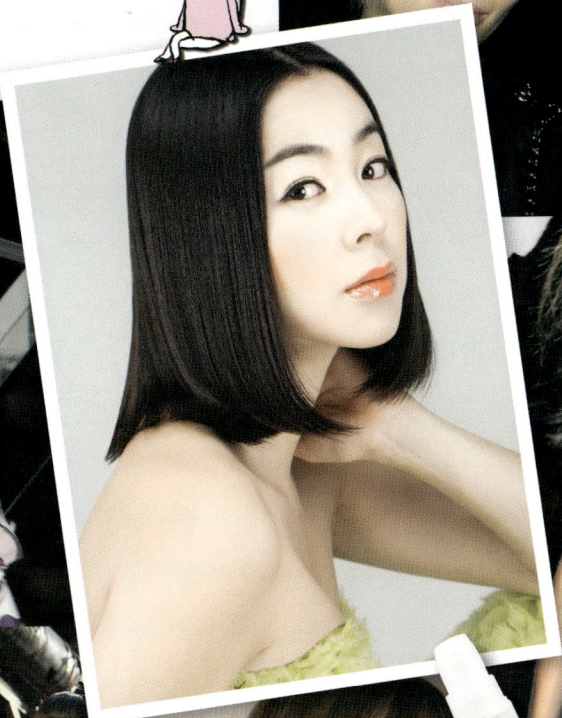

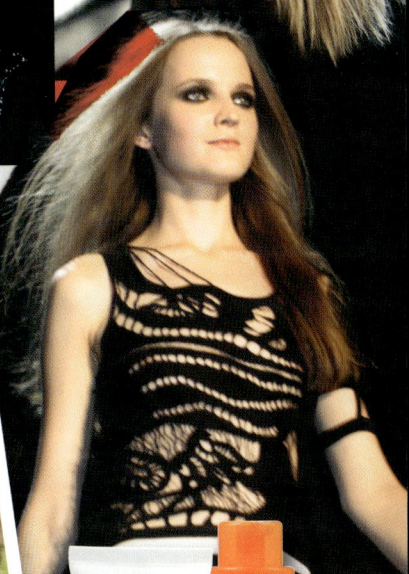

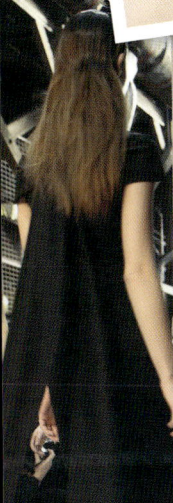

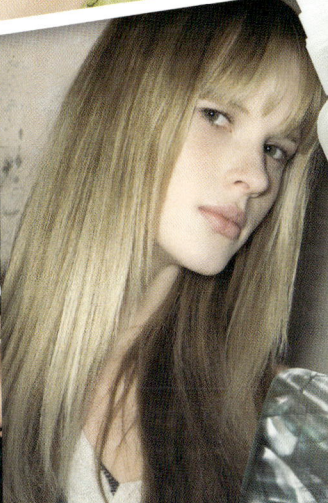

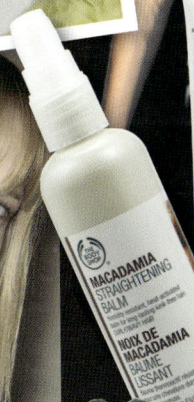

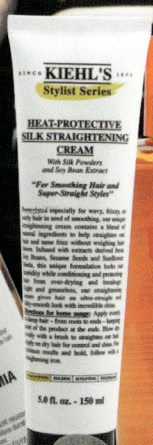

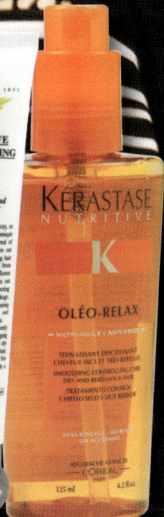

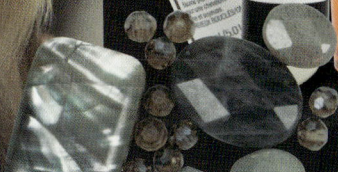

세련된 숏컷 스타일

숏컷은 턱선이 날렵한 역삼각형 얼굴에 잘 어울린다. 동시에
이목구비가 뚜렷하고 두상이 예뻐야 숏컷 스타일이 더욱 빛난다.
이는 눈과 광대뼈, 전체적인 두상의 형태에 시선을 모아 얼굴이 더 작고
입체적으로 보이기 때문이다. 숱이 너무 적은 사람이 숏컷을 하면
헤어가 두상에 딱 붙어 상대적으로 얼굴이 커 보일 수 있다.
이처럼 아무에게나 어울리는 쉬운 스타일이 아닌지라 숏컷이 잘
어울리는 사람을 보면 무척 세련되고 귀티가 나 보여 부러울 따름이다.

이런 숏컷이 대세

보브 스타일은 숏컷의 클래식인 동시에 베이직이다.
신기하게도 스트레이트 헤어나 웨이브 헤어에 모두
잘 어울린다. 웨이브가 있는 보브는 여성스럽고
내추럴한 분위기를, 스트레이트 보브는 세련되고
시크한 분위기를 연출한다. 숱이 적거나 나이 들어
보이는 사람이 보브 스타일을 하면 숱이 많아 보이고
발랄하면서 어려 보이는 효과가 있다. 그 덕에 시대가
변해도 세련됨을 잃지 않는 묘한 매력이 있다.
숏컷 중의 숏컷인 두상에 붙는 짧은 헤어를 헝클어진
듯 구저진 듯 내추럴하게 연출한 스타일도
스타일리시해 보인다.

이런 사람 절대 숏컷하지 마라!

헤어의 손질과 관리에 충실해야 한다는 것은
모든 헤어 스타일에 적용되는 사실이지만,
숏컷의 경우 관리에 더욱더 신경을 써야 하기
때문에 게으른 사람이라면 절대 피한다.
또 숱이 너무 적거나, 하관이 발달한 사람,
이목구비가 흐릿한 사람은 피하는 것이 좋다.

머리 기르는 과정의 중간 관리법

기르는 과정이 두려워 숏컷을 하지 못하는
사람들이 많다. 왕도는 없지만 머리를 빨리
자라게 하는 제품이 있으니 조금 위로가 될지
모르겠다. 자라는 과정 중간중간에
미용실에 가 지저분하지 않도록 다듬어
주는 것을 게을리 하지 말고, 가발이든 모자든
다양한 수단을 이용해 무조건 참고 견디자.

숏컷의 커팅 노하우

숏컷에서 가장 중요한 건 앞머리다.
앞머리가 길수록 나이가 들어 보이거나
여성스러워 보이며, 앞머리가
짧을수록 어려 보이거나 중성적인
느낌을 준다. 언밸런스 컷은
아방가르드한 느낌으로 세련된
느낌을 주지만 남자들이 별로
좋아하지 않는다는 것을 명심하자.
둥근 얼굴이라면 턱 바로 아래 길이로
얼굴을 감싸듯 자른 보브 스타일을,
사각형 얼굴이라면 모발 끝부분을
들쑥날쑥하게 자르는 셔기컷으로
턱 라인을 부드러워 보이게
만들면서 시선을 분산시킨다.

숱 없는 숏컷 관리법

샴푸나 컨디셔너, 스타일링 제품을
선택할 때 오일리한 제품은 피한다.
유분이 적은 산뜻한 텍스처의 제품을
선택해야 볼륨 유지에 효과적이다.
모발이 가는 편이라면 드라이할 때
정수리 부분에 볼륨감을 주어 모발이
풍성해 보이도록 각별히 신경 쓴다.
모발의 다양한 질감을 표현하기 위해
헤어 왁스는 반드시 구비한다.
왁스를 손바닥에 비벼
모발을 쥐었다 폈다
하면서 구겨준다.

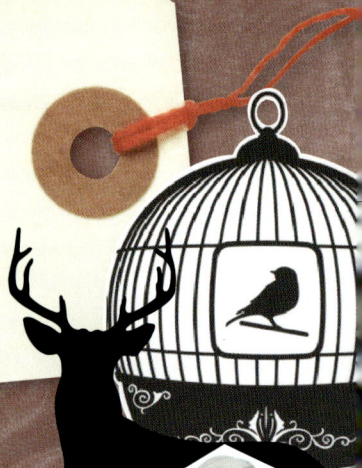

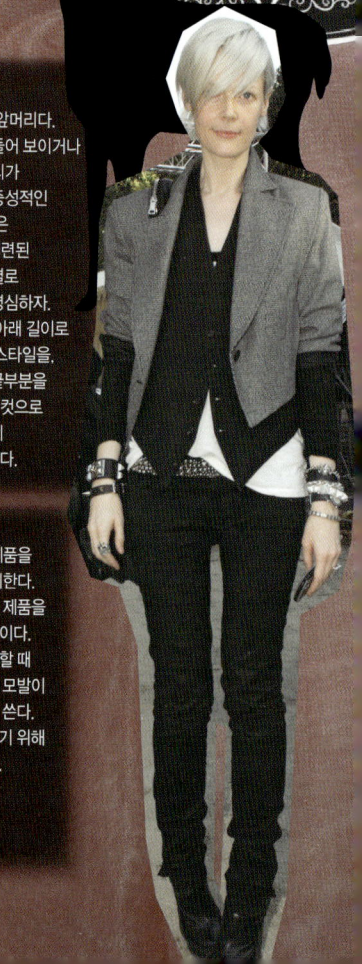

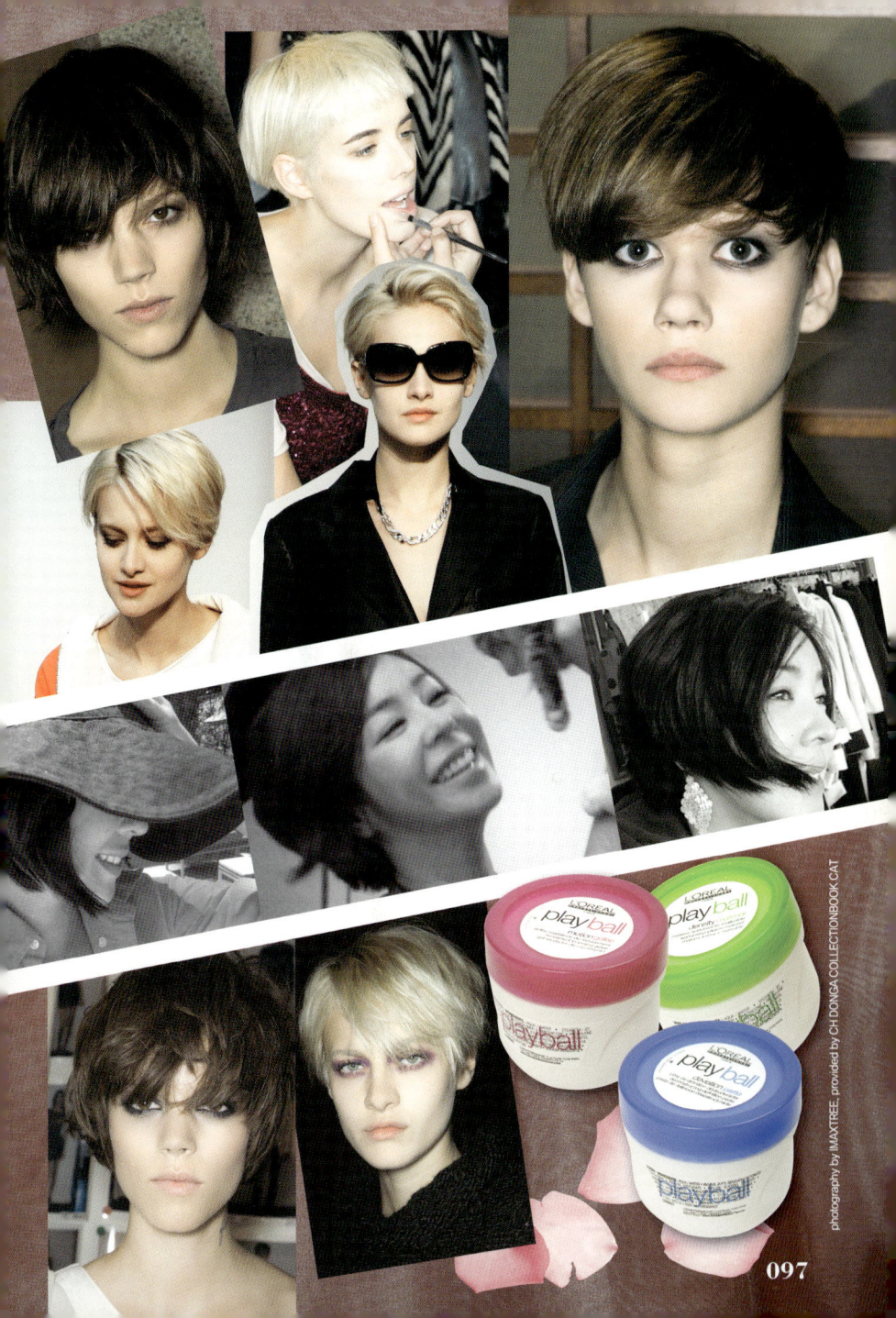

photography by IMAXTREE, provided by CH DONGA COLLECTIONBOOK.CAT

어려 보이는
뱅 헤어
스타일

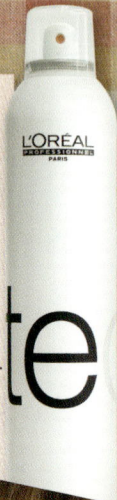

여자들에게 뱅 헤어는 한 번쯤 해보고 싶은
워너비 스타일이지만 대체로 남자들은 내 여자의 뱅 헤어를
무척 싫어한다. 그들은 이마를 가리는 것이 싫은 걸지도 모르겠다.
물론 무얼 해도 아름다운 그녀라면 어떤 헤어스타일을 해도
다 예쁘다고 해주겠지만 내 남자가 그렇게 봐줄 거라는 확신이 없다면
뱅 헤어는 가급적 피하는 것이 안전하다. 그러나 거부할 수 없는
뱅 헤어만의 매력이 있다. 나이보다 열 살은 어려 보이고 스타일링의
폭이 넓어져 상당히 스타일리시해 보인다는 것. 그리고 이마에 콤플렉스가
있는 사람이라면 뱅 헤어만큼 완벽하게 그것을 커버해줄 스타일은 없을 것이다.
그러니 결국 그의 취향이냐 나의 취향이냐 선택은 자유다.
뱅 헤어는 무게에 따라, 웨이브 여부에 따라, 길이에 따라, 숱에 따라
실로 다양한 느낌이 난다. 얼굴형에 따라 피해야 할 뱅도 있다.
앞머리 유형별로 분위기와 스타일링에 맞는 연출법을 활용해
나에게 어울리는 스타일을 찾아보자.

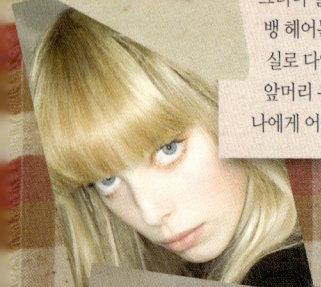

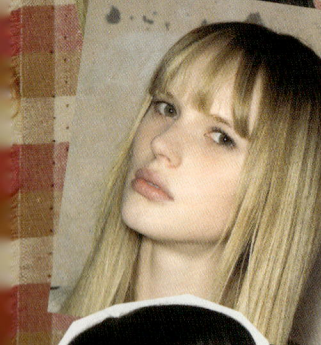

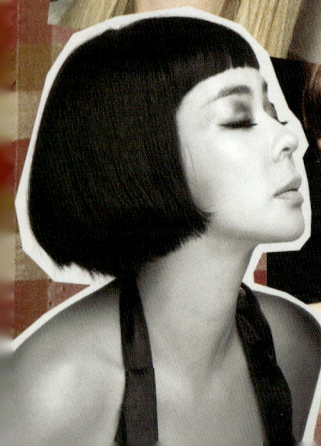

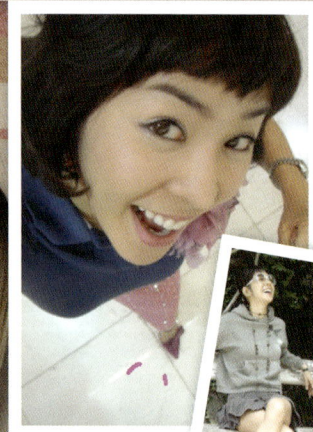

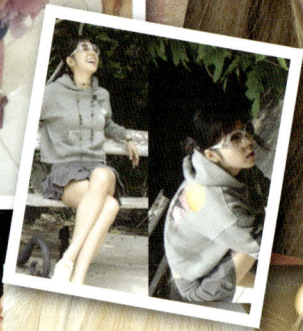

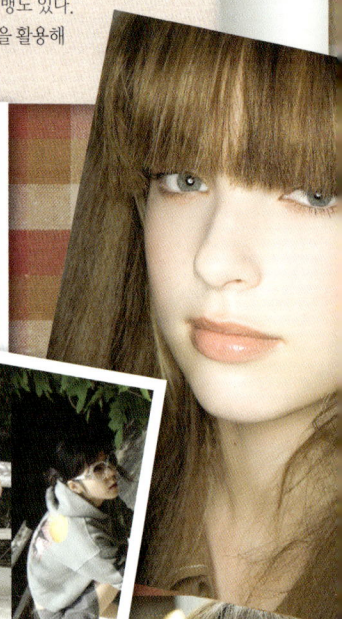

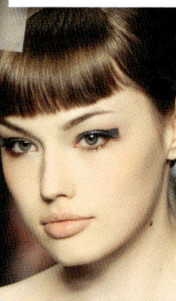

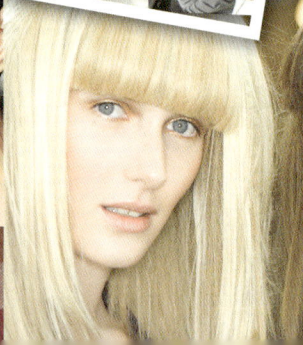

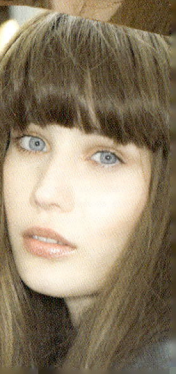

일자 뱅

눈썹 아래까지 길게 내려오도록 일자로 커팅한 뱅은 시크해 보이는 대신 인상이 강해 보이는 단점이 있다. 얼굴이 사각형이라면 더욱 얼굴 각이 도드라져 보일 수 있으므로 피하고, 머릿결이 좋지 않은 사람도 피한다.

스타일링 법

앞머리가 가지런하게 나열되면서 들뜨지 않도록 납작하고 촘촘한 빗으로 모발의 뿌리 부분을 누르면서 드라이기를 모발 가까이 대고 바람을 쏘이거나, 매직기를 이용하여 차분하게 정리한다. 앞머리를 세 부분으로 나누어 가운데 부분은 아래 방향을 향하여, 양 옆부분은 살짝 귀를 향하여 스타일링하되 서로 경계지지 않도록 주의한다. 앞머리에 윤기를 주면서 찰랑거리게 해주는 스프레이 에센스를 뿌려 마무리한다.

크리스피 뱅

숱이 많지 않은 뱅의 끝을 불규칙하게 커팅하여 바람 불 때마다 부드럽게 흩날리도록 하면 내추럴한 분위기를 선사한다.

스타일링 법

드라이할 때 손가락을 이용하여 모발을 만지면서 모양을 잡아준다. 마무리 단계에서 매트한 왁스를 이용해 모발 끝을 몇 가닥씩 모아 뭉쳐주면 내추럴한 텍스처가 살아난다.

숏 뱅

뱅이 눈썹 위로 올라가면 갈수록 아기 같은 느낌이 난다. 단 모발이 두껍거나 직모인 헤어는 숏 뱅이 스타일리시하게 연출되기 어려우니 피한다.

스타일링 법

뿌리 부분이 들뜨지 않도록 앞머리를 누르면서 말려준다. 매트한 왁스나 고정력이 강하지 않은 젤을 이용하여 몇 가닥씩 뭉쳐주면서 원하는 방향으로 잡아당긴다. 헤어밴드를 착용하면 귀여운 이미지가 더욱 부각되니 시도해보자.

웨이브 뱅

앞머리를 기르는 과정에서 눈썹보다 길었을 때 옆으로 흐르는 듯 웨이브를 가미하면 여성스럽고 우아한 분위기를 연출할 수 있다.

스타일링 법

둥근 아이론을 이용해 모발을 넘기고 싶은 방향으로 90도 꺾어 자연스러운 웨이브를 만든다. 웨이브를 오래 지속하기 위해 고정력이 뛰어난 스프레이를 살짝 뿌린 뒤 드라이기로 뜨거운 바람을 쏘여준다.

라운드 뱅

양옆으로 갈수록 얼굴을 감싸듯 길어지는 라운드 뱅은 소녀 같은 느낌, 학생 같은 느낌을 주어 부드럽고 사랑스럽고 귀여운 분위기를 연출한다. 이왕이면 옆머리 몇 가닥을 애교머리로 길게 늘어뜨리면 더욱 사랑스러워 보이겠지. 라운드 뱅은 곱슬기 없는 스트레이트 헤어, 둥근 얼굴에 추천한다.

스타일링 법

롤 브러시를 앞머리에 대고 돌돌 돌려가며 바람을 쏘여 끝이 동그랗게 말리도록 스타일링한다. 유분이 있는 세럼 타입의 에센스를 마무리 단계에 소량 발라준다.

photography by CH DONGA COLLECTIONBOOK CAT provided by MAXTREE

bang style

섹시한 업 스타일

2009년 SS 시즌 컬렉션이 열리는 곳에 가보면
그곳이 런웨이인지 레드 카펫인지 헷갈릴 정도로
우아한 업 스타일이 많이 등장한다. 결혼식이나
파티에 참석할 때에는 완벽하게 흐트러짐 없는
업 스타일이 아름답겠지만 일상에서는 느슨한
프렌치 시크풍의 업 스타일이 더 멋져 보일 것 같다.

업 스타일 연출법
스스로 한 듯 자연스러운 느낌을 살리는 것이 중요하다.
느슨하게 묶듯 모발을 잡아 한 방향으로 돌돌 말아 비틀어
올린 후 U핀으로 군데군데 고정하고 잔머리들은 실핀으로
고정한 후 스프레이로 마무리한다. 이때 한쪽 머리가
반대쪽 머리를 덮도록 굴려주어 만들어진 틈 안에 모발
끝부분을 넣어주면 소라형 업 스타일도 가능하다.
뒷머리의 고정 위치에 따라 느낌이 달라지는데,
밑으로 내릴수록 고전적인 느낌을 주며,
중간 위치는 여성스러운 느낌을, 위로 올릴수록
발랄한 느낌을 준다. 너무 위로 올리면
경망스러워 보일 수 있으니 주의할 것!

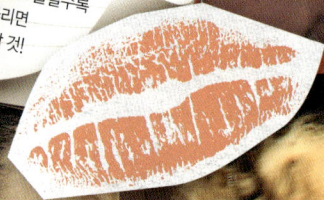

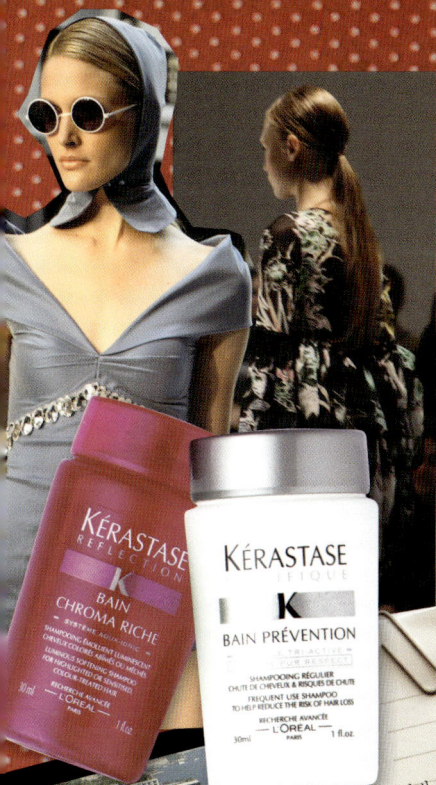

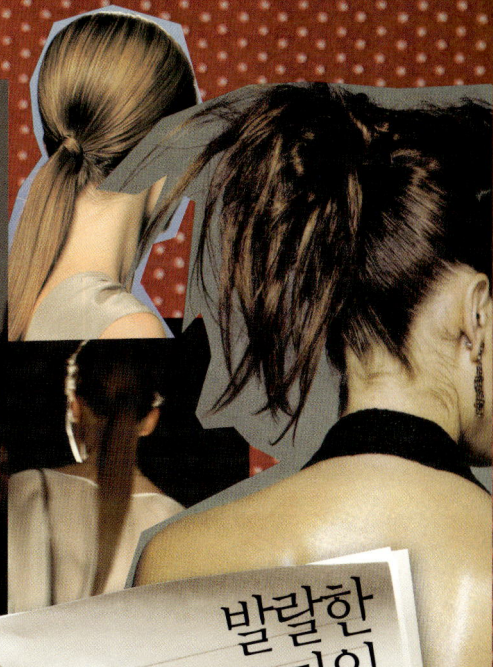

발랄한 포니테일 스타일

이번 시즌 포니테일은 주로 아랫부분에 묶은 것이 특징이다. 이렇게 아랫부분에 묶으면 청순하고 단아한 분위기를 연출한다. 반대로 윗부분에 묶으면 발랄하고 활동적인 분위기를 선사한다. 풀하우스의 송혜교가 자주 하던 옆으로 묶는 포니테일은 귀엽고 사랑스러운 분위기를 더해준다. 묶는 위치뿐 아니라 묶는 강도를 느슨하게 하느냐, 타이트하게 하느냐에 따라 분위기가 확 달라진다. 느슨하게 묶으면 소녀스러운 느낌, 내추럴한 느낌을 연출할 수 있으며, 타이트하게 묶을 땐 단정하고 세련된 이미지를 연출할 수 있다. 때에 따라, 원하는 분위기에 따라 위치와 강도를 달리한 포니테일을 활용해보자.

예쁜 포니테일 연출법
포니테일의 핵심은 묶인 헤어의 모양새다. 숱이 많고 끝이 무겁다면 그 느낌을 살려 묶은 머리가 찰랑찰랑한 스트레이트 헤어가 되도록 연출해보자. 시크한 느낌이 들 것이다. 그러나 일반적으로 로션이나 크림을 모발에 소량 바른 후 트위스트한 채 말려 풀어주면 자연스러운 웨이브가 생기는데, 그 웨이브의 텍스처를 살리면 발랄한 느낌과 로맨틱한 포니테일을 완성할 수 있다. 의상에 따라 다양한 색상의 밴드로 묶어준다면 센스가 더욱 빛날 듯!

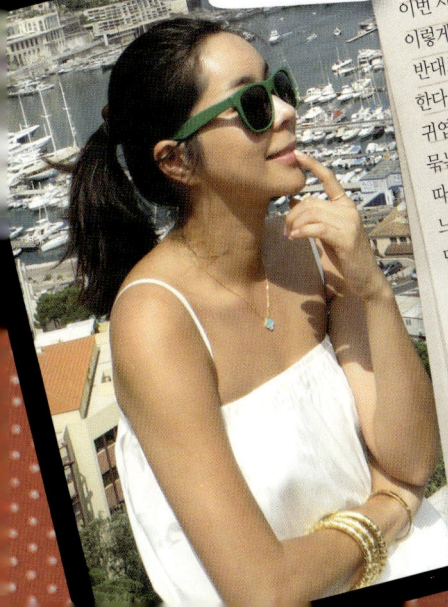

이혜영 헤어 스토리

My name is   Je Hee Park (Kowon)   www. jheehair. com

My hairstyle name is   Antique Wave Style

How to ...

cut   우선 squre shape으로 Onelength로 cut 한 뒤, 정리직으로 뒤쪽에 layer technique로 사용하여 층을 준다. 하지만 앞부분 에는 층을 내지않고 무거운 느낌을 그대로 살려주는것이 포인트이다. 요점은 고중감있을이 지나친 층기의해서 변형될 수 있기 때문이다.

perm   새시 perm으로 표현하였는데 어디로 style이거는 최대한 비중하는 느낌으로 연출할 수 있는 방법은 digital perm이다. 큐은 후근을 사용하여 기강씨 잉사에 기본 스타일로 타업당 한후, 방향을 그대로 살려 묶어주고 뻐끼도 열거로 빼어 받쳐놓내면 육직느낌을 최대한 살려수 있다.

style   Round iron과 Frat iron 두가지로 연출하는 수 있지만. Filat iron 좋기 덕잔이 둥근아이론이 가장 적합하다. 2~3cm 씩 section을 cut이 한건으로 이목부로 한번으로 바깥쪽으로 연결하여, 유격을 만들어 나간다. 아래 조네사람들이 즉 section의 육직이 잇서가득게 잇다. 그 후 손바닥에 메낸장을 바돕내. 여기를 흩더리면 style 완성!

Point   너러나 있는 고벽의 거고웠어해었던 style leader 재해영이다어 best style이다. 키큰된 캐너 모습은 사장스럽고 가장 얶이 쓰러두도 히다.

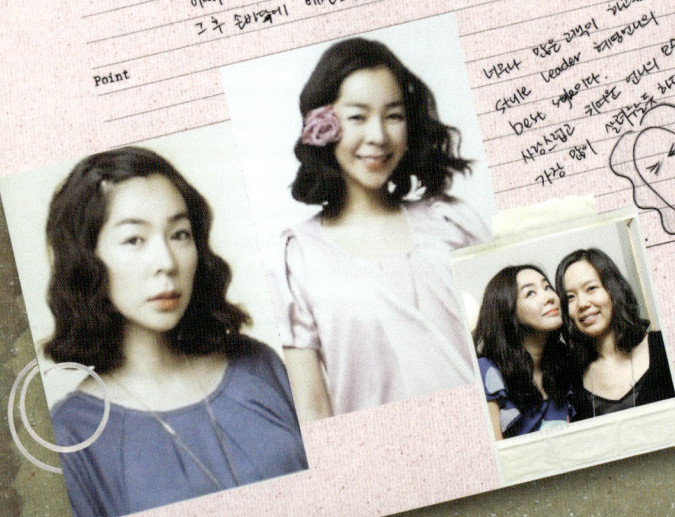

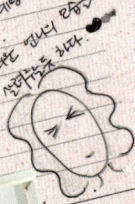

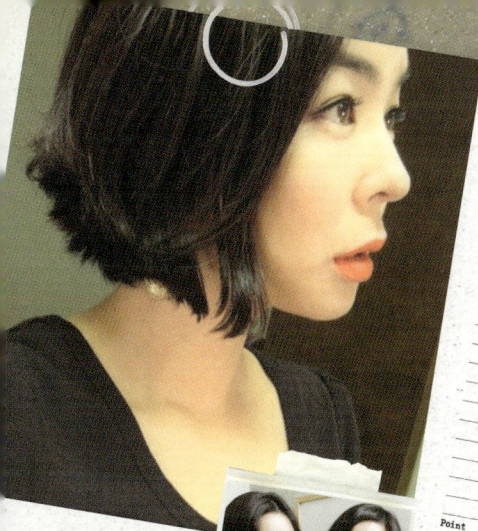

My name is **Je Hee Park (Konon)** www.jhwehair.com
My hairstyle name is **Chic Natural Bob**

How to ...

cut 입니에 기하는 Onelength technique를 사용한 5단의 커트이다.
틴닝가위로 정배면으로의 위아래 뉴밍을 지나며 이어지는 능선을 정리한다.
정수리 쪽으로 올라가는 능선을 연결하면 어깨목부분에는 작은
많이 엉키는데 삐치기도 하고, 돌아가기도하는 자연스런 texture
를 정리한다.

perm 흥기블는 정방향, 저방향으로 배향을 결쳐서 워라하며 volume magic
을 익혀 말대책배하면서 아래들고 거꾸러라 1/3 지각가의 매물이
얻으되 떨어겠다. 흥화다고 롣드로 말아서
뇌밍이 완료된수, 5단부로 완성된다.

style 머리듸에나 열가루를 사용하여, 얹어를 흥직이 자분스러워야 다.
텀플뉴에는 모숭 헤어로 지연스럽게 붐을어 흥직이지므로.
컬룸 듯자리되어, 엄룸운 5%, 뒤룸은 살룡과 경방에 깃셰자로.
볍스되는 방향들로 두쪽, 80% 정도로되면 롤리마에서 흥가하다며
손물의 에센스를 마친다.

Point
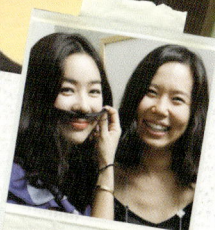
나란히 어려견있
채원이니가 토로하메
지연스러우면, 소위스 고급씨
이렇 셀카라며되 and chic't
natural 란 chic't

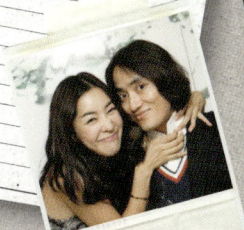

My name is **이 유 현**
My hairstyle name is **컬볼리 & 클래식 보브스타일**

How to ...

"고레거더레인의 개법적 그리고 등강 안토요!" 60년대 특유의
정리스러운 느낌을 살리되어하며 조정 맞게라 내겨 어뜨 로래서 복브스타일이다.
저귀자레인 엷물여이 얼게리를 턱머리부분가 돌어 검이바이본 A라인 협체의
커트를 챙근다. 얼리가시고 양볼을 가녀롭게 저이 부풀라위되지각로 무거운
가볍어지더이어지는 톤모스러메 유앑며 어울이 것해아밌게 있느니까"....
커트를 챙근다 그 안에 어크레 무숭이 달리물러서 대러되겁스
앞짝되는 로밍스의 따라 챙밍게 맛추며 2나귀 갑으되
둔번성으를 묘르바 길이 반물이 여각 단아되장게다.

perm 화어정도, 입바 물이 정후 한환되 반물이 여각 단아되장게다.
앞포 요 로 노는들른 노멀한 케이블 로배어 짓뼈네되 클래세가달
이어지는 통부일것이다.

style 컬리있는 자연스러워뷰을 감추랴 스타일이야귀
텀쓰뷰 스타일링을 요하산을 원한다. 컴프을 삼되주 있는
커어던이나 헤어데이브드 등 바르죠 5단히 화유러시 스타일즈
잇어주는 것으로는 간견하게 동작이 가능하되 없는 스타일로 만들어
가릮운 모습을 첨쓰립러이서 토래된 닷물이 없는 헤어얼도로 단정하도한다.
이튿처럼 독자여러분 후게니와 해어여볼수 있다.

Point 단방머리의 경우 연극배우의 어느 기득선을 정봥거 커트로
에이나여단다 이미지가 구거 얹지했는 것것이다 이느해 복귀것이
복간 스타일의 경우 콜메르( )에는 레이어( )에는 겨봇을 쥐다 경것이다
해 복물는 끈보에게데 복보면 옵물러러 초종브라논 신나룰보러솜
컬어덱시 단발머리보 익물러도 막먹 이둣리를 시나주로오메
우리브라봉 복버는 이륜러보 쪽북스물 좋으되느 있다.
이능해서 겨우샤었으도 사각스론 모습을 가장 여럴 득장물것으도 도 어울러다.

연투 이승천 원장
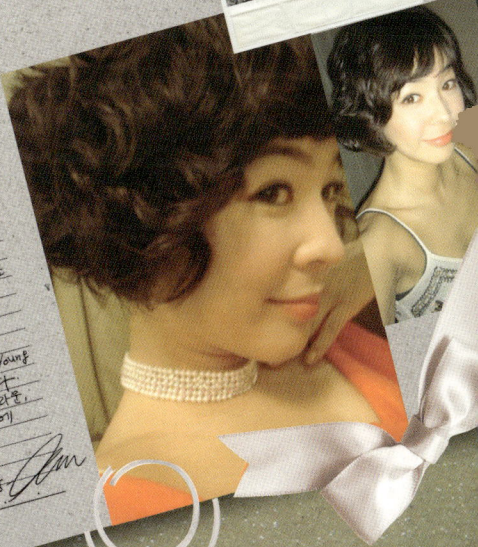

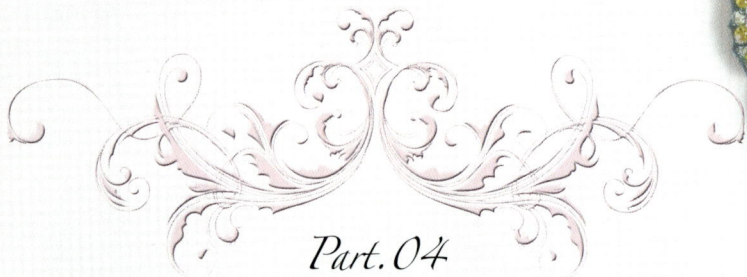

Part.04

FRAGRANCE

나와 닮은 향기를 찾아 향으로 나를 각인하기

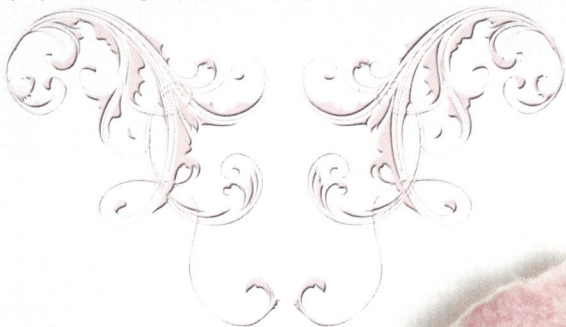

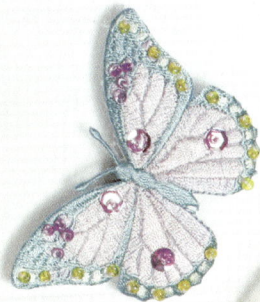

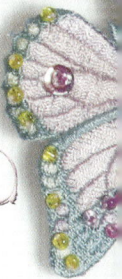

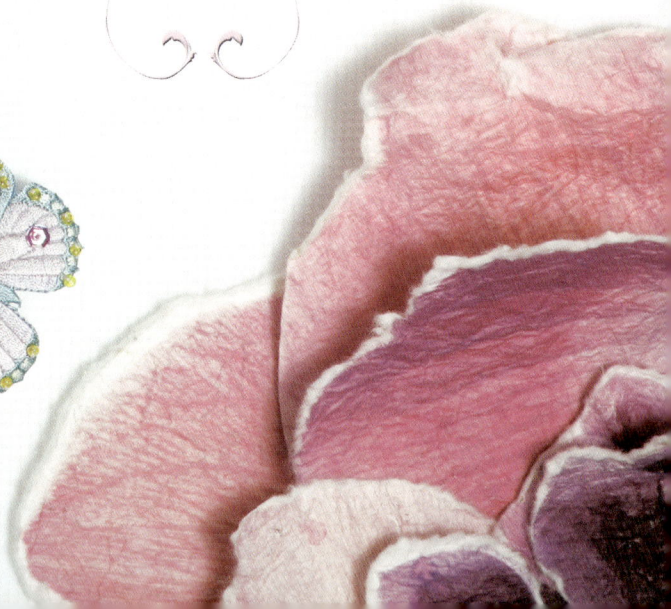

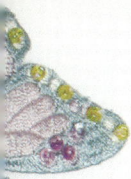

〈여인의 향기〉라는 영화 제목의 두 단어, '여인'과 '향기'는 참 잘 어울린다. 향기는 여인의 아름다움을 완성하는 보이지 않는 힘을 지니고 있다. 멋진 헤어스타일과, 완벽한 메이크업, 스타일리시한 패션을 갖췄더라도 향기가 빠지면 왠지 옷을 입은 것 같지 않은 듯 허전하다. 나에게 향기는 '스타일의 완성'인 동시에 '여인의 여인됨'을 가장 손쉽게 표출할 수 있는 수단이기 때문이다. 흔히 남자들은 후각이 발달한 동물이라고 한다. 그만큼 향기에 민감할 수밖에 없는 그들과 함께 섞여 살아가는 우리이기에 향기에 좀더 신경을 쓰게 되는 것은 자연스러운 섭리이겠지.

이러한 향은 과거 종교의식 때 고대 인도에서 최초로 이용되었다고 한다. 향나무를 태울 때 나는 냄새가 향수의 시초였다고. 향수는 퍼퓸(perfume)이라 하는데 이것은 라틴어로 per(through라는 의미)와 fume(smoke라는 의미)의 합성어로 '연기를 통하여'라는 어원을 가지고 있다. 향수가 종교적인 목적이나 기능적인 용도가 아닌 지금과 같은 뷰티를 위해 사용된 것은 전쟁 영웅들이나 클레오파트라가 자신들의 몸에 향을 사용하기 시작하면서부터였다. 향수는 인류가 최초로 사용한 화장품으로 처음에는 국왕이나 귀족 같은 특수 계층에서만 사용했다고 한다. 그 후 900년경 아랍인들이 증류하여 향을 얻는 방법을 발명하여 내가 너무너무 좋아하는 장미향이 최초로 탄생되었다. 이 방법은 유럽으로 전파되어 더욱 발전되었고, 1370년경에 이르러 향료를 알코올에 녹인 현대 향수의 시초라 할 수 있는 '헝가리 워터'가 출현하게 되었다. 향수의 원료로 사용되는 향료식물은 1560년경 프랑스 남부 '그라스(Grasse)' 지방에서 본격적으로 재배되기 시작하였다. 그라스 지방은 지중해성의 온난성 기후와 비옥한 토지 등 뛰어난 자연조건으로 현재까지 향료식물의 주산지가 되고 있다. 그 뒤 새로운 형태의 향수라 할 수 있는 오데코롱('쾰른지방의 물'이라는 뜻)이 탄생하여 폭발적인 인기를 누렸다. 바닐라향, 계피향, 무스크향, 쟈스민향의 주성분들이 밝혀지며 화학적으로 합성되기 시작하였다. 1900년대 이후 향의 조합기술, 즉 조향기술이 발달하게 되어 시대에 맞는 다양한 향수가 개발되었다.

2009년 현재 어마어마하게 많은 종류의 향수들이 존재한다. 우리는 기필코 '내 취향에 맞는 향', 나라는 사람과 닮은 듯한 '나만의 향'을 찾아내야 한다. 사람들에게 어떠한 향기로 나를 추억하게 할 수 있다면 참 멋진 일이 아닌가? 향기는 무척 또렷하게 뇌에 각인되는 효과가 있다. 여섯 살 때 유아원 문을 열고 들어가면 프레시한 사과향이 났는데, 그 뒤로 사과향이 나면 나는 그 유아원 내부가 선명하게 떠오른다. 이렇듯 나의 향기로 나를 뚜렷하게 각인할 수 있다면 참 좋을 것 같다.

그러나 향 플레이에도 룰은 존재한다. 향을 통일하는 센스가 바로 그것이다. 옷을 입을 때에도 각 패션 아이템들의 전체적인 조화를 중요시하듯 향도 전반적인 조화를 이룰 때 더욱 빛나게 된다. 만약 바디 샴푸향, 바디 로션향, 맥박이 뛰는 곳과 옷 곳곳에 뿌린 향이 모두 제각기 다른 향을 뿜어낸다면 머리 아프지 않겠는가? 잡스러운 여러 향이 섞이는 것은 마치 힙합 패션에 클래식한 힐을 신은 것과 같이 부자연스러운 일이다. 내 몸에서 여러 향이 섞여 나지 않도록 특별히 주의하자.

끝으로 한 가지 덧붙이면, 향수를 여러 가지 구비해두었다가 그날의 패션에 걸맞은 향수를 선택할 줄 아는 센스를 기르자. 그렇게 향기로 스타일링을 완성하는 여러분이 되길……

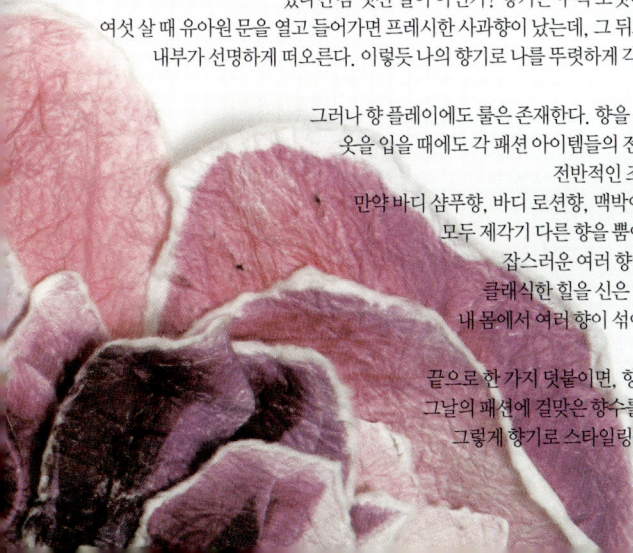

아로마,
그 평온한 세계에 관하여

아로마 테라피는 향기를 뜻하는 아로마(aroma)와 치료, 요법을 뜻하는 테라피(therapy)의 합성어로 향기치료·향기요법을 의미한다. 원래 향기 나는 식물(허브)에서 추출한 100% 정유로 질병치료, 피부 미용, 심리적 불안정 회복 등에 이용하는 것을 말하는데, 이러한 에센셜 오일을 이용한 아로마 테라피 외에도 향초, 향수, 인테리어 향수, 방향제 등을 이용하는 방법이 있다.

에센셜 오일은 허브 식물의 꽃, 잎, 줄기, 열매, 뿌리 등에서 추출한 100% 천연 고농축 에센셜 정유를 말한다. 모든 허브 식물은 자기를 번식, 성장시키는 힘과 병을 치유하고 상처를 낫게 하는 능력을 갖고 있는데 에센셜 오일은 허브 식물의 이러한 '치유력'과 '생명력'만을 스팀 증류법이나 압축법, 용제 추출법으로 고농축으로 추출해낸 것이다. 에센셜 오일은 피부 침투효과와 흡입 효과가 좋아 인체에 활력을 주며, 그 고유한 향기는 인간 뇌 속의 기억력과 감정을 다스리는 기관에 작용하여 좋은 영향을 준다.

또 만성적 피로를 치유하고, 피부 보호를 돕고, 스트레스와 긴장을 완화시켜주기도 한다.

예를 들어 라벤더(Lavender)는 안정감, 진통효과, 이완효과, 카모마일(Chamomile)은 진정효과, 항염증 진정효과 그리고 로즈마리(Rosemary)는 신체와 감정 모두를 북돋아주는 효과가 있다.

에센셜 오일은 식물의 다양한 부위에서 추출한다. 먼저 꽃에서 추출하는 오일들, 즉 자스민, 로즈, 네롤리, 일랑일랑은 육체적으로 표현되는 감정을 관할하고 생식기가 약하여 생길 수 있는 병이나 호르몬 불균형으로 생길 수 있는 정신적인 혹은 신체적인 병에 다양하게 사용할 수 있다.

불면증에도 효과적이나 베개에 한두 방울 떨어뜨리고 잔다. 잎에서 추출하는 오일들, 즉 유칼립투스, 카젯풋, 머틀, 티트리, 페티그레인은 기관지 질병이나 염증, 바이러스 감염과 같은 면역계 질병과 예민해지고 걱정, 근심 등이 생겨나는 신경계 질환에 좋은 효과를 볼 수 있다.

특히 티트리 오일은 머리에서 발끝까지 생긴 어떠한 염증에도 사용할 수 있는데, 여드름이 많은 지성 피부에 알로에 젤이나 로션과 블렌딩하여 사용하면 효과적이다.

또 머리에 생긴 비듬성 세균에 샴푸와 블렌딩하여 사용하고, 입 안에 생긴 염증에 가글제로 따뜻한 물 한 컵에 2방울 정도 넣어서 사용하거나 치약에 블렌딩하여 사용할 수도 있다.

목 감기 같은 기관지염 등에는 수증기 흡입법으로

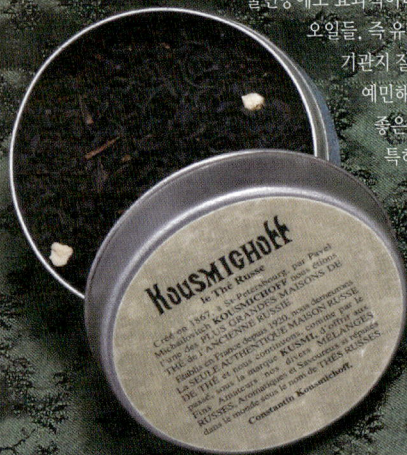

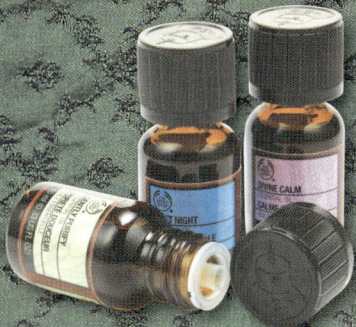

사용하는 것이 좋고, 우유에 블렌딩된 티트리 오일을 따뜻한 물에 넣어 좌욕할 때 사용하면 각종 감염 질환을 예방하거나 치료할 수 있다. 심지어 무좀에도 효과적인 뷰티 최강 오일이다. 주로 25mL 베이스 오일을 기준으로 2방울 정도 사용하면 된다. 나무에서 추출하는 오일들, 즉 버지니안 시다우드, 샌달우드, 로즈우드는 피부 미용은 물론 신장계 기능을 강하게 하는 데 효과적이다. 이 오일들을 어려서부터 꾸준히 사용하면 노화를 방지해 항상 탄력있고 건강한 피부로 가꾸는 데 도움이 된다.

진에서 추출한 오일들, 즉 몰약, 프랑킨센스, 벤진 오일은 피부나 힘줄이 약하여 생길 수 있는 병에 사용하면 좋다. 예를 들어 잘 갈라지는 피부는 아보카도 오일에 블렌딩하여 사용하면 즉각적인 효과를 볼 수 있고, 힘줄이 약해 잘 삐거나, 잘 넘어지는 사람들에게 효과를 발휘한다.

그 밖에 심장 기능, 소화 기관 관련 증상에도 효과적이다. 뿌리에서 나는 오일들인 생강 오일, 안젤리카 루트 오일은 일반적으로 몸의 기능을 강하게 해주는 역할과 피를 맑게 해주는 역할을 한다. 생식기가 약하고 혈액이 탁해 발생하는 생리통에 생강을 오일로도 바르고 차로도 마시면 좋은 효과를 볼 수 있다. 당귀로 알려진 안젤리카 루트 오일은 여성 생식기 기능을 강하게 하면서 몸의 전체적인 기능을 강하게 하고 피를 맑게 해주어 불임증이라든지 폐경기 증상에 많이 사용한다.

피를 맑게 해준다는 것은 우리 몸에 쌓여 있는 각종 유해한 성분을 밖으로 배출시키는 것을 의미하는데 이러한 원리는 냄새에도 효과적으로 작용한다. 따라서 발냄새, 땀냄새, 입냄새가 많이 나는 사람들이나 소변이나 생리혈far 진하고 냄새가 많이 나는 사람들에게도 도움이 된다.

허브에서 추출되는 오일들, 즉 로즈마리, 라벤더, 타임, 페퍼민트, 스피어민트, 제라늄은 면역계, 소화기관, 피부의 혈액순환, 상처 난 피부 그리고 기관지 계열의 감염증상에 효과적이다. 로즈마리, 타임, 페퍼민트 오일은 면역계와 소화 기관에, 라벤더, 제라늄 오일은 상처 난 피부나 피부의 혈액순환에 좋은 오일이다. 오렌지, 라임, 베르가못 같은 감귤류 열매에서 추출한 오일들은 일반적으로 혈액순환을 도와준다. 손발이 찰 때, 멍이 들었을 때, 혈액순환 장애에 따른 소화 불량, 피부 질환 등에도 효과적이다. 정신적인 면에서도 나쁜 생각이 들어 괴로울 때 감귤류 오일이 도움이 된다. 일반적으로 품질이 좋은 에센셜 오일은 고유한 색깔이 있는 것을 제외하고는 대부분 흰옷에 묻었을 때 얼룩을 남기지 않는 특징이 있으며, 자외선에 민감하게 반응하므로 짙은 갈색이나 푸른색 유리병에 보관하는 것이 안전하다.

에센셜 오일을 한 병 제조하기 위해서는 엄청난 양의 야생식물이 필요한데, 라벤더(Lavender) 에센셜 오일 한 병은 200kg의 라벤더가, 로즈(Rose) 에센셜 오일 한 병은 2,000~5,000kg의 장미 꽃잎이 들어간다. 가격이 비싼 것은 바로 이러한 이유라고. 살면서 아로마 오일을 적절히 활용해 잠도 깊이 잘 자고, 몸의 불쾌한 냄새도 없애고, 피부의 여드름과 같은 염증도 진정시키고, 정신적인 피로나 스트레스도 물리치면 아름다운 삶에 성큼 다가갈 수 있을 것이다.

나의 스타일을
향으로 뽑아내기

향수가 반드시 한 가지일 필요는 없다. 때론 어떤 향을 맡으면 그 사람이 떠오를 정도로
한 가지 향으로 자신을 각인시키는 사람도 있는데, 그 향에 스스로 질리지만 않는다면
그것도 나쁘지 않겠다. 그러나 그 향이 아니면 안 될 것 같은, 어떤 향수로도 대체할 수 없을 것 같은,
마치 그 향이 나를 그대로 담고 있는 것 같은 소울메이트(soulmate) 같은 운명적인 향수를 만난 것이
아니라면 최소한 3~5개 정도의 향수를 구비해두었다가 그날의 스타일에 맞는 것을 택해
사용하는 편이 훨씬 센스 있어 보인다.
스타일을 향으로 뽑아내기 위해서는 내공이 필요하다. 그날 만나는 사람들, 가게 되는 장소,
입을 옷, 몸의 상태, 내 기분을 종합적으로 고려해 적당한 향기를 찾아내는 내공 말이다.
만약 만나는 사람들이 연상남이라면 센슈얼한 향을, 연하남이라면 시트러스향을, 여자들이라면
중성적인 향을 택하는 것이 좋겠고, 회사나 외부 미팅에 참석해야 하는 경우라면 지적인 향을,
교외 나들이를 가는 경우라면 꽃향기를 택하는 것이 좋겠다. 캐주얼한 옷을 입었다면 가벼운 비누
냄새 같은 향을 택하는 센스도 필요하다. 또 그날그날 몸의 상태나 기분에 따라 특별히
더 당기는 향이 있으니 그날의 향수를 택할 때 육감이 당신에게 주는 메시지를 놓치지 말 것.
이를 위해서는 늘 사용하던 향수에서 벗어나 보겠다는 다짐과 끊임없는 서칭이 필요하다.
여러 향수를 써본 결과 특정 브랜드의 향수가 나에게 더 잘 맞는다는 결론을 내린 것이
아니라면, 한 브랜드의 향수만 고집할 것이 아니라 여러 브랜드의 향수를 고루 사용해보자.
분명 브랜드마다 고유한 향의 느낌이 있다. 내가 써보지 않았던 브랜드에서 보석 같은 향을 발견할
수도 있는 것 아닌가! 이런 기회를 나 스스로 밀쳐내고 있었을지도 모른다. 이런 향수 탐색은 평소에
틈틈이 해야 한다. 갑자기 향수를 고르겠다며 너무 많은 향을 맡으면 코가 마비되어 냉철하게
판단할 수 없다. 백화점이나 면세점에 갈 때마다 새로 나온 향수를 시향해보고 맘에 드는
향수를 그때그때 꾸준히 구비해두는 것이 좋겠다.
동시에 향수에 대한 고정관념을 허무는 작업이 필요하다. 남자 향수라고 반드시 남자만 써야
한다는 법은 없음을 명심하자. 예를 들어 여자들을 만날 때 남자 향수를 쓰면 호감을 일으키는 데
상당한 도움이 된다. 중성적인 향도 마찬가지. 내가 좋아하는 에르메스의 떼르 데르메스,
크리드의 베띠베르, 불가리의 불가리 푸르 옴므, 겐조의 겐조 푸르 옴므는 남자 향수임에도
여자가 쓰기에 상당히 매력적이다. 키엘의 머스크향 역시 남녀 모두 사용할 수 있는
아주 매혹적인 향이다. 이렇게 남자 향수나 중성적인 향수에도 과감히 기웃거려 본다면
향수에 대한 내공은 저절로 쌓여갈 것이다. 그러면서 나의 향, 내 남자의 향을 더불어
찾아내는 동시에 누군가에게 선물할 때 고민하는 시간을 덜 수도 있으니 일석삼조가 아닐까!

에르메스, 떼르 데르메스
만물의 근원인 땅의 특별함을 담은 향수로
우디, 베지털, 미네랄향이 어우러져 광물적인
뉘앙스와 오렌지, 그레이프푸르트의
상큼함을 동시에 표현한다. 페퍼와 핑크
페퍼가 생기를, 제라늄이 우아함을,
시더우드가 부드러움을 선사한다

키엘, 오리지날 머스크
프레시하고 상큼한 오렌지꽃과 베르가못 꿀향이
불꽃처럼 터지며 시간이 지날수록 일랑일랑, 백합,
장미, 네롤리의 플로랄향이 나면서 은은한
머스크 잔향이 남는 관능적이고 신비한 사향은
이성을 사로잡는 묘한 매력이 있다.

크리드, 베띠베르
삼나무의 깊은 우드향이 베이스를 이루고
샌달우드로 감싸진 베띠베르향이
미들노트를 이룬 위에 스파이시한 진저향과
향긋한 아이리스향이 더해져 프레시함과
센슈얼함을 동시에 선사한다.

불가리, 불가리 푸르 옴므
다즐링차에서 추출한 에센스와 박하, 오렌지꽃, 진저, 페퍼, 머스크향이
어우러져 신선하면서도 기품있는 지적인 분위기를 연출한다.

겐조, 겐조 옴므 프레시
베르가못과 레몬으로 시작되어 시간이
지날수록 차의 향을 거쳐 푸른 대나무에서
밀려오는 생기 넘치고 시원한 동시에
순수한 바다의 향을 담은 우디 마린향은
신비로운 매력을 선사한다.

남자들이 좋아하는 여자 향수 BEST

최강창민은 깨끗하고 달콤한 향을 좋아해!
에스티로더, 퓨어 화이트 리넨
봄에 어울리는 따뜻하고 부드러운 향. 흰색 리넨 셔츠가 주는 느낌을 살려 달콤하면서도 깨끗한 분위기를 선사한다.

마르코는 프레시한 향을 좋아해!
엘리자베스 아덴, 그린티 로터스
인도, 일본, 중국 등지에서 전통적으로 차의 맛을 내기 위해 쓰였던 여러 종류의 꽃들과 교토 도처에서 흔히 볼 수 있는 재패니스 가든의 야생 연꽃에서 영감을 받아 만들어진 향수로 그린티의 상큼하면서도 따뜻함, 연꽃의 독특함, 유자, 우메 플럼의 우아하면서도 산뜻함, 포근하면서도 군침 도는 과일의 향을 담고 있다.

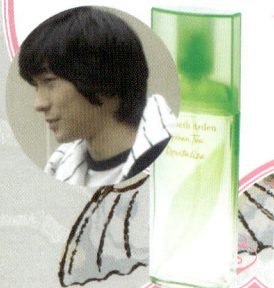

유노윤호는 모던한 오리엔탈향을 좋아해!
불가리, 옴니아
전통적인 오리엔탈향을 현대적으로 재해석한 라이트 모던 오리엔탈 향수. 만다린, 샤프론, 진저, 카다멈, 블랙 페퍼의 톡 쏘는 상큼한 분위기와 정향, 시나몬향이 감도는 마살라 티와 로터스 블러섬의 평범함을 거부하는 독특한 부드러운 감성, 화이트 초콜릿, 인디안 우드, 샌달 우드의 고귀한 원료들로 자신감 넘치고 우아한 느낌을 연출한다.

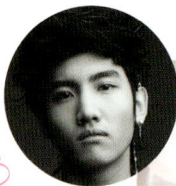

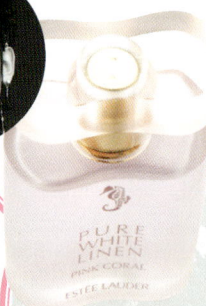

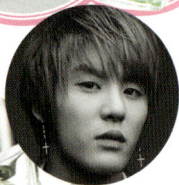

시아준수는 상큼한 시트러스향을 좋아해!
딥티크, 오예도
시트러스 그 이상의 향수. 상큼한 레몬과 톡 쏘는 듯한 그린 만다린과 오렌지, 타마린드 등 다양한 시트러스 과일이 풍성하게 블렌딩되어 기분을 상쾌하게 해준다.

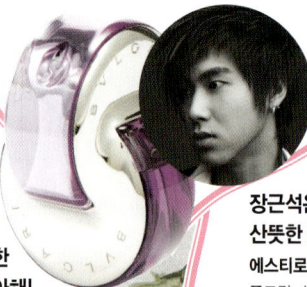

장근석은 산뜻한 꽃향기를 좋아해!
에스티로더, 플레저
플로랄 계열의 대표적인 향수. 백합, 제비꽃, 베이비 로즈향이 풍성하게 어우러져 산뜻하면서도 조금은 파우더리하고 은은하면서도 달콤한 느낌이 감돌아 전체적으로 그윽하고 신비로운 분위기를 선사한다.

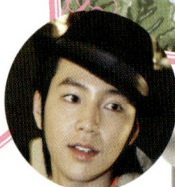

정우성은 클래식하면서도 섹시한 향을 좋아해!

디올, 자도르 압솔뤼

풍부하면서도 대담한 여성적인 플라워 부케향과 후루티 계열의 고급스럽고 깊은 우드향이 조화를 이룬 가장 디올다운 향수. 일랑일랑, 터키시 로즈, 삼박 자스민, 루버 로즈의 네 가지 주요 플로랄을 결합해 강렬하면서도 고급스러운 분위기를 선사한다.

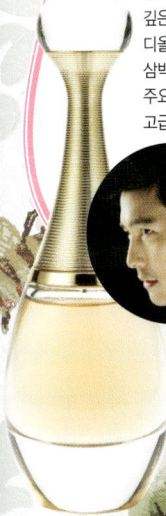

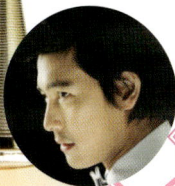

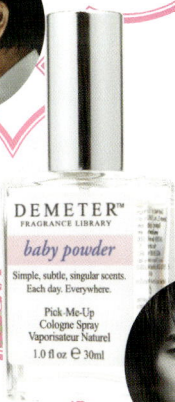

신현준은 우아한 파우더향을 좋아해!

에르메스, 퍼퓸 드 펄 파우더

우아하고 관능적인 짙은 파우더향. 펄 파우더 타입이라 몸에 파우더를 바르듯 사용하면 여성스러운 감성을 더해준다.

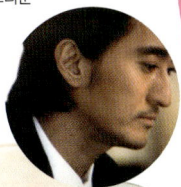

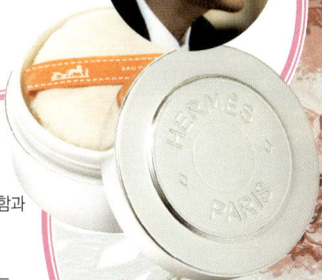

믹키유천은 아기 냄새를 좋아해!

데메테르, 베이비파우더

파우더향의 단일 노트로 편안함과 깨끗함을 선사하여 어린 시절 목욕 후 어머니가 발라주던 파우더의 추억을 떠오르게 하는 향수로 할리우드 스타 커트니 콕스가 애용하여 유명해졌다.

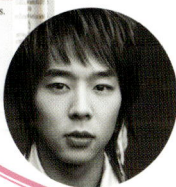

영웅재중은 사랑스러운 장미향을 좋아해!

에르메스, 로즈 이케바나

실크같이 매끄러운 피부의 촉감을 연상시키는 상큼하면서도 달콤하고 사랑스러운 장미향. 로즈 티, 모란, 목련, 핑크 페퍼, 그레이프푸르트, 바닐라 허니향이 조화를 이루어 부드러운 동시에 톡 쏘는 듯 매혹적인 장미의 매력을 전한다.

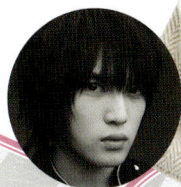

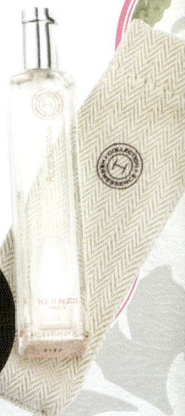

이정재는 관능적인 향을 좋아해!

코빗, 사라 제시카 파커 코빗 퓨어 블룸

밝고 여성스러운 사라 제시카 파커의 이미지에 깨끗하고 순수한 느낌과 관능적인 아름다움을 더한 플로랄향. 퍼퓸 플럼과 코코넛 워터가 톱 노트를 이루고 튜브 로즈와 인도네시아 피카케가 미들 노트를, 크리미 머스크와 앰버가 베이스 노트를 이어 순수하고 깨끗한 파라다이스에서의 관능미를 표출한다.

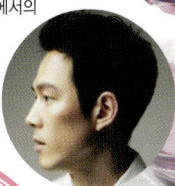

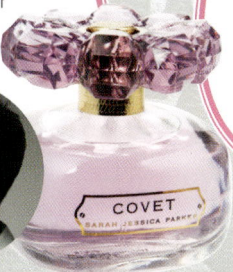

남자를 부르는 매혹적인 향

늘 그 향수만 뿌리면 남자들이 성큼 다가와 물어온다.
"오늘 무슨 향수 뿌리셨어요?"
분명 남자들이 반응하는 향이 있음이 틀림없다.
남자를 부르는 매혹적인 향수를 소개한다.

디올, 자도르 압솔뤼

일랑일랑, 터키시 로즈, 삼박 자스민,
투버 로즈가 어우러져 대담하면서도
우아한 여성의 매력을 발산한다.

비비안 웨스트우드, 부도와 신 가든

파우더리한 플로랄향, 고풍스러운 영국 교외의 아름다운
바람결에 묻어나는 싱그러운 꽃향기가 설렘을 안겨준다.
프리지아, 핑크 페퍼의 톱 노트에 파우더향, 흰 붓꽃의
미들 노트, 자작나무, 오크, 머스크의 베이스 노트로
이루어져 자유분방하면서도 매혹적인 느낌을 선사한다.

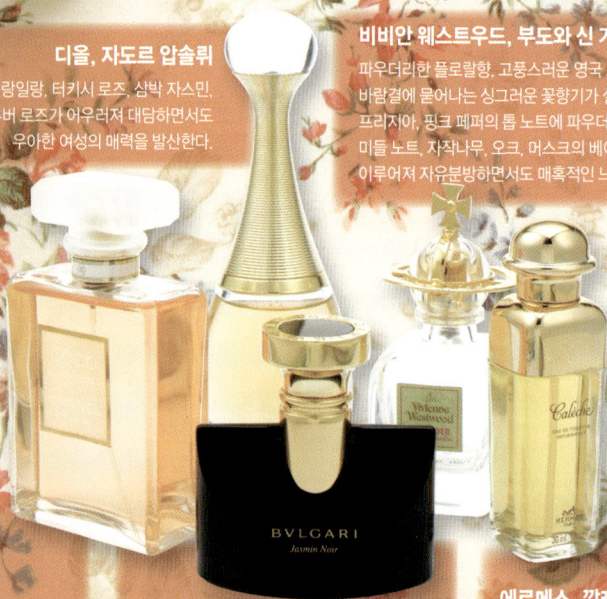

샤넬, 코코 마드모아젤 오드퍼퓸

베르가못, 오렌지,
자스민이 어우러져
오리엔탈의
신비로우면서
매혹적인 분위기를
연출한다.

불가리, 자스민 누아르

자스민 플로랄향. 꽃이 피어나는 아침의 향과
노을이 지는 따스한 밤의 향이 주는 상반된
이미지를 조화롭게 담아 섬세하고 우아한 동시에
관능적인 분위기를 연출한다. 치자나무꽃잎,
수액의 스파클링한 톱 노트와 삼박 자스민, 새틴
아몬드의 신비롭고 부드러운 미들 노트,
통카 빈과 나무의 따스한 베이스 노트가 어우러져
세련되면서도 매혹적인 느낌을 선사한다.

에르메스, 깔레시

플로랄 우디 시프레향. 로즈, 자스민,
아이리스, 가데니아, 일랑일랑,
베르가못, 샌달우드, 오크모스,
시더우드, 베티버, 앰버가 어우러져
레이스 드레스를 입고 긴 장갑을 끼고
마차에 몸을 실은 신비롭고 우아한
여성의 아름다움을 연출한다.

똑똑해 보이는 지적인 향

면접이나 프레젠테이션 등 왠지 좀 똑똑해 보이고 싶은 날이 있다.
딱 떨어지는 정갈한 수트와 잘 어울릴 것 같은 지적인 향수를 소개한다.

니나리치, 레르 뒤 떵

스파이시한 플로랄향.
설렘 가득한 봄바람의 숨결을 담은
향내가 평화롭고 사랑스러운 분위기를
연출한다. 스파이시한 카네이션,
치자나무꽃의 톱 노트에 자스민,
로즈의 미들 노트, 흰 붓꽃, 샌들우드의
베이스 노트로 이루어져
순수하고 낭만적인
느낌을 선사한다.

엠포리오 아르마니, 다이아몬드 인텐스

섬세한 라즈베리 넥타의 톱 노트,
세련되면서도 대담한 로즈 하트, 불가리안
로즈의 미들 노트, 매혹적이면서
글래머러스한 패츌리와 버본 바닐라의
베이스 노트로 강인하고 자신감 넘치는
여성의 이미지를 연출한다.

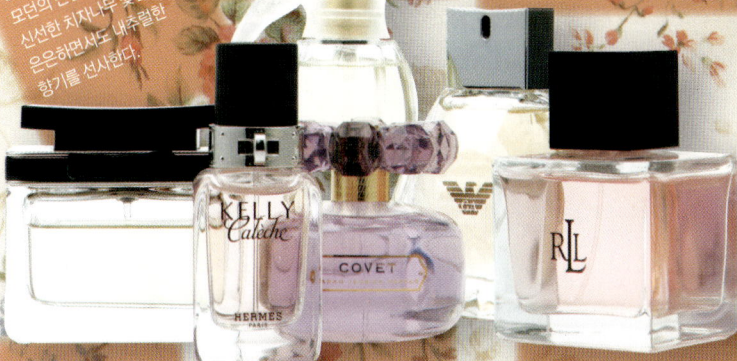

마크 제이콥스, 우먼 오드퍼퓸

프레시한 플로랄향 + 우디향.
튀지 않으면서 세련되고 그윽이
박히지 않으면서 고급스러운
분위기를 연출한다. 클래식과
모던의 만남이랄까?
신선한 치자나무 꽃잎이
은은하면서도 내추럴한
향기를 선사한다.

에르메스, 켈리 깔레시

순수한 미모사향과
섬세한 아이리스향,
프레시한 튜브 로즈향이
어우러져 자유롭고
역동적인 이미지를
선사한다.

코빗, 퓨어 블룸

퍼플 플럼, 코코넛
워터의 톱 노트, 튜브 로즈,
인도네시아 피카케의
미들 노트, 크리미 머스크와
앰버의 베이스 노트로 밝고
깨끗하고 순수하지만
관능적인 매력이 있는
여성의 이미지를 연출한다.

랄프 로렌, 로렌 스타일

우아한 자스민, 상큼한 오렌지,
감미로운 바닐라향이 어우러져
랄프 로렌의 패션이 잘 어울릴
듯한 모던하고 정갈한 여인의
이미지를 연출한다.

아기같이 느껴지는
베이비향

아기 같은 향을 뿌리면 왠지 순수해지는 것 같다.
좀 어리광을 부려도 괜찮을 것 같다. 상대방의 경계심을
풀어놓고 호감을 이끌어내는 베이비 향수들을 소개한다.

지방시, 프티상봉

레몬, 자스민, 민트향이
어우러져 순수하면서도
신선하고 상쾌한
느낌을 준다. 잔향이 오래
남지 않는 정말 가볍고 산뜻한
베이비향의 대명사다.

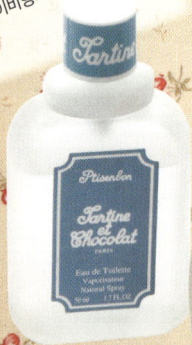

돌체 앤 가바나,
라이트 블루

그래니 스미스 애플,
시실리안 레몬, 블루벨의 톱 노트,
자스민, 대나무, 화이트 로즈의
미들 노트, 앰버, 머스크,
시더우드의 베이스 노트가
어우러져 신선하면서도
상큼하고 맑은
느낌을 선사한다.

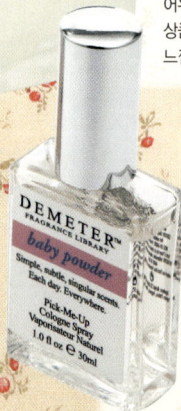

제니퍼 로페즈, 글로우 바이 제이로

프레시 플로랄향. 오렌지 플라워, 자몽,
모로코산 비터 오렌지 꽃잎의 신선하고 상큼한 톱 노트,
인도산 핑크 장미 꽃잎, 샌달우드, 소프트 앰버의
부드러운 미들 노트, 자스민, 흰 붓꽃, 소프트 머스크,
바닐라의 깨끗하고 싱그러운 베이스 노트가 어우러져
산뜻하면서도 깨끗한 느낌을 전달한다.

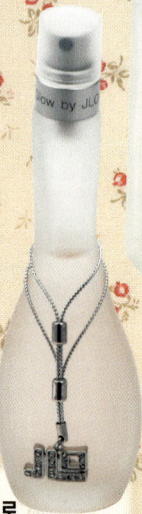

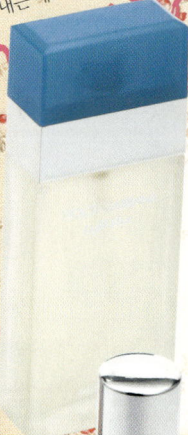

데메테르,
베이비파우더

파우더향의 단일 노트로
이루어진 심플한 향수.
편안함과 깨끗함을
선사하여 어린 시절
목욕 후 어머니가 발라주던
파우더의 추억을
떠오르게 한다.

조르지오 아르마니, 옹드 엑스타제

오리엔탈 우드향. 여성스럽고 중독성 강한 베티버와 삼나무향, 산뜻한 수선화향, 고소한 세서미향이 어우러져 신비롭고 여성스러우면서도 달콤한 이미지를 선사한다.

랄프 로렌, 랄프 와일드

수박, 핑크 페퍼민트, 야생 딸기의 톱 노트, 벚꽃, 빨간 꽃잎, 시어 자스민의 미들 노트, 앰버, 샌달우드, 머스크의 베이스 노트가 어우러져 즐겁고 자유로운 분위기를 연출한다. 새콤달콤한 딸기와 과즙이 풍성한 수박의 낙천적이고 반항기 어린 달콤함을 선사하는 것이 매력적이다.

불가리, 로즈 에센셜

섬세한 삼박 자스민과 달콤한 블랙베리, 순수한 바이올렛 잎사귀, 감미로운 샌달우드가 어우러져 우아하고 매혹적인 달콤함을 선사한다.

크리드, 실버 마운틴 워터

머스크와 바닐라의 만남으로 부드러운 달콤함과 깊이 있으면서 개운함을 동시에 선사한다. 보통 달콤한 향이 지니기 어려운 신비롭고 시원한 이미지를 연출하는 매력적인 향수다.

에스티로더, 퓨어 화이트 리넨

스위트 푸르츠 우디향. 그레이프, 라즈베리, 시더우드향이 어우러져 봄의 따스하고 부드러운 느낌을 선사한다. 달콤하면서도 깨끗한 이미지를 연출하고 싶을 때 제격이다.

니나리치, 니나

프레시 플로랄 푸르츠향. 케프리나 라임, 칼라브리즈 레몬의 톡톡 튀는 톱 노트, 빨간 토피 사탕, 밤나팔꽃, 모란 꽃잎의 달콤한 미들 노트, 시더우드, 사과나무, 코튼 머스크의 부드럽고 따스한 향이 어우러져 동화처럼 신비롭고 달콤한 분위기를 연출한다.

먹고 싶은 달콤한 향

과일, 사탕, 꿀에서 느껴지는 먹고 싶어지는 달콤함은 소녀적인 느낌 이외에 때론 우아하고 매혹적으로, 때론 신비롭게, 때론 스포티하게, 때론 화려하게 변신하는 중독성 있는 매력이 있다. 마치 어린아이가 사탕을 끊을 수 없는 것처럼!

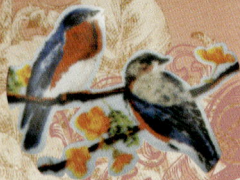

사랑을 부르는 꽃향기

어릴 적 좋아하던 만화, 붕붕 꼬마자동차는
기운이 빠질 때 꽃향기를 맡으면 힘이 솟아오르랬다.
붕붕에게 꽃향기는 휘발유이자 밥이었으니까.
나도 그땐 붕붕 흉내를 내며 킁킁 꽃향기를 맡으며 돌아다니기도 했다.
지금도 꽃향기를 좋아하는 건 아마도 붕붕의 영향이 클 거야.
이렇게 붕붕처럼 꽃향기를 맡으면 난 웬지 로맨틱한 기분에 젖어든다.
영화 같은 사랑에 빠지고도 싶고 남자에게 한없이 기대는
여자가 되어버릴 것도 같은 기분. 앞에서 남자들이 좋아하는
여자 향수 BEST를 보면, 그들이 좋아하는 향수는 대부분
플로랄 계열이었다. 더욱 놀라운 것은 그 톱 노트, 미들 노트,
베이스 노트 중에 공통적으로 자스민향이 포함된 것들이
많았다는 사실이다. 자스민향에 사랑을 부르는
어떤 강렬한 힘이 있는 것은 아닐까?
사랑에 빠지고 싶다면 꽃향기를 뿌려보자.

겐조, 플라워 바이 겐조
야생 산사나무, 카시아, 불가리아
장미의 부드럽고 풍만한 톱 노트,
부르봉 바닐라, 화이트 머스크,
오포파낙스의 파우더리한
미들 노트, 레디온, 사이클로살의
신선하면서도 생명력 있는
베이스 노트가 어우러져
전체적으로 귀엽고 사랑스럽고
산뜻한 분위기를 연출한다.

딥티크, 오프레시아
순결한 프리지아향에 톡 쏘는
블랙 페퍼가 가미되어 유니크한
꽃향기로 기억될 것이다.

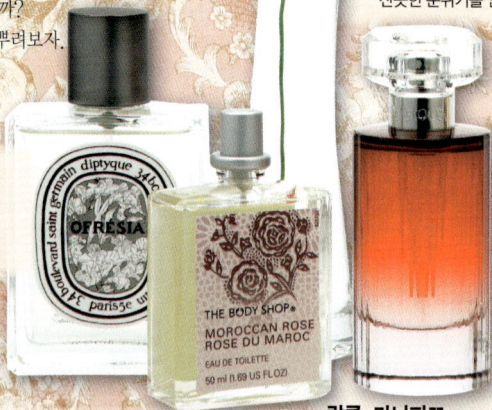

더 보디 숍, 모로칸 로즈
사랑, 열정, 기쁨, 아름다움 등 다양한
꽃말을 지닌 꽃 중의 꽃 장미.
새벽녘 모로코 장미가 최고조의 향을
머금을 때 추출한 향으로 매혹적이고
관능적이며 감각적인 분위기로 이끌어준다.

랑콤, 마니피끄
우디 플로랄 스파이시향. 따스하면서도
생동감 넘치는 샤프란향이 스파이시한
터치를, 로맨틱한 불가리안 로즈가 우아한
분위기를, 우디 계열의 나가르모타가
신비롭고 매혹적인 여성의 아름다움을
전한다. 화려한 사랑에 빠질 것
같은 느낌을 준다.

에스티로더, 플레저

상큼하고 풍부하면서도
깊이 있는 부케향.
우아하고 성숙한 사랑을
할 것만 같은 느낌이다.

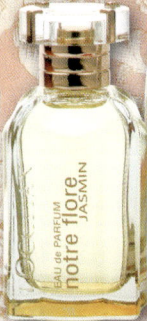

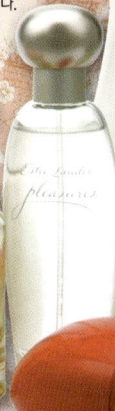

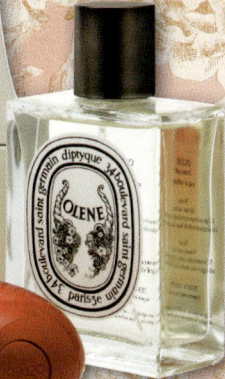

겐조, 겐조 아무르 소프트 화이트

우디 머스키 플로랄향. 벚꽃, 프랜지패니 플라워,
프리지아의 꽃향기와 다나카나무, 머스크의 우디향,
화이트 티, 라이스의 감미로운 향들이 어우러져 여유롭고
센슈얼한 사랑의 향기를 담아내고 있다.

딥티크, 올렌느

신선한 수선화향과
관능적인 등나무향이
어우러져 사랑하는
사람과 함께 지내는 밤을
연상시킨다.

록시땅, 노트르 플로르 자스민

베르가못, 아이비 잎의 톱 노트,
이집트 나일강 유역의 프리미엄
자스민, 오렌지 블라썸, 산골짜기 백합의
미들 노트, 시더, 앰버의 베이스 노트가
어우러져 신비롭고 고결한 향기를
발한다. 남자를 부르는, 사랑을 부르는
자스민향. 이것을 뿌리면 로맨틱한
러브러브 모드에 계속 머물 것만 같다.

겐조, 플라워 바이 겐조 료코

센슈얼한 파우더리 플로랄향. 불가리안 로즈,
파르마 바이올렛, 자스민의 플로랄향의 조화로 신선하고
화려한 느낌을 선사하고, 바닐라, 화이트 머스크, 파우더향의
조화로 감미롭고 센슈얼한 편안함을 주며, 사이클로살,
헤디온, 만다리날향의 다이나믹한 향의 조화로
순수하면서도 대담하게 마무리된다.

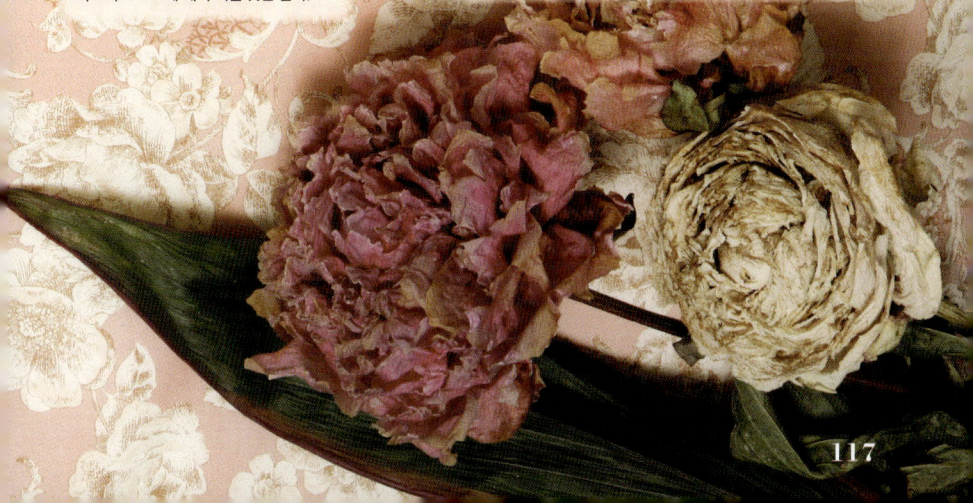

어려 보이는 시트러스향

록시땅, 버베나
지중해 코르시카 섬에서 자라는 관목 버베나향은 레몬향처럼 톡 쏘는 상쾌함과 활기를 선사한다. 피로와 근심, 스트레스를 날려주어 늙지 않게 해줄 것 같은 향수다.

프레시, 슈가 레몬
깨끗하고 싱그러운 레몬의 상큼함을 담은 향수. 이탈리아 레몬, 유즈, 만다린의 톱 노트에 리치 플라워, 오렌지 블라썸, 진저 플라워의 미들 노트, 오크 모스, 캬라멜, 화이트 샌달의 베이스 노트가 어우러져 모던하면서도 톡 쏘는 싱그러움을 선사한다.

딥티크, 필로시코
무화과나무에 대한 예찬. 잎사귀와 푸른 열매, 부드러운 수액, 나무껍질 등 무화과나무의 모든 요소를 어우르는 향에 흰 삼나무향이 가미되어 한층 강렬한 깊이를 더해준다.

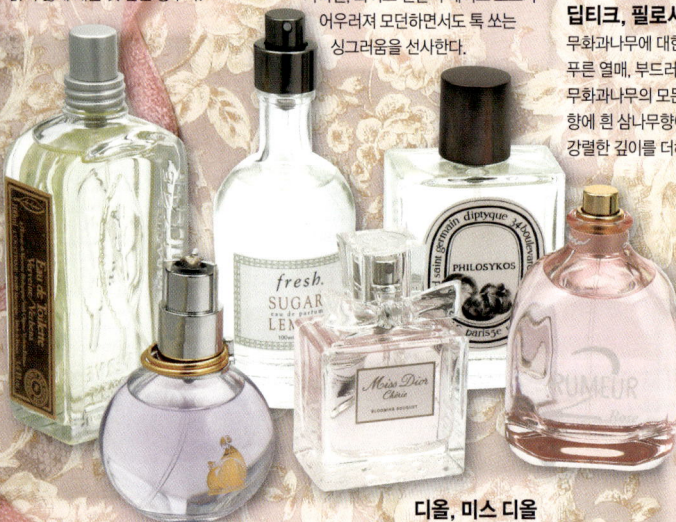

랑방, 루머2로즈
오렌지, 레몬, 베르가못, 그레이프 푸르츠 등 상큼한 시트러스 프레시 톱 노트가 푸른 잎사귀들의 신선함, 무르익은 배의 달콤함과 어우러져 청량감 넘치는 페미닌한 시트러스향 으로 태어났다.

랑방, 에끌라 다르페쥬
시실리안 레몬 잎과 레드 피오니, 그린 라일락, 복숭아향, 차이니스 오스만투스의 톱 노트가 순수하고 활기차며 생생한 기운을 선사하고, 풍부한 깊이를 더해주는 앰버, 레바논 화이트 삼목과 모던한 스위트 머스크가 어우러져 지혜롭고 성숙한 이미지를 더해준다.

디올, 미스 디올
1947년에 발매된 디올 최초의 향수. 온화하면서도 상큼한 플로랄 시프레향이 어리지만 기품 있는 분위기를 연출한다.

어렸을 적 '아이셔'라는 아주 신맛이 나는 사탕이 아이들 사이에 유행하던 시절이 있었다. 레몬 맛과
오렌지 맛이 있었는데 레몬 맛이 더 셔서 좋아했던 기억이 난다. 나이가 들어가면서 신맛을
점점 멀리하게 되었다. 신맛을 상상하면 인상이 찌푸려져 왠지 주름만 더 늘 것 같다. 그래서일까?
신맛은 왠지 어린아이들의 소유물인 것 같고, 신 재료들을 잔뜩 넣어 만든 시트러스향을 맡으면 젊어질 것 같다.
막 에너지가 샘솟는다. 또 시트러스향을 풍기는 사람을 만나면 나이보다 어리게 보이고 왠지 순수하게 느껴진다.
톡톡 튀면서 터질 것 같은 향이 주는 감성이 아주 신선하게 느껴진다. 어려 보이고 싶은가?
다음에 소개하는 시트러스향을 뿌려보자.

프레시, 헤스페리데스
자몽, 오렌지의 달콤 쌉싸래하면서 시원한 향.
산뜻한 이탈리안 레몬, 오렌지, 그레이프프루트의
톱 노트에 풋풋한 풀내음, 흙내음 나는 베르가못,
세련된 로터스 플라워, 자스민의 미들 노트가
더해지고, 루바브, 머스크, 피치의 따스한
베이스 노트가 어우러져 톡톡 튀는 시원한
시트러스향이 완성된다.

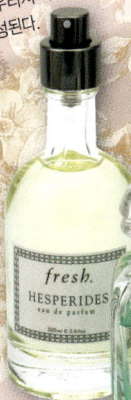

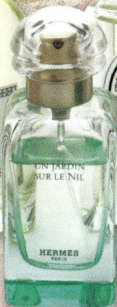

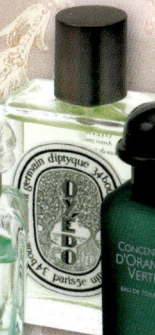

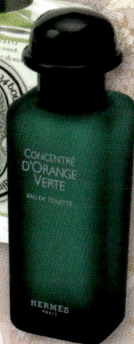

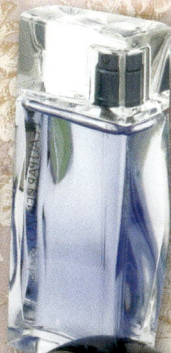

딥티크, 오예도
상큼한 레몬, 톡 쏘는 듯한
그린 만다린과 오렌지,
타마린드 등 화려한
시트러스 과일들이
풍성하게 블렌딩되어
기분을 상쾌하게 해주는
동시에 신비로운 소녀의
느낌을 주는 향이다.

겐조,
로 빠 겐조 푸르 옴므
근원, 순수, 생명력, 자유,
젊음, 영원한 평온을 상징하는
물의 감성적인 느낌들이
아쿠아틱 시트러스
향으로 담겼다. 활기차고
생동감 있는 느낌이 샘솟는다.

에르메스,
나일강의 정원
후루티 그린 우디향.
그린 망고의 아삭아삭하고
강렬하면서 균침이 도는
신선함에 부드러운 쓴맛이
감돌아 매력적이다. 부활을
의미하는 신성한 연꽃향의
미묘한 터치와 드라이한
우디향이 감도는 시커모어향,
심플한 인센스향이 한데
어우러져 젊음을 되찾아
주는 느낌이다.

에르메스, 오 도랑쥬 베르뜨
레몬, 귤, 오렌지의 상큼한
시트러스향과 민트의 허브향
그리고 망고, 파파야의 푸르츠
향이 등화유, 오렌지 잎사귀,
백합의 플로랄향과 어우러져
시트러스 숲 사이로 산책하는 듯한
상쾌함이 느껴진다.
뿌릴수록 젊어질 것 같은 향이다.

겐조, 도쿄 바이 겐조 료코
일렉트릭 아로마틱 우디향. 진저 에센스,
레몬, 자몽의 폭발적인 향과 시소 에센스,
마테 차, 그린 티의 반짝이는 향, 핑크
페퍼 에센스, 비타 오렌지의 활기찬 향,
과이악 우드 에센스, 세다, 클로브 에센스,
너트 맥의 깊은 향들이 어우러져 톡 쏘는
듯하면서 깊이 있는 시트러스를 완성한다.

119

신민아는
상큼한 꽃향기를 좋아해!

랑방, 에끌라 다르페쥬
레몬 잎, 라일락, 복숭아꽃처럼
상큼하면서도 스위트한 꽃향기를 좋아해요.
순수하고 맑은 로맨스가 피어나는 느낌이에요.

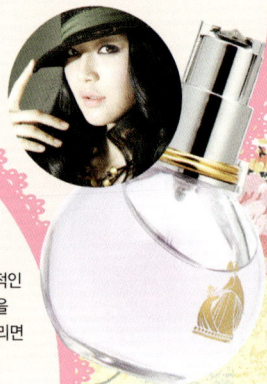

최지우는
샴푸의 은은한 향을 좋아해!

지방시, 프티상봉
인위적이고 강한 향보단 샴푸나 바디 샴푸처럼
은은하게 번지는 향이 좋아요. 움직일 때
언뜻언뜻 잔잔하게 퍼지는 비누향이나
섬유유연제 같은 향이랄까? 스위트한
느낌이 살짝 가미된 그런 향이죠.

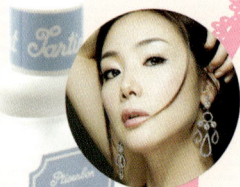

엄정화는
바닐라&머스크향을 좋아해!

크리드, 실버 마운틴 워터
신선하면서도 시원한 느낌을 주는 자연친화적인
향을 좋아해요. 웅장한 산을 닮은, 빛의 느낌을
담은 화려한 야생의 향이랄까? 이 향수를 뿌리면
왠지 신비로워지는 기분이에요.
잔향이 진하게 오래 남는 것도 매력적이죠.

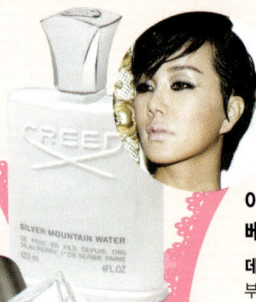

김민희는
싱그러운 무화과나무향을 좋아해!

딥티크, 필로시코
무화과나무에서 느껴지는 싱그럽고
깊이 있는 자연의 향을 좋아해요.
힘이 솟는 느낌이랄까? 단순히
가볍기만 한 향보다는 무언가 많은
요소들이 뒤엉켜 강렬한 깊이를
더해주는 향이 좋아요.

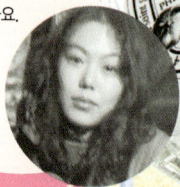

이나영은
베이비파우더향을 좋아해!

데메테르, 베이비파우더
부드러운 베이비파우더향을
맡으면 마음이 편안해져요.
어릴 적 엄마가 발라주던
베이비파우더의 따스하고
보송보송한 느낌이
되살아나는 것 같은
느낌이랄까!

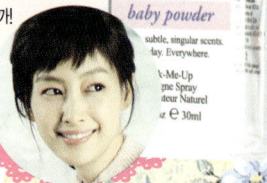

고소영은 고혹적인
분 냄새를 좋아해!

에이전트, 프로보카테르

프레시한 플로랄과 스파이스, 시트러스향을
크리미한 분 냄새가 꼬옥 감싸 안고 있는
향이랄까? 고혹적이면서 섹시한 느낌을
주는 분 냄새에 점점 빠져들게 돼요.

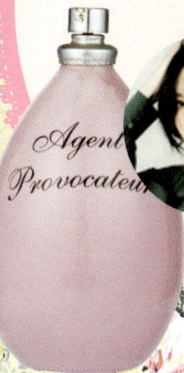

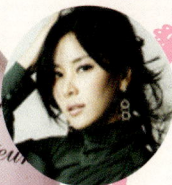

오연수는
시트러스향을 좋아해!

딥티크, 오예도

시큼한 레몬, 톡 쏘는 듯한 라임,
상큼한 오렌지처럼 시트러스향이
풍부한 향수를 좋아해요.
이런 향수를 뿌릴 때마다 기분이
상쾌해져서 자주 뿌리게 돼요.

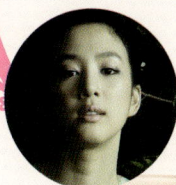

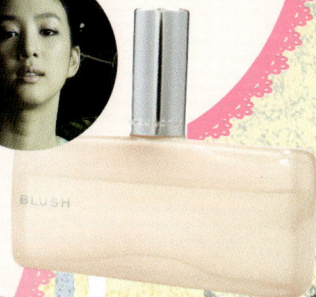

려원은 유니크한
자스민향을 좋아해!

마크 제이콥스, 블러시

홍조를 띤 소녀의 볼처럼 사랑스러우면서도
신비롭고 비밀스러운 자스민의 프레시한
향을 좋아해요. 다른 사람들이 많이 쓰지
않았으면 좋겠어요. 나만의 향으로
굳히고 싶은 강한 욕심.
혜영 언니가 물어 큰 맘 먹고 공개해요.

이효리는
내추럴향을 좋아해!

록시땅, 버베나

인위적인 향은 절대
사절이에요. 뿌린 듯 안 뿌린 듯
자연스럽고 은은한 향기가
좋아요. 그래서 뿌린 후
약간의 여운만 남기는
자연주의 향수를 사용하죠.

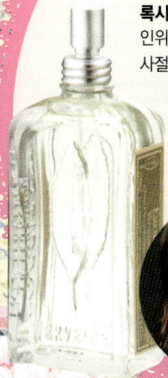

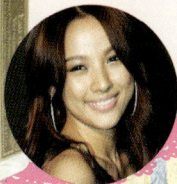

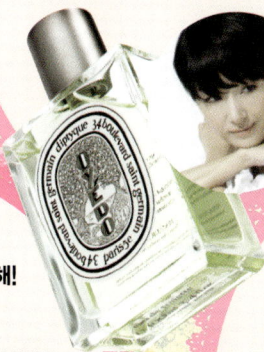

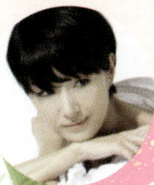

김남주는 깨끗하면서도
섹시한 향을 좋아해!

**빅토리아 시크릿,
드림 엔젤 헤븐리**

너무 가벼운 향이나
프레시한 향은 싫어요.
흰 목련, 크리미한 샌달우드,
바닐라향의 깨끗하면서도
섹시한 그런 향이 좋아요.

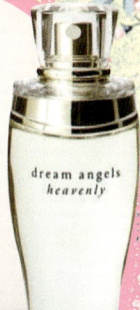

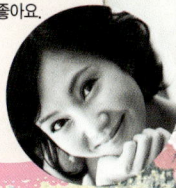

121

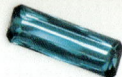
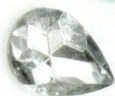

Part. 05

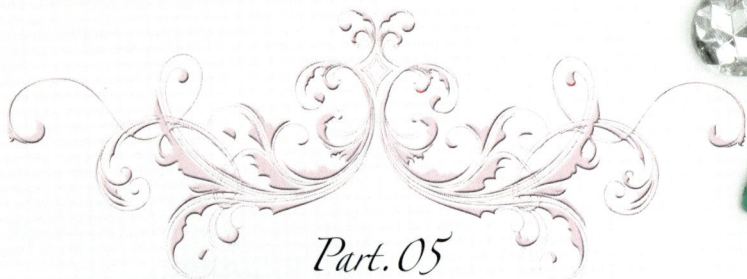

COLOR

나만의 컬러를 찾으면 스타일의 50%는 완성된 것

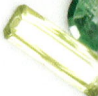

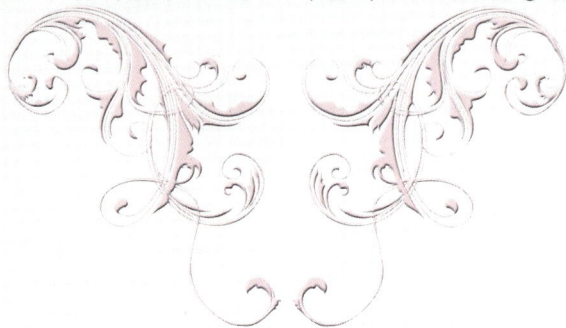

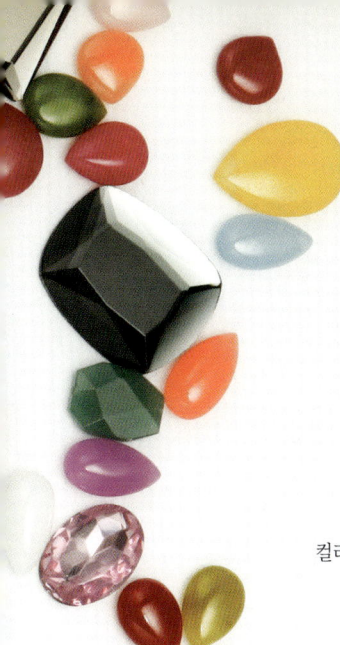

난 모든 색이 다 좋았다.
블랙은 블랙대로, 레드는 레드대로, 핑크는 핑크대로,
오렌지는 오렌지대로, 블루는 블루대로, 그린은 그린대로……
하나의 컬러로 나를 규정짓고 싶지 않았고,
그 컬러에 나를 가두고 싶지도 않았다.
그래서일까? 컬러에 대한 나의 실험정신과 도전정신은
나만의 컬러를 발견해내는 데 큰 도움이 되었다.
새로운 컬러를 찾아보려는 시도도 하지 않고 이미 써오던 컬러가
내 컬러려니 생각하며 사는 것은 옳지 않은 것 같다.

컬러에 대해 여러 가지 시도를 하다보면 유독 기분이 좋아지는 컬러가 있다.
특정 컬러의 옷을 입었을 때 더 '나'스러운 것 같아 더욱 '나'스럽게,
편안하게 행동하게 되는 그런 컬러 말이다.
나에게 그런 컬러는 '핫 오렌지'와 '밝은 레드'다.
또 인식하지 못하다가 '나'스러운 컬러를 주변 사람들이 찾아주기도 한다.
그렇게 찾아진 컬러가 '핑크'다.
그래서 기분전환이 필요할 땐 오렌지, 핑크, 레드의 '핫'한 컬러 립스틱을 바른다.
여러분에게도 그러한 컬러가 있을 것이다. 그것을 여러분의 컬러라고 하자.

분명 같은 컬러 계열 안에도 나에게 더 잘 어울리는 뉘앙스와 톤이 있다.
반대로 어울리지 않는 뉘앙스와 톤도 존재한다. 나에게는 어두운 밤색, 죽은 레드가 그렇다.
그런 컬러를 알고 더 잘 어울리는 컬러로 나를 꾸며간다면
분명 스타일리시한 뷰티가 완성될 것이다.

고등학교 미술시간으로 돌아가보자.
컬러는 색상, 채도, 명도로 이루어져 있다고 배운 기억이 나지 않는가?
어떠한 색상도 채도와 명도에 따라 뉘앙스가 달라진다.
가장 쉬운 핑크를 생각해보자.
"저는 핑크가 잘 안 어울려서 핑크색 립스틱을 바르는 것이 좀 두려워요"라고 고백하는 사람이 있다.
그러나 결론부터 이야기하면 핑크는 한 가지 컬러가 아니다.
따라서 자신에게 어울리지 않는 핑크는 없다.
다만 찾지 못했을 뿐이지. 핑크에도 따스한 옐로 기운이 감도는
피치에 가까운 따스한 핑크가 있고, 블루 기운이 감도는 차가운 핑크도 있다.
자신의 피부톤의 뉘앙스가 노란 기라면 전자를,
붉은 기 혹은 푸른 기라면 후자를 선택하면 된다.
이것은 앞으로 나만의 컬러를 찾는 데 결정적인 역할을 할 것이다!

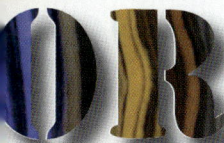

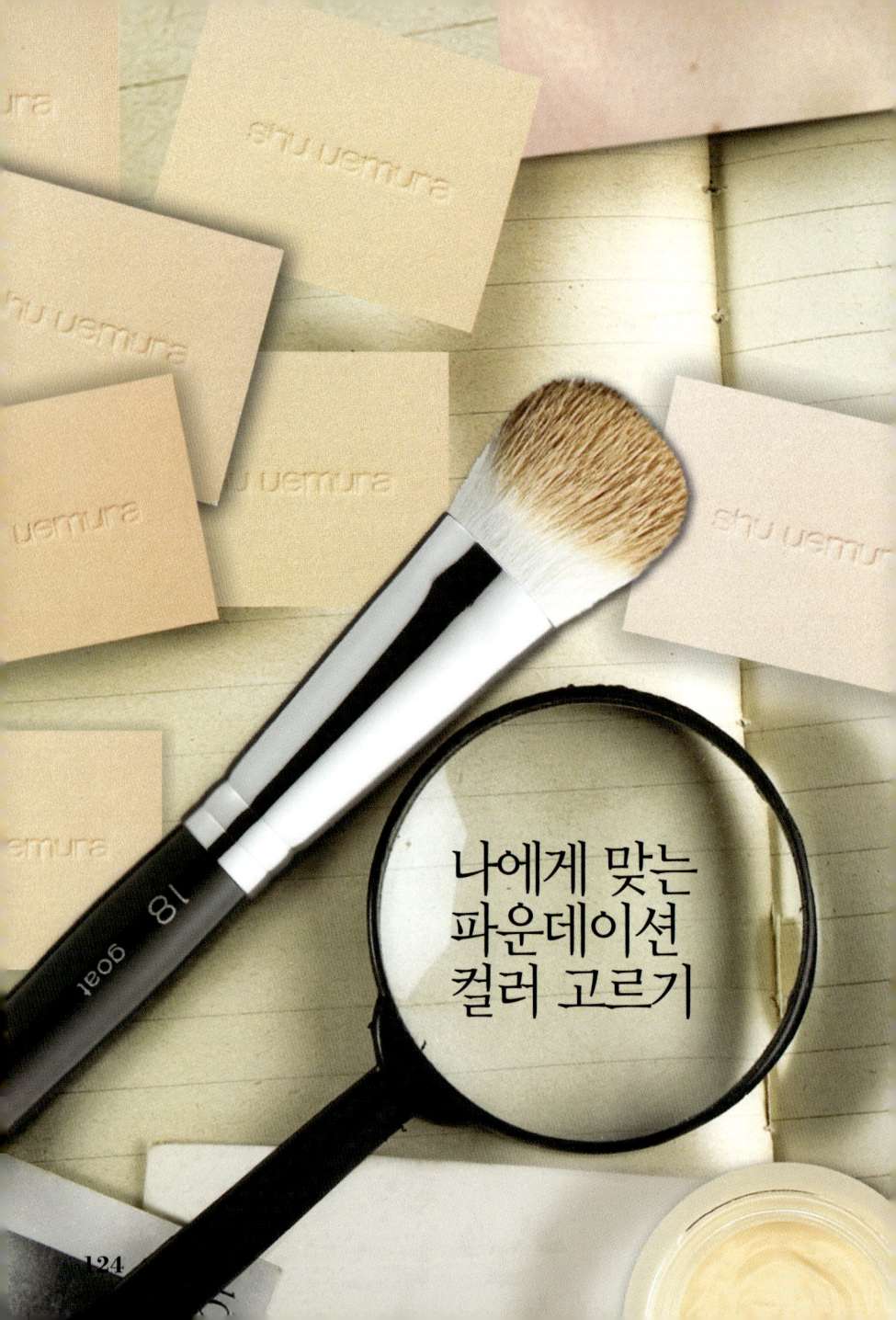

나에게 맞는
파운데이션
컬러 고르기

요즘은 많이 나아지긴 했지만 고작 2~3년 전까지만 해도 한국 여인들의 피부 메이크업엔 상당한 에러가 있었다. 자신의 피부색과 거리가 먼 파운데이션 컬러 탓에 목과 경계가 지는 것은 물론 마스크를 쓴 것처럼 아주 부자연스러운 경우가 많았으니 말이다. 뽀얗게 보이고 싶은 마음이야 왜 이해를 못하겠냐만 무조건 밝은 컬러의 파운데이션으로 메이크업한다고 해서 얼굴이 뽀얘지지 않으냐가 문제다. 오히려 시간이 지날수록 잿빛으로 보이는 경우가 허다하다. 자신의 피부톤보다 두 톤 이상 차이가 나는 파운데이션 컬러를 선택하는 건 세련된 메이크업을 포기하겠다는 선언과 다를 바 없음을 명심하자. 그렇다면 비슷비슷한 이른바 '살색'이라 불리는 파운데이션 컬러들 중 내 피부에 딱 맞는 컬러를 고르려면 어떻게 해야 할까? 메이크업 아티스트 브랜드에서 수년간 홍보를 해온 잔디 왈, 먼저 자신의 피부가 밝은 톤인지 중간 톤인지 어두운 톤인지 밝기부터 판단하고, 피부색이 붉은 편인지 노란 편인지를 아는 것이 중요하단다. 밝기는 엄수하되, 색상은 선택의 문제라고. 피부가 칙칙한 것이 고민이라 본래보다 밝게 표현되길 원한다면 한 톤 정도 밝은 컬러를 선택하고, 볼 부위에 홍조가 있어 붉은 기운을 커버하고 싶다면 베이지가 감도는 컬러를, 얼굴이 유난히 노래 나이 들어 보이는 것이 싫다면 핑크가 감도는 컬러를 선택하면 된다.
이렇게 후보에 오른 몇 가지 컬러를 자신의 빰 아랫부분에 발라보고 가장 원하는 피부색에 가까우면서 목의 컬러와 이질적으로 보이지 않는 것으로 최종 선택하면 된다는 충고를 덧붙인다.

파운데이션을 선택할 때
피부의 밝기(밝은 톤, 중간 톤, 어두운 톤)를 먼저 파악하고,
피부의 뉘앙스(옐로, 레드/블루)를 분별하여 골라 후보에 오른 제품들을
빰 아랫부분에 발라보고 가장 맘에 드는 컬러를 선택한다.
단, 뽀얘지고 싶다고 자신의 피부톤보다 너무 밝은 섀이드를 선택하면
목과 경계가 생겨 촌스럽게 느껴지고, 오히려 오후가 되면 칙칙해 보일 수 있으므로,
자신의 피부톤보다 한 톤 이상 밝은 섀이드는 금물!

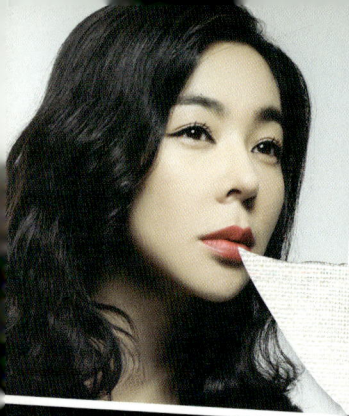

색조를 선택할 때
피부톤이 노란 기가 도나
붉은 기 혹은 푸른 기가 도나
확인하세요!
판단하기 어려울 땐 입술색이나
눈의 흰자위를 보세요!

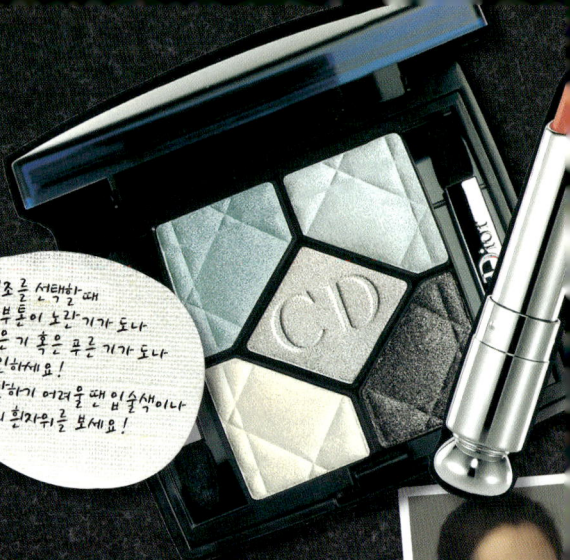

나에게 맞는
색조 메이크업 컬러 찾기

지금도 화장품 매장에 가면 물감 팔레트처럼 쫙 펼쳐진 컬러들 속에서 난 길을 잃는다.
사실 그 알록달록한 컬러의 삼매경에 푹 빠져 한참 들여다보면 이 컬러는 이 컬러 나름대로 예쁘고,
저 컬러는 저 컬러 나름대로 예뻐 더 미궁 속으로 빠져들게 된다. 저걸 다 집에 옮겨놨으면 하는
망상과 함께 결국 아무것도 사지 못하고 돌아오는 경우가 허다했다.
과연 수많은 컬러들 중에서 나에게 어울리는 컬러를 고르려면 어떻게 해야 할까?
나에게 어울리는 컬러를 고르려면 먼저 내 얼굴색 진단부터 들어가야 한다. 전문가들은 피부 톤을
크게 붉은 기운&푸른 기운이 감도는 피부(붉은 기운과 푸른 기운은 한 가지로 본다고)와
노란 기운이 감도는 피부, 이 두 가지로 구분한다. 이것은 눈의 흰자위 색이나 입술색을 보면
더욱 분명해진다고 하니 참고할 것. 이렇게 얼굴색 진단이 끝났다면, 실전으로 들어가본다.
볼터치를 사야 한다고 가정해보자. 볼터치의 색상은 크게 핑크&퍼플 계열, 피치&오렌지 계열,
앰버&브라운 계열로 나뉜다. 같은 계열 안에도 많은 컬러들이 존재하니 문제지. 만약 고르고자 하는 컬러가
핑크라면, 핑크색 볼터치들만 먼저 추려본다. 물론 원치 않는 핑크색들은 후보에서 제외한다.
그러고 나서 냉정하게 마음을 다잡고 차가운 계열의 핑크와 따스한 계열의 핑크를 나눠본다.
이때 내 얼굴색이 붉거나 푸르다면 차가운 계열의 핑크만 남기고 나머지는 버린다.
반대로 내 얼굴색이 노랗다면 따스한 계열만 남기고 나머지는 버린다. 남겨진 핑크색 볼터치들 중
볼에 실제로 발라보고 나의 눈을 가장 흐뭇하게 만드는 핑크를 선택하면 된다.
처음엔 어렵겠지만 한두 번 하다 보면 익숙해지기 마련이다. 색도와 립스틱도 마찬가지 원리를 적용한다면
컬러의 늪에 빠져 헤매는 일은 이제 없을 것이다. 이렇게 얼굴색의 뉘앙스와 맞는 색조 메이크업 컬러를 선택하면
메이크업이 훨씬 돋보이게 된다니 첫눈에 예뻐 보인다고 덜컥 집어들 것이 아니라 냉철하게 판단하자.
그리고 한 가지! 이것은 패션에도 적용된다는 사실!

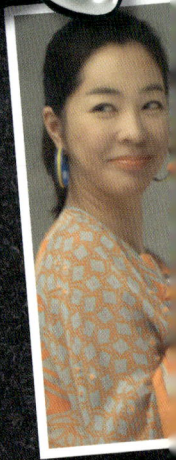

126

RED(BLUE) FACE

같은 색상이라도 차가운 컬러를 선택한다.
차가운 레드, 차가운 오렌지,
차가운 핑크, 차가운 골드, 차가운 실버,
차가운 퍼플, 차가운 블루, 차가운 그린,
차가운 블랙을 선택한다.

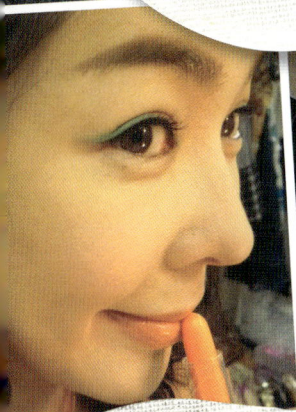

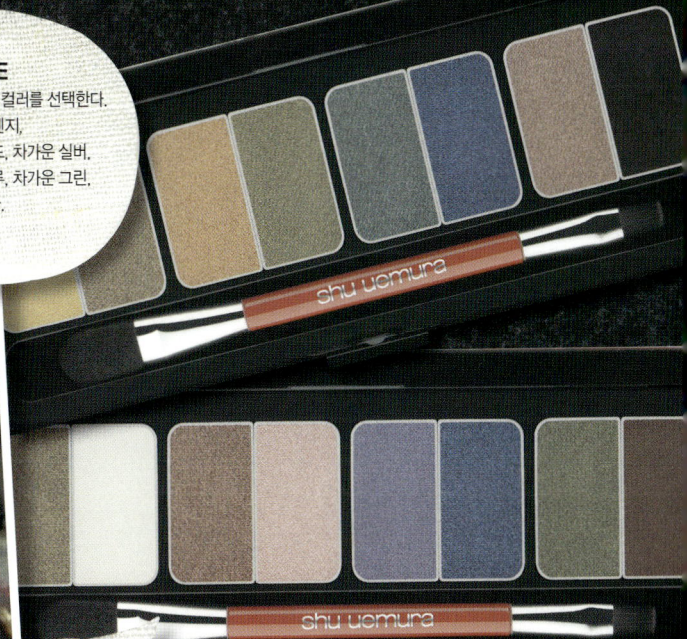

YELLOW FACE

같은 색상이라도 따스한 컬러를 선택한다.
따스한 레드, 따스한 오렌지, 따스한 핑크,
따스한 골드, 따스한 실버, 따스한 퍼플,
따스한 블루, 따스한 그린, 따스한 블랙.
한 색상 안에도 따스한 뉘앙스의
컬러가 있으므로.

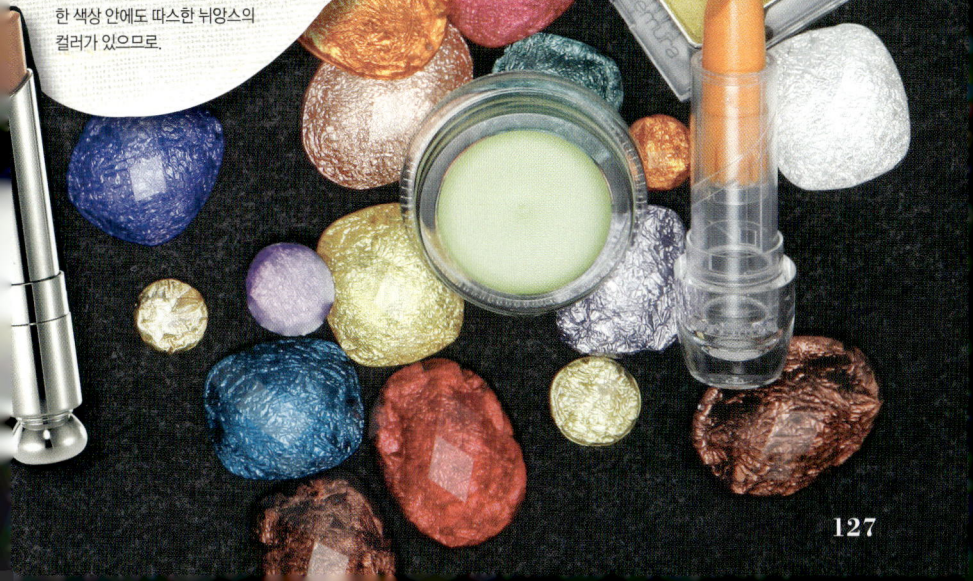

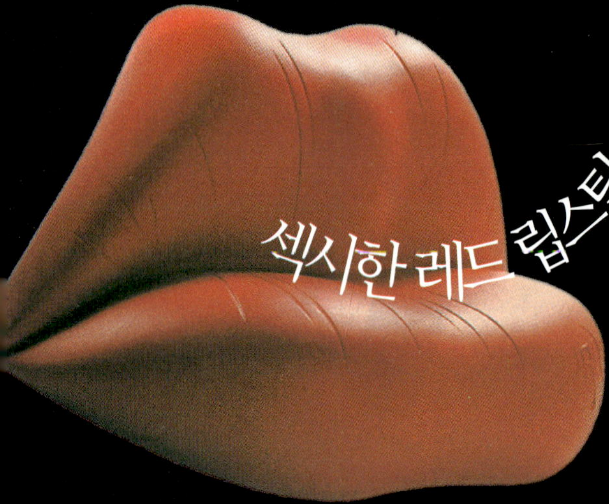

섹시한 레드 립스틱의 세계

누구나 갖고 있는 아이템, 레드 립스틱!
레드 립스틱을 200% 활용해 도도하고 섹시한
분위기를 제대로 연출하려면 헤어스타일,
패션, 피부 메이크업, 아이 메이크업, 치크와
절묘한 조화를 이루어야 한다.
립 메이크업 테크닉도 익혀야 한다.
레드 립스틱을 바를 때 반드시 해야 하는 것과
하지 말아야 할 것들을 소개한다.

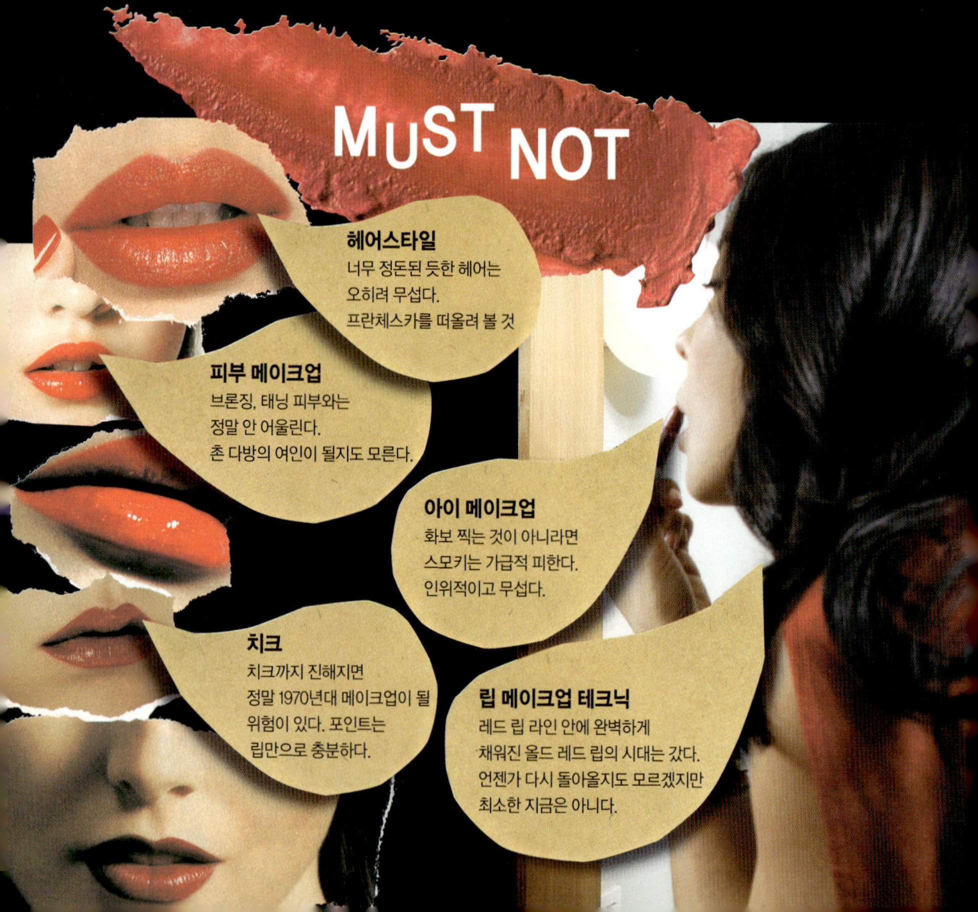

MUST NOT

헤어스타일
너무 정돈된 듯한 헤어는
오히려 무섭다.
프란체스카를 떠올려 볼 것

피부 메이크업
브론징, 태닝 피부와는
정말 안 어울린다.
촌 다방의 여인이 될지도 모른다.

아이 메이크업
화보 찍는 것이 아니라면
스모키는 가급적 피한다.
인위적이고 무섭다.

치크
치크까지 진해지면
정말 1970년대 메이크업이 될
위험이 있다. 포인트는
립만으로 충분하다.

립 메이크업 테크닉
레드 립 라인 안에 완벽하게
채워진 올드 레드 립의 시대는 갔다.
언젠가 다시 돌아올지도 모르겠지만
최소한 지금은 아니다.

MUST

헤어스타일
반 묶음, 느슨한 컬 헤어,
정리 안 된 듯한 생머리

피부 메이크업
뽀얀 피부 표현이 적합하다.
단 질감은 청순한 분위기를 내려면
건강한 윤기가 나는 것이 좋고,
클래식한 분위기를 내려면
세미 매트한 질감이 좋다.

아이 메이크업
아이라인 없이 질감만 표현되도록 흐리게 하거나,
아예 하지 않는 것도 좋겠다. 마스카라로 눈매를
살리고 싶다면 한 듯 안 한 듯 자연스럽게 볼륨과
길이를 보충해주는 마스카라를 선택해 소량 바를 것.
이럴 때 투명 마스카라를 활용하는 센스!

치크
크림 타입으로
볼 부위에 동그랗게
살짝 홍조만 가미하거나
아예 하지 않는다.

립 메이크업 테크닉
프렌치 시크 스타일로
입술 안쪽에 핏기를 머금은 듯
툭툭 얹어주고 손가락으로
입술 바깥쪽으로 갈수록 엷어지게
살짝 펴준다. 브러시는 필요 없다.

InStyle
KOREA

"그녀는 오후의 나른한 페르시안 고양이 같아.
요염하게 당당하면서 섹시한 자태까지 모두 갖춘
페르시안 고양이가 말이야……."

인스타일 편집장 양수진

여자의 로망,
핑크로
로맨틱해지기

핑크 하면 떠오르는 것. 아기 피부, 마루인형, 첫사랑,
공주, 핑크팬더, 도로시 엉덩이, 딸기우유, 리본, 나…….
핑크로 메이크업할 때에는 왠지 내숭을 떨어도, 애교를
부려도 귀엽고 사랑스러워 보인다. 그것이 핑크의 힘이
아닐까! 요즘은 핑크 넥타이로 포인트를 주는 남자들이
가끔 눈에 띠긴 하지만 여전히 핑크색 수트를 입은 남자는
상상할 수 없다. 여자 아기 용품들은 대부분 핑크가 많다.
핑크는 여자를 대표하는 색인 동시에 여자들을 여성스럽게
만들어주는 색이 아닐까? 나야 워낙 핑크를 좋아하니까
핑크찬사를 끝없이 뽑아낼 수 있다 해도 나의 측근들은
과연 핑크에 대해 어떻게 생각할지 문득 궁금해져 그녀와
그들에게 전화해 물었다.

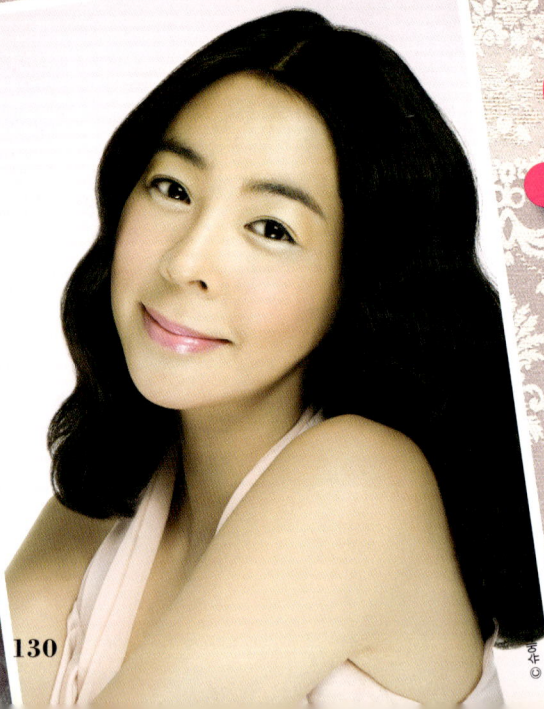

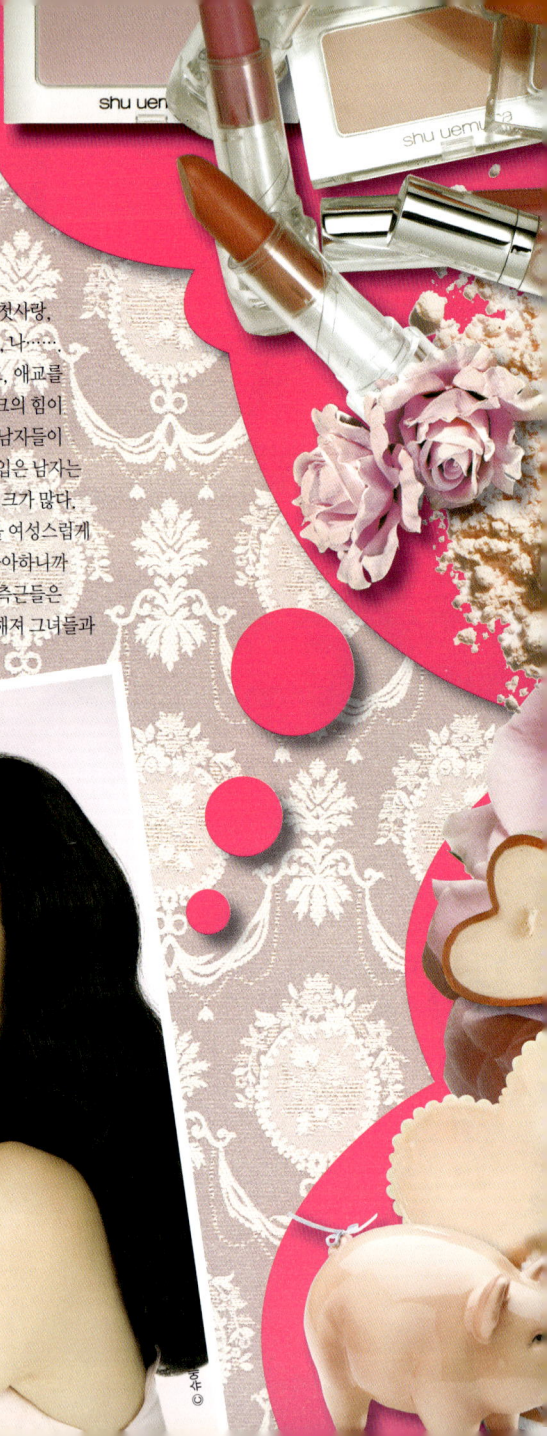

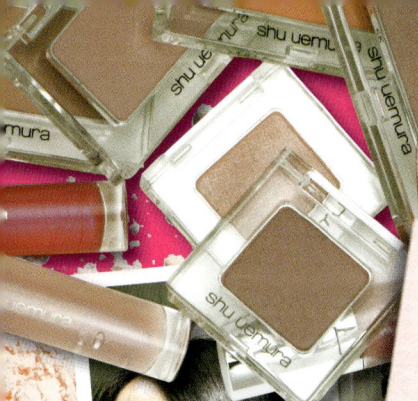

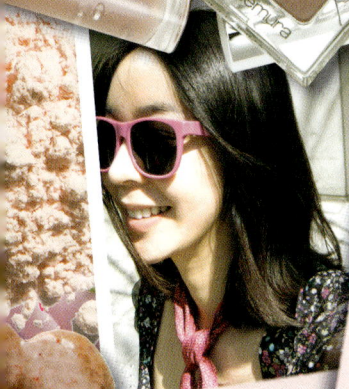

Think Pink

그녀들의 핑크에 대한 생각

신민아 리본, 케이크, 여성스럽다, 사랑스럽다

려원 립스틱, 솜사탕, 사랑스럽다, 먹고 싶다

고소영 러블리, 기분 좋은 생각

이효리 첫사랑, 사랑

김남주 딸, 사랑스럽다

오연수 러브, 프리티, 레이스

김민희 핑크를 좋아하지 않아!

이나영 내가 좋아하는 색깔

엄정화 진심으로 이혜영

최지우 사랑스러움, 애교, 하트

그들의 핑크에 대한 생각

유노윤호 너무너무 귀엽다.

시아준수 발랄해 보인다.

최강창민 입술이 떠오른다.

영웅재중 돼지가 떠오른다.

믹키유천 핑크 팬더가 떠오른다.

마르코 세련되고 섹시하다. 가끔 해주면 좋은 것 같다.

장근석 막대사탕, 하트 등 사랑스러운 것들이 떠오른다.
참 핑크 원피스도!

정우성 여자의 피부가 떠오른다. 핑크는 여자만의 컬러라
생각한다.

이정재 언더웨어가 떠오른다. 알리시아 실버스톤도
떠오른다.

신현준 핑크 팬더가 떠오른다. 1960년대 복고풍 룩,
복고 원피스가 떠오른다.

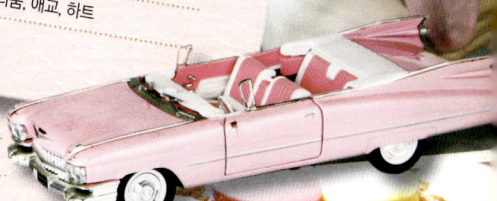

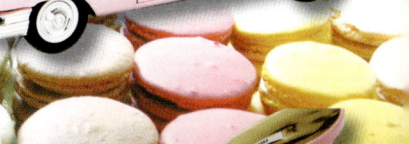

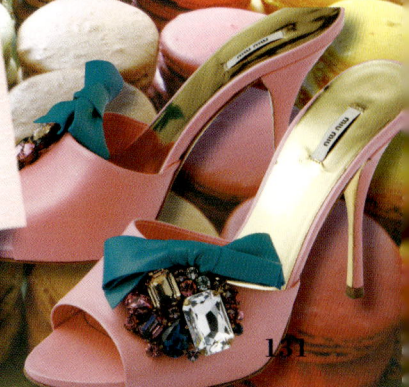

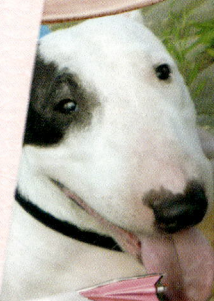

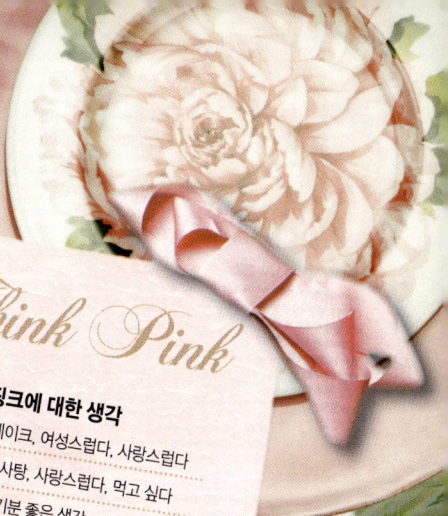

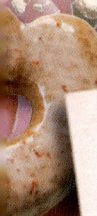

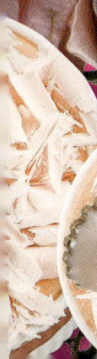

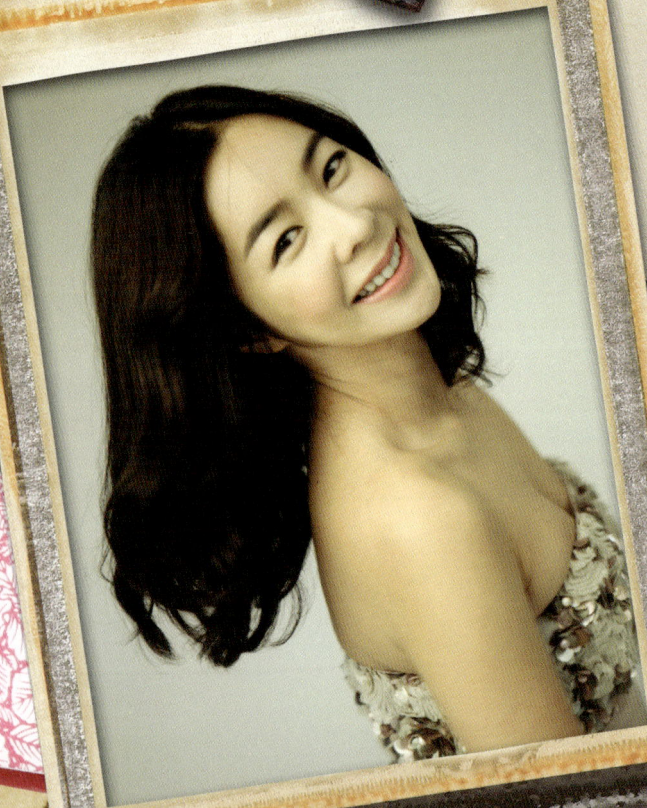

To. 컬러를 아는 혜영 씨

From. 바자 편집장 전미경

BAZAAR Harper's

스타일에도 '블렌딩'이 필요하다.
카멜레온처럼 다채로운 컬까지
변화를 꿈꾸어는 아름여인 스타일이
특별함 이어는 그러기 바로 그
블렌딩의 '힘'을 읽기 때문이다.

제이커
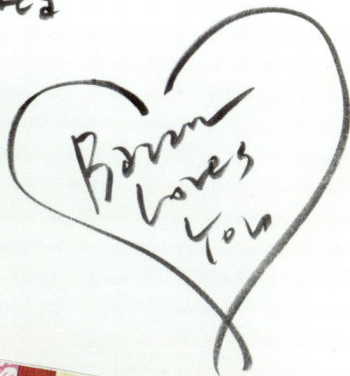
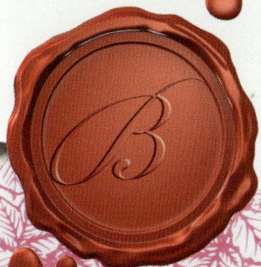
Bazaar Korea

Bazaar loves you

오렌지로 어려지기

오렌지 하면 과일 오렌지가 0.1초 만에 바로 떠오른다.
그 상큼함이 미각까지 전해져 침이 고이면서 오렌지의 탱글탱글한
알맹이가 손에 만져질 듯 느껴져 신선하고 생동감 넘치는 에너지가
샘솟는다. 그래서일까? 가끔 우울해질 때 핫 오렌지 립스틱이나
오렌지 볼터치를 바르면 왠지 기분전환이 된다. 갑자기 상쾌해진다.
또 오렌지색으로 메이크업을 하면 어려 보인다는 주변 사람들의
반응이 폭발적이라 기분이 아주아주 좋아진다(어려 보인다는 것에
기분이 들뜨다니 이제 나도 나이가 들었다는 확실한 증거겠지).
기분이 업되어 그런지 오렌지를 바르면 갑자기 장난이
치고 싶고 어리광을 부리고 싶어진다. 이렇게 오렌지는
나에게 일탈 혹은 신비로움의 컬러로 다가온다.

오렌지=귤=피치=코랄

내가 '오렌지'라고 규정짓는 원(circle) 안에는 오
렌지와 이웃하는 다양한 컬러들이 함께 들어 있다.
귤색과 피치 컬러, 코랄 컬러가 나에겐 오렌지와 같은 덩어리로
다가온다. 나는 주로 펄 없이 맑은 수채화 느낌의 오렌지를 좋아한
다. 볼은 여린 피치로 터치하고 눈과 입술에 맑은 오렌지 컬러를 바르면
아이가 된 듯 천진난만해 보이고, 눈의 컬러는 죽이고 볼과 입술에만
바르면 소녀처럼 청순해 보인다. 맑은 귤색은 메이크업에서 그리 흔히 이용
되는 색이 아니라 그런지 낯선 느낌, 생소함이 주는 신선함과 풋풋함이 크다.
왠지 장난꾸러기가 되고 싶어질 때 볼터치로 즐겨 바른다. 피치 컬러는 눈,
볼, 입술 모든 부위에 허용되는 가장 무난하면서 편안한 색이다. 순해 보이
고 싶을 때나 가냘퍼 보이고 싶을 때 눈, 볼, 입술에 은은하게 펴 바른다.
반면 코랄 컬러는 기분이 좋고 에너지가 넘칠 때 손이 많이 간다.
볼과 입술을 코랄 빛으로 물들이고 나면 유난히 꽃무늬 원피스가
입고 싶어지고 에메랄드빛 바다가 있는 휴양지로 여행을
떠나고 싶어진다.

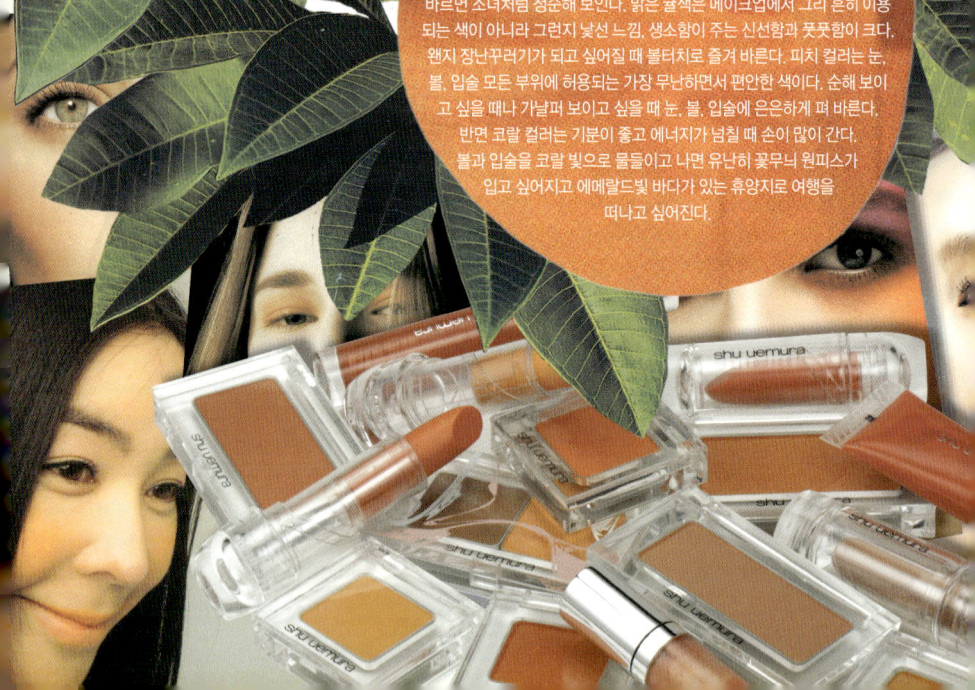

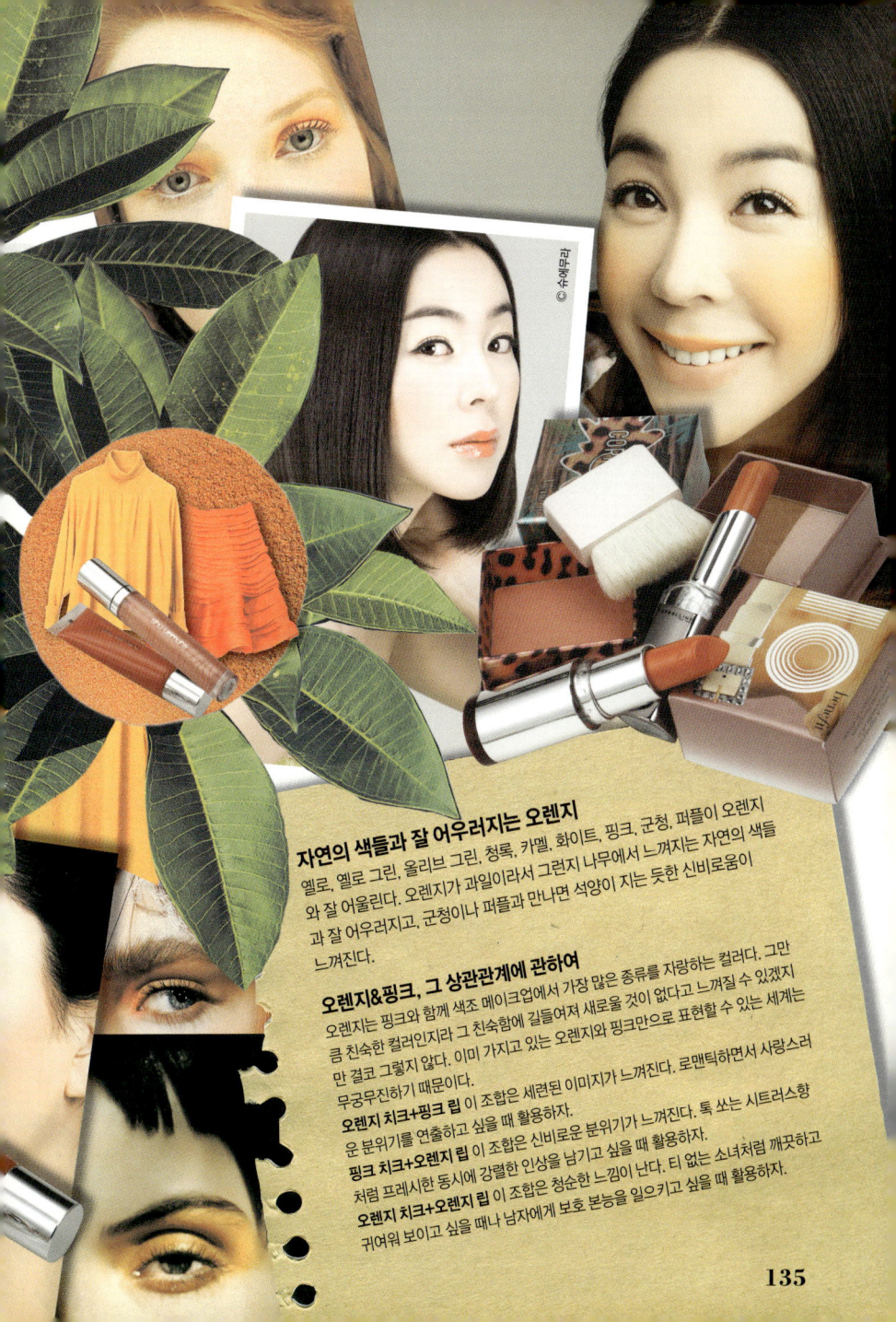

© 라네즈수

자연의 색들과 잘 어우러지는 오렌지

옐로, 옐로 그린, 올리브 그린, 청록, 카멜, 화이트, 핑크, 군청, 퍼플이 오렌지와 잘 어울린다. 오렌지가 과일이라서 그런지 나무에서 느껴지는 자연의 색들과 잘 어우러지고, 군청이나 퍼플과 만나면 석양이 지는 듯한 신비로움이 느껴진다.

오렌지&핑크, 그 상관관계에 관하여

오렌지는 핑크와 함께 색조 메이크업에서 가장 많은 종류를 자랑하는 컬러다. 그만큼 친숙한 컬러인지라 그 친숙함에 길들여져 새로울 것이 없다고 느껴질 수 있겠지만 결코 그렇지 않다. 이미 가지고 있는 오렌지와 핑크만으로 표현할 수 있는 세계는 무궁무진하기 때문이다.

오렌지 치크+핑크 립 이 조합은 세련된 이미지가 느껴진다. 로맨틱하면서 사랑스러운 분위기를 연출하고 싶을 때 활용하자.

핑크 치크+오렌지 립 이 조합은 신비로운 분위기가 느껴진다. 톡 쏘는 시트러스향처럼 프레시한 동시에 강렬한 인상을 남기고 싶을 때 활용하자. 티 없는 소녀처럼 깨끗하고 청순한 느낌이 난다. 이 조합은 청순한 느낌을 활용하자.

오렌지 치크+오렌지 립 이 조합은 청순한 느낌을 일으키고 싶을 때 활용하자. 귀여워 보이고 싶을 때나 남자에게 보호 본능을 일으키고 싶을 때 활용하자.

135

앰버+골드로 우아해지기

감미롭고, 풍요롭고, 우아한 아름다움을 표현하는데 앰버와 골드만한 것은 없다. '금색'이 정말 '금'이라도 연상시키는 걸까? 얼굴에 따스한 골드 컬러가 곁들여지면 무척 고급스럽고 귀족적인 분위기가 난다. 전 세계적으로 여배우들이 레드 카펫을 밟을 때 시상식 메이크업으로 가장 많이 택하는 컬러가 앰버와 골드인 것도 바로 그 때문일 것이다. 반짝반짝 빛나는 샴페인 골드의 화려한 질감이 눈 앞머리를 밝힌 은은한 골드 스모키 눈과 앰버 계열의 컬러로 물들인 볼과 살짝 피치가 가미된 누디한 입술이 만나면 그 어떤 촌스러운 사람일지라도 고급스러워 보인다. 다만 한 가지, 앰버와 골드 컬러가 귀족적인 분위기를 연출하는 대신, 결코 어려 보이는 효과는 없으니 기억해둘 것. 이 컬러들은 성숙하고 온화한 여인의 아름다움을 표출하기엔 제격이나 톡톡 튀고 귀엽고 사랑스러운 20대 초반의 매력을 담아내기엔 좀 무거울 수 있다. 아무래도 한 인간으로서, 여성으로서 무르익어가는 30대 이후부터 이 컬러들이 더 빛을 발하는 것 같다. 40대로 접어들어 이 컬러들을 활용하면 은은한 컬러와 쉬머링한 질감이 얼굴을 화사하고 세련되게 연출하면서 오히려 젊어 보이는 효과가 있으니 기억해둘 것. '섹스 앤 더 시티'에서 가장 화려함을 추구하면서 나이에 예민한 사만다가 주로 활용하는 메이크업이 골드+앰버인 것도 다 이 때문이니 이 컬러들을 활용한 메이크업 룩들을 살펴보면서 미리 배워두면 요긴하게 써먹을 수 있을 것이다.

골드 아이 메이크업
오렌지 골드 눈두덩에 아이라인으로 갈수록 짙어지는 브라운 골드를 발라 눈에 깊이감을 더해주고, 샴페인 골드로 눈 앞머리를 밝히면 골드 스모키 완성! 골드 스모키를 할 때에도 예외는 아니다. 반드시 골드를 '면'적으로 펼쳐 바르고 아이라인을 잇는다면 눈이 부어 보일 수 있으니 위, 아래 아이라인은 절대 잇지 말자.

앰버 치크 메이크업
펄이 없거나 아주 미세한 펄이 가미된 앰버 계열의 컬러로 볼을 물들이자. 이때 볼터치의 형태는 사선형이 전체적인 분위기와 가장 잘 어울린다. 그러나 얼굴형에 따라 볼터치 형태에 조금씩 변화를 주는 것은 OK!

누드 립 메이크업
스킨 톤의 앰버 계열이나 피치 계열, 인디언 핑크 계열의 컬러들을 이용하여 누디한 느낌으로 입술을 물들이면 고급스러운 분위기가 더욱 상승되는 효과가 있다. 동시에 여리여리한 여성의 이미지를 연출해주기 때문에 그의 보호본능을 자극하고 싶다면 활용해볼 것. 이때 입술의 질감을 살짝 글로시하게 표현하면 사랑스러운 분위기가 더해지고, 매트하게 표현하면 시크한 분위기가 더해지니 참고할 것!

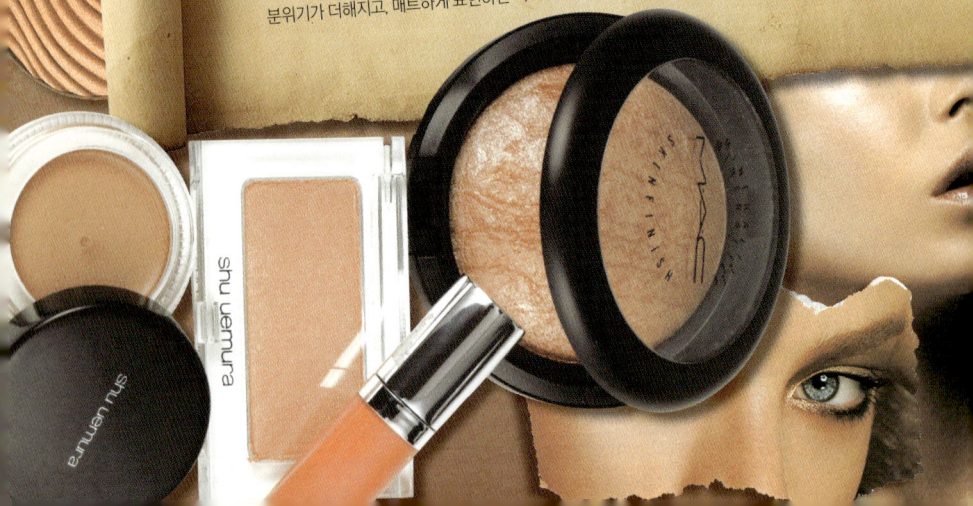

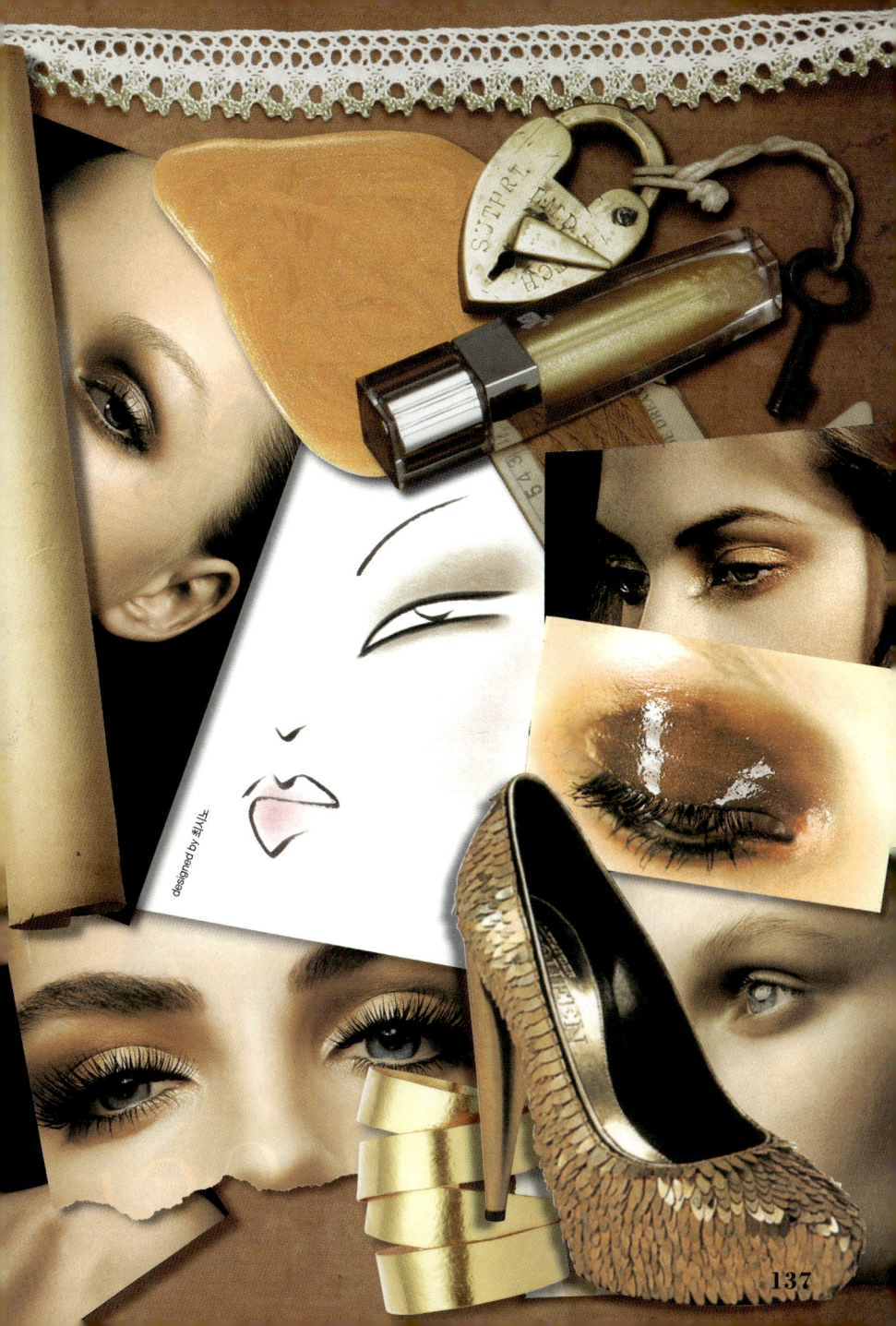

designed by 최사나

스모키로 시크해지기

Q 스모키 메이크업이 FW 시즌에만 인기 있었는데,
이제는 계절과 상관없이 패션에 따라 자주 연출하는 것 같아서 배워둬야 할 것 같아요.
스모키 메이크업 연출법을 알려주세요.

시간이 지나도 스모키 메이크업이 얼룩지지 않고 깔끔하게 유지되려면 크림 섀도를 눈 위,
아래에 바르고 파우더 타입의 아이섀도를 레이어링하는 것이 좋다.
형태는 일반적으로 세 가지로 표현할 수 있는데, 아이라인에서 아이 홀로 갈수록 옅어지게 하거나,
눈 중앙에 하이라이트를 넣고 눈 꼬리로 갈수록 짙어지게 혹은 눈 중앙에 하이라이트를 넣되,
눈 앞머리와 눈 꼬리로 갈수록 짙어지게 입체적으로 그라데이션해준다.
펄 질감으로 스모키를 표현하면 화사한 동시에 화려한 느낌이 나고,
펄 없는 스모키는 시크하면서 엣지 있는 느낌이 난다.
이렇게 섀이딩을 마친 후 섀이딩 컬러와 같은 계열이면서 진한 컬러의 아이라이너를 이용하여
아이라인과 언더라인(언더라인이 빠지면 스모키가 멍멍해진다)를 잡아주고,
속눈썹 집게로 눈썹을 컬링한 후 마스카라를 한다. 좀더 극적인 스모키를 연출하고 싶다면 인조 속눈썹을
가미해보는 것이 한 가지 방법. 스모키 메이크업을 했을 때에는 틈날 때마다 가루가 떨어진 것은 없는지,
번지진 않았는지 체크하여 면봉으로 닦아주는 센스!

Q 스모키 아이와 가장 잘 어울리는 피부 표현은 어떤 것인가요?

펄 질감의 스모키 아이는 도자기 윤기나는 피부가 가장 잘 어울리고,
펄이 없는 스모키 아이라면 조금은 파우더리한 세미 매트 피부가 잘 어울린다.

Q 스모키 메이크업에 어울리는 립 메이크업 방법은?

눈에 포인트가 가기 때문에 입술은 최대한 페일한 스킨톤으로 사용하는 것이 스타일리시해 보인다.
핑크든, 피치든, 오렌지든, 브라운이든 모든 계열의 컬러에 살색이 많이 섞인
컬러를 선택하면 안전하다.
그런 컬러가 없다면 기존 컬러에 페일한 립스틱을 섞어 만들어 바르자.
매트한 질감의 페일한 립스틱은 전체적인 엣지를 업해주지만,
붉은 입술색 때문에 오래 유지하기 어려운 경우가 많다.
이럴 땐 스킨톤의 립 라이너나 펜슬 타입 컨실러로
입술을 먼저 채워준 후 립스틱을 바르면 된다. 립 브러시를 이용해 바르면 더욱 오래 유지된다.
입술에 볼륨감을 더하고 싶다면 입술 중앙 부위에만 립글로스를 살짝 얹어주자.

Q 스모키 아이를 하면 무서워 보인대요.
스모키 메이크업을 부담스럽지 않게 하는 방법을 알려주세요!

부담스러워지느냐 엣지 있느냐는 스모키의 범위가 결정한다.
눈두덩의 범위는 눈과 눈썹 사이의 간격이나 눈의 크기에 따라 다르겠지만
주로 눈을 감았을 때 아이라인에서 자신의 눈 크기보다 더 영역이 넓어지면 부담스러워진다.
눈밑의 범위는 눈을 감았을 때 덮이는 속눈썹 길이의 절반을 넘지 않는 것이 좋다. 또 언더라인의 경우
너무 선명한 리퀴드보다 은은한 펜슬로 표현하는 것이 자연스럽고 세련된 스모키 메이크업을 연출하는 키 포인트다.

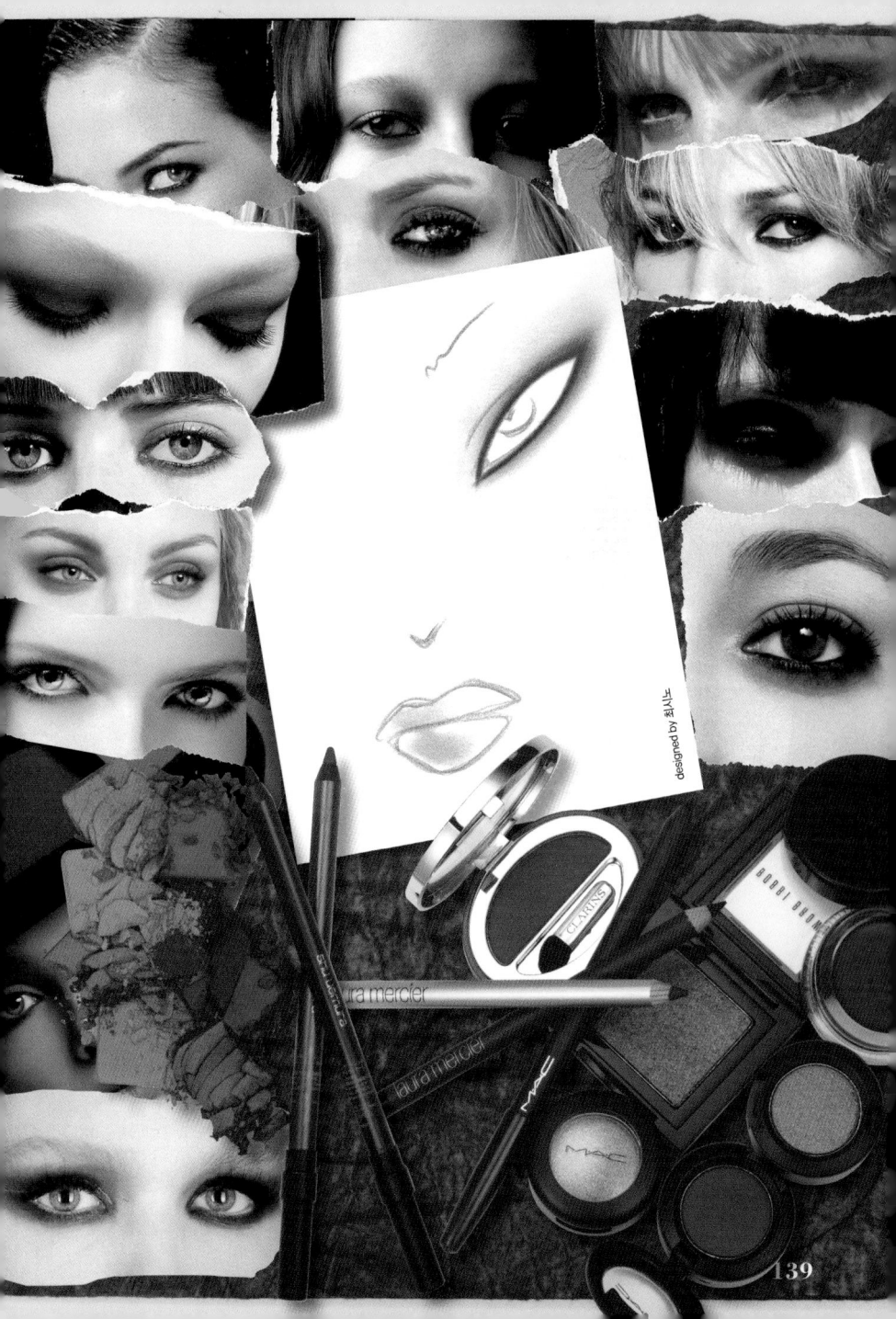

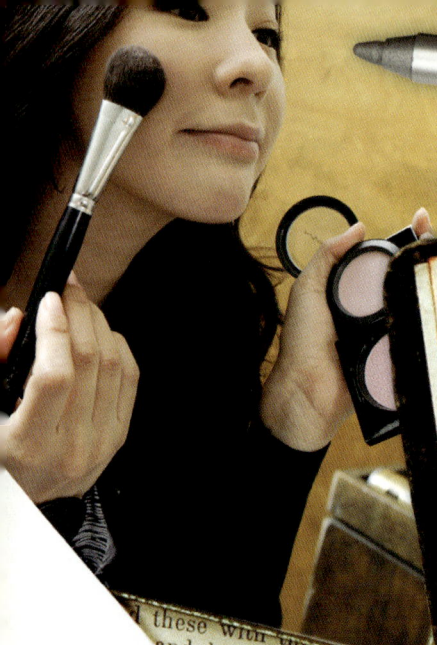

꼭 갖추어야 할 컬러 기본 아이템

메이크업을 하는 여인이라면 취향과 상관없이 누구라도 꼭 갖추어야 할 필수 컬러들이 있다. 눈가를 화사하게 만들어주는 베이스 섀도, 얼굴을 작아 보이게 만드는 섀이딩 컬러들, 자주 무난하게 사용하게 되는 볼터치 컬러들, 언제 어디서나 어울릴 만한 립스틱을 먼저 갖추자. 그리고 난 후 그때그때 돌아오는 트렌디한 컬러들을 취향에 따라 더해주어 응용한다면 누구나 뷰티 아이콘이 될 수 있지 않을까? 꼭 갖추어야 할 컬러 기본 아이템들과 활용법을 소개한다.

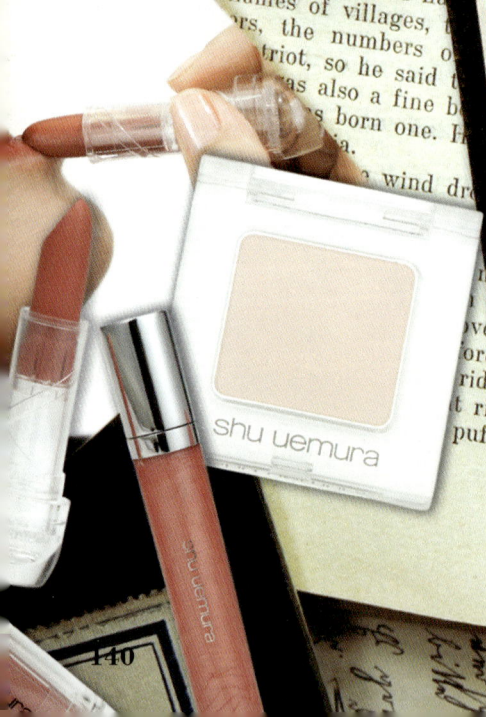

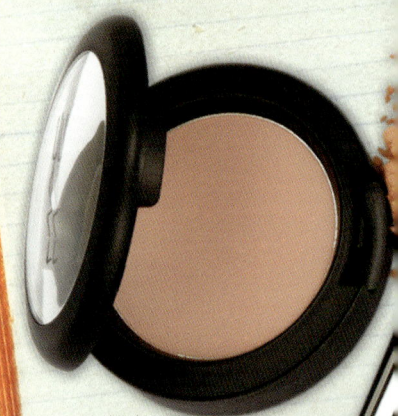

shu uemura

● **매트한 살구 베이지 크림 섀도** : 어떤 섀도 컬러를 바르든 그 아래 베이스 섀도로 활용하면 눈가가 화사해 보이고, 그 위에 얹는 섀도의 발색력도 높아진다.

● **화이트 펄 펜슬** : 눈에 컬러를 쓰든, 쓰지 않든 눈밑 점막 부위에 라인을 그려주면 눈물이 고인 듯 촉촉한 눈망울을 연출할 수 있다. 입술 산의 라인을 그려주면 입술이 또렷해지면서 도톰해 보이는 효과도 얻을 수 있다.

● **블랙 아이라이너** : 동양인에게는 필수 아이템. 눈꺼풀을 살짝 뒤집어 속눈썹 사이사이를 채워주면 눈매가 또렷해 보이고, 눈 앞머리와 꼬리에 앞트임, 뒤트임용으로 활용하면 눈이 커 보이는 효과가 있다.

● **입술색에 가까운 핑크 립스틱** : 사람마다 타고난 입술색이 제각기 다른데. 각자의 입술색과 유사한 립스틱이 자신에게 가장 잘 어울리는 립 컬러라고 보면 된다. 단 입술색이 너무 붉거나 칙칙하다면 자신의 입술색보다 두 톤 정도 환한 핑크 립스틱을 선택해 바르면 어떤 룩에도 자연스럽게 어우러진다.

● **장밋빛 립 틴트** : 메이크업을 하지 않을 때에도, 쌩얼 메이크업이 필요할 때에도 본연의 입술 그 자체 같으면서 살짝 생기 있어 보이도록 해주는 장밋빛 립 틴트는 필수적이다. 위, 아래 입술 안쪽에 살짝 발라주고 입술을 가볍게 스쳐 자연스럽게 그라데이션 되도록 한다.

● **투명 핑크 립글로스** : 어떤 립스틱을 발랐더라도 그 위에 무난히 덧발라도 좋을 투명 핑크 립글로스 하나쯤은 갖추고 있어야만 한다. 위, 아래 입술의 중앙에만 살짝 발라주면 입술이 촉촉하고 도톰해 보이는 효과가 있다.

● **핑크+피치가 섞인 볼터치** : 핑크 계열로 메이크업을 할 때에도, 오렌지 계열로 메이크업을 할 때에도 무난히 어울리는 핑크와 피치의 중간쯤 되는 볼터치 컬러는 필수 아이템이다.

● **펄 없는 앰버 볼터치** : 얼굴이 작아 보이고 싶거나 이목구비가 또렷해 보이고 싶을 때 메이크업 마무리 단계에서 큰 파우더용 브러시를 이용하여 얼굴의 외곽 부위와 턱 끝, 콧날 양옆, 헤어 라인을 펄 없는 앰버 볼터치로 살짝 쓸어주면 메이크업의 완성도가 높아진다.

● **크림 타입 펄 하이라이트** : 얼굴을 화사하게 만들면서 이목구비가 또렷해 보이려면 하이라이트는 필수적이다. 전체적으로 화사해 보이고 싶다면 리퀴드 타입 파운데이션과 섞어 바르고, 또렷한 이목구비가 목적이라면 파운데이션을 바른 뒤 눈밑 역삼각형과 미간, 콧날에 손가락이나 스펀지를 이용하여 펴 바른다.

141

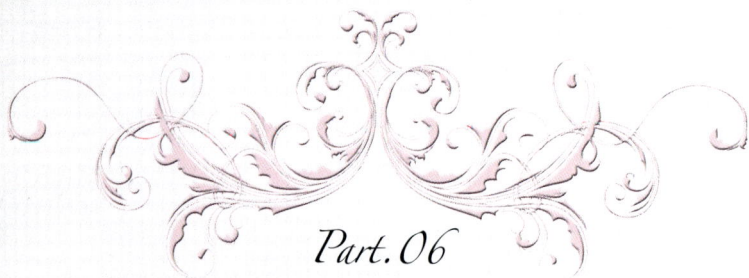

Part.06

TREND

반복하며 진화하는 뷰티 트렌드, 몇 가지만 익히면
트렌드 세터가 된다

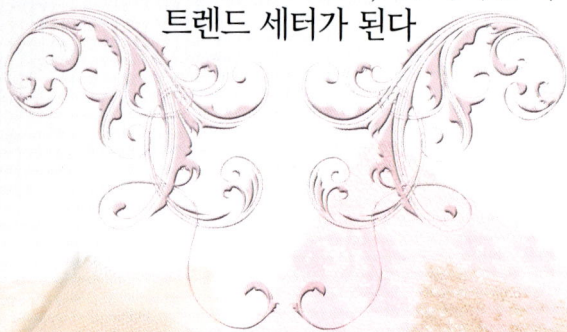

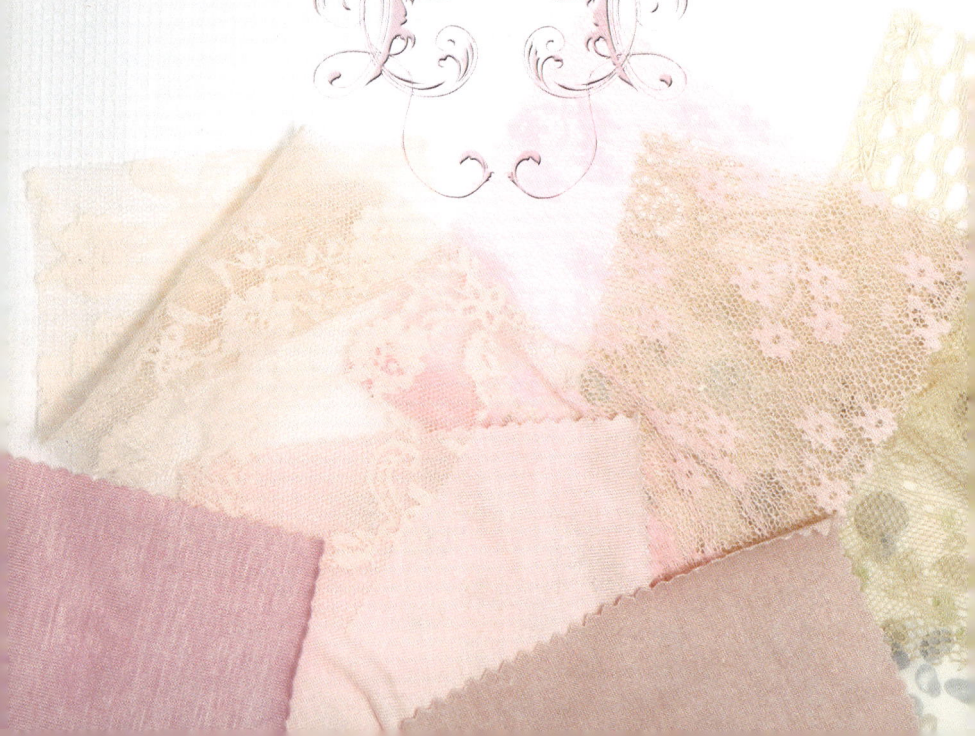

이 시대의 '트렌드 세터(trend setter)'를 꼽으라면 단연
'섹스 앤 더 시티'의 캐리가 떠오른다. 트렌드를 이끌었던 멋진 그녀는
단순히 유행을 뒤쫓는 것이 아니라 트렌드의 큰 줄기 속에 그녀만의 색깔을,
그녀만의 스타일을 녹여내 유행을 창조해갔다. 이는 돌고 도는 트렌드의 굵직한 핵심을 파악했기에 가능했으리라.
그녀는 패션과 메이크업 트렌드의 뗄 수 없는 상관관계를 아주 잘 이해해 소화한 듯 보였고,
빈티지에 현대적인 아이템을 믹스 앤 매치(mix&match)하는 절묘한 센스는 반짝반짝 빛났다.
그녀의 구두 또한 반짝반짝 빛났다.

패션에도 트렌드가 있듯, 뷰티에도 트렌드가 있다. 또 이 둘은 서로 맞물려 돌아간다.
다행인 것은 1960, 70년대 고전적인 트렌드에 현대적인 요소들이 가미되어 새로운 트렌드가 생성된다는 것이다.
자연히 반복되어 몇 가지 트렌드를 이해하고 그것을 패션과 뷰티에 녹여낸다면 그 누구보다도,
심지어 캐리보다도 스타일리시해질 수 있다. 그 몇 가지 트렌드로 여성의 로망을 담은 은은한 파스텔과
톡톡 튀는 세련됨을 선사하는 비비드, 침범할 수 없는 지존 블랙 그리고 글로시와 매트를 소개한다.

뷰티의 파스텔과 비비드는 주로 봄, 여름(SS) 시즌에 자주 등장하는데,
해마다 봄의 컬러 옐로, 그린, 핑크 등에 화이트가 얼마나 섞였는지에 따라
파스텔이 대세인지 비비드가 대세인지 판가름난다.
예를 들어 뷰티에서 2004년에는 펄감이 없는 비비드한 옐로, 오렌지, 청록색 등의 컬러들이 유행했다면,
2005년에는 잔잔한 호수에 햇살이 비칠 때 물결 위로 반짝이는 듯한 느낌의
은은한 펄감이 있는 옅은 파스텔 민트, 레몬 컬러들이 유행했고,
2006년에는 다시 비비드한 트렌드로 돌아가
달콤한 옐로, 스카이블루 컬러들이 사랑받았다.
2007년에는 펄 화이트와 매트한 핑크가,
2008년에는 아주 미세한 펄이 가미된 비비드 옐로와 그린이,
2009년에는 물 빠진 듯한, 워싱된 듯한 펄 없는 빈티지 파스텔 컬러
그리고 그 어느 때보다 다양한 핑크가 사랑받고 있다.

패션에서의 블랙은 가을, 겨울(FW) 시즌에 단골 손님처럼 찾아온다.
다행히 블랙은 어떤 메이크업 컬러도 잘 받쳐준다.
그래도 이왕이면 메이크업 컬러를 통해 계절감을 함께 표현해주면 좋겠지.
가을, 겨울에 걸맞은 컬러는 퍼플, 모스그린, 카키, 네이비,
다크 브라운, 실버, 골드 등 그야말로 포근한 컬러들이다.
질감 역시 SS 시즌과 마찬가지로 펄과 매트가 번갈아가며 등장하지만,
주로 연말의 화려함 때문인지, 짙은 컬러의 무거움을 덜기 위함인지
펄 질감이 더욱 빈번하게 등장한다.

이러한 트렌드 컬러들에 글로시와 매트라는 질감의 표현이 더해질 때
그야말로 완성도 높은 메이크업의 경지에 이르게 된다. 비교적 최근까지는 매트면 매트,
글로시면 글로시 한 가지로 피부, 눈, 입술, 볼의 질감이 통일되는 경향이 있었지만,
2007년부터 조심스럽게 두 가지 질감을 혼합하여 표현하는 트렌드가 등장하고 있다.

뷰티 트렌드의 흐름을 이해했다면 이제 각 트렌드 안에서 아름다운 컬러의 조합들을 익혀보자.
이러한 컬러의 조합은 패션에서 활용하기에도 만점이니 말이다.

프렌치 시크에 대한 영원한 동경

꾸미지 않은 듯 자연스러움 속의 아름다움

스타일을 얘기하면서 파리지엔들을 빼놓을 수가 없겠지. 꾸미지 않은 듯 자연스러움 속의 아름다움, 그것이 바로 프렌치 시크의 핵심이다. 단순히 유행을 좇는 수준을 뛰어넘은 그들은 자신만의 느낌과 매력을 알고 그것을 어떻게 패션과 뷰티를 통해 발산해내는지 이미 아는 듯 보인다.
하지만 우리는 그들의 패션에 대한 이야기에 무척 익숙한 데 반해 그들의 뷰티에 대한 이야기엔 소홀했던 것 같다. 뷰티에서 프렌치 시크를 제대로 이해한다면 이 책을 통해 전하고자 하는 이야기의 반은 해결되리라. 엣지가 살고 멋스러울 수밖에 없다.

이거면 충분하다. 뷰티에서 프렌치 시크를 구현하려면 결코 인위적으로 보여서는 안 된다. 누가 봐도 정갈하게 꾸민 것이 드러난다면 프렌치 시크와는 완전히 멀어지게 된다. 내가 돋보일 수 있도록 세심히 꾸몄지만, 남들이 봤을 땐 대충 머리 질끈 묶고 립스틱만 툭툭 바르고 나온 듯 무심해 보이도록 연출하는 것. 그래서 보면 볼수록 예뻐 보이는 것. 그것이 프렌치 시크적인 뷰티의 매력이다. 꾸미지 않은 듯, 무심한 듯 보이는 그런 모습까지 이미 계산되었다고나 할까? 그러나 그런 모습이 머리부터 발끝까지 나무랄 데 없이 꾸미고 나온 것보다 훨씬 엣지가 살고 멋스러울 수밖에 없다.

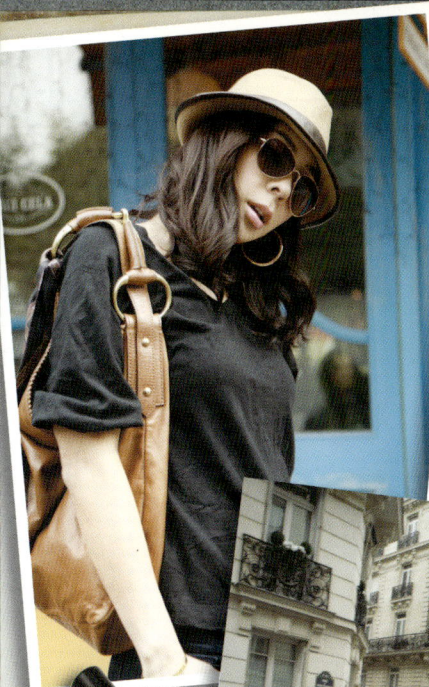

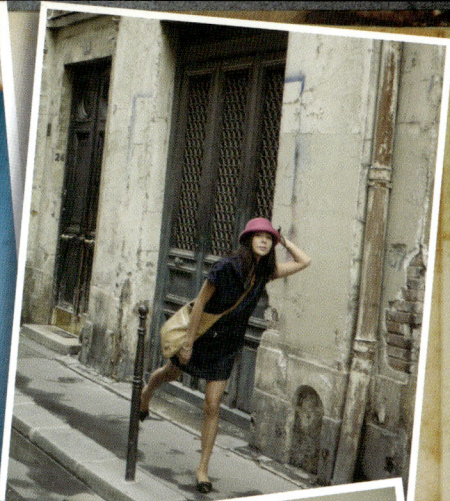

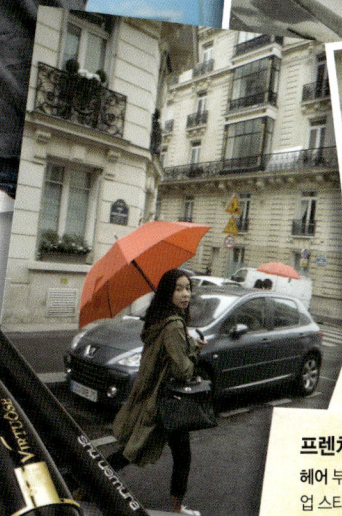

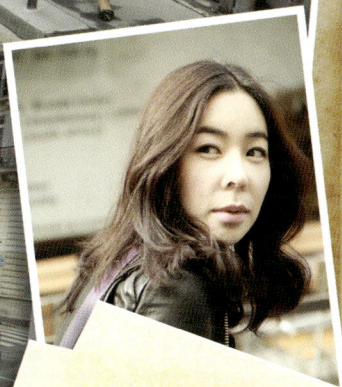

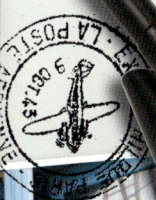

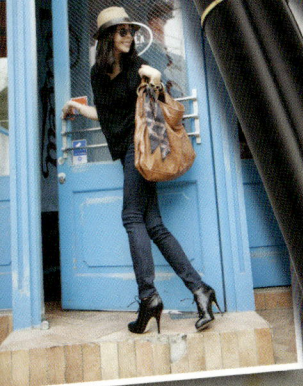

프렌치 시크스러운 뷰티란 이런 것이다!

헤어 부스스하게 풀린 듯한 컬 헤어, 느슨하게 틀어 올린 업 스타일, 손으로 구긴 듯한 헝클어진 숏컷

피부 파운데이션을 커버해야 할 부위(홍조나 칙칙함을 가리기 위한 양볼 정도)에만 소량 부분적으로 바르는 것

눈썹 또렷한 눈썹 라인이 드러나지 않도록 눈썹 컬러와 유사한 펜슬로 눈썹 사이사이를 메우듯 그려주는 것

아이 자연스러운 음영, 즉 라이트 스모키를 연출할 수 있는 펜슬 아이라이너와 그레이, 다크 브라운 계열의 섀도, 풍성한 속눈썹을 위한 마스카라로 눈매만 그윽하게 강조하는 것

립 립 라이너, 립 브러시를 던져버리고 입술과 유사한 질감의 매트 립스틱을 손가락으로 툭툭 얹듯 발라 마치 본연의 입술 컬러처럼 자연스럽게 먹어 들어가게 하는 것

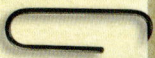

145

코리안 시크도 있다!

코리안 시크 = 단아함과 정갈함?

"프렌치 시크가 있다면 코리안 시크도 있지 않을까?" 책을 쓰고 있다는 나에게 지인인 카피라이터가 '코리안 시크'라는 새로운 어휘를 창조해(역시 직업은 못 속인다) 질문을 던진다. 그러고 보니 분명 한국 스타일이라는 것이 존재한다. 한때 청담동 일대에 허다했던 페라가모 칸치니 머리띠에 단아한 투피스를 입고 바라 구두를 신은 여인들은 그 어느 나라에서도 찾아볼 수 없었고, 한국의 화장품 브랜드들도 한류를 타고 아시아 시장에서 선전하고 있다니 이 역시 어느새 만들어진 코리안 시크의 이미지를 팔고 있는 것으로 봐도 무리가 아닐 것이다. 그렇다면 같은 동양 속의 두 나라 일본과 한국, 과연 무엇이 다를까? 서양인에 대한 동경으로 그들의 것을 가져와 더욱 오버하는 방향으로 소화하는 것이 일본이라면, 한국은 '단아함', '정갈함'이라는 키워드를 놓치지 않으면서 새로운 문화를 우리 속에 녹이는 은근한 힘이 있다. 일본은 서양인들의 길고 풍성한 속눈썹에 대한 동경으로 일반인들도 평범한 일상에서 인조 속눈썹을 붙이고 다니는 것이 낯설지 않고, 헐렁한 이목구비를 극복하고자 눈썹을 짙게 그리고, 진한 볼터치를 절대 빼놓지 않아, 그 요소들이 합쳐져 본연의 매력들을 누르는 데 반해, 한국은 그런 하나하나의 요소들이 전체적인 이미지를 해치지 않을 만큼 절제해 표현할 줄 안다. 서양인들의 눈에 일본의 재해석이 더욱 독창적으로 보일 수 있겠지만 그 자체가 독특할 순 있어도 결코 세련될 순 없을 것이다. 서양의 것들을 벤치 마크해오지만, 그것을 동양화 혹은 한국화하여 단아하고 정갈하게 소화해내는 것, 그것이 프랑스와 다르고 일본과도 다른 진정한 코리안 시크가 아닐까?

이제 서양의 스타일은 프랑스가 주도한다면, 동양의 스타일은 한국이 주도한다고 해도 지나친 말이 아니다. 프렌치 시크와 코리안 시크의 공통점이 있다면, 자신의 매력을 그 무엇으로도 덮지 않고 은은하게 표출해낸다는 점, 고급스러움을 추구하는 고상함, 싼 것과 비싼 것의 조화, 원 포인트를 살릴 수 있는 센스가 그것일 것이다. 그리고 그것은 모두 내가 정말 좋아하고 바라는 스타일이다. 한국의 대중 문화가 한류란 이름으로 아시아에 큰 영향력을 행사하고 있는 것도 이와 무관하지 않으리라. 자랑스러운 코리안 시크에 진정 박수를 보내고 싶다. 이런 코리안 시크가 부디 건축과 간판 등 다양한 문화에까지 스며들길 바라면서 말이다.

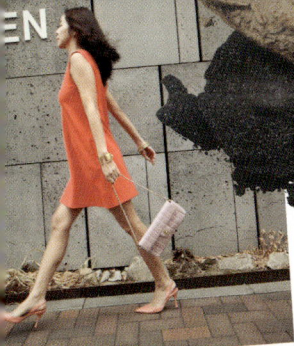

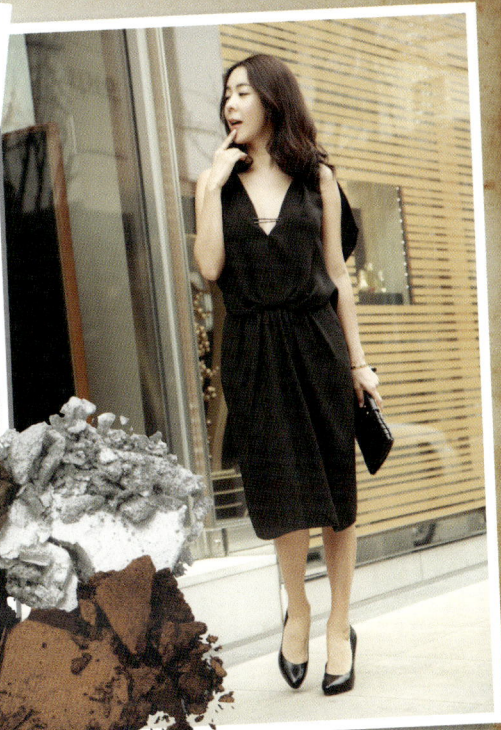

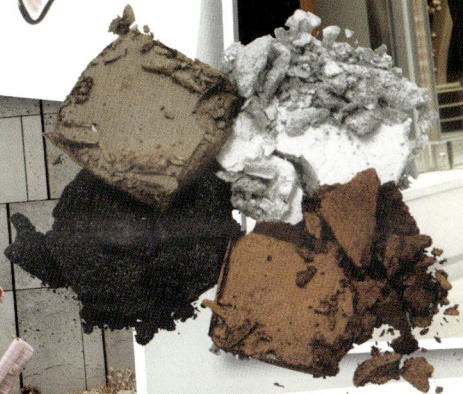

VOGUE

KOREA

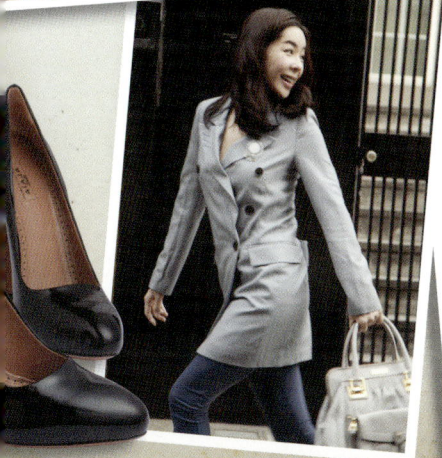

이 혜정 씨,

패션과 뷰티 트렌드에서부터
아름다운 행복 축하해요!
깔끔한 가운데 온화하고 다정다감한
'클리안 시크'를 룩북 테마 강약의 심미안으로
잘 표현해주세요.

from 보그 편집장 이명희

147

꽃 피는 봄이 오면 파스텔을

꼭 한 번씩 돌아오는 파스텔 트렌드,
요정같이 사랑스럽게 변신하기

파스텔 트렌드는 봄과 함께 찾아온다. 살랑살랑 봄바람 탓인지 달콤한 파스텔 컬러는 여인들의 눈을 붙잡고
가슴을 설레게 만든다. 하늘하늘한 쉬폰 원피스에 파스텔 컬러 메이크업보다 더 잘 어울리는 메이크업이 있을까?
이렇게 봄에 파스텔 메이크업을 하리라 마음 먹었다면 명심해야 할 것이 있다. 옷에 들어간 컬러와 얼굴에 사용할
컬러의 채도가 전체적으로 어우러져야 한다는 점이 그것이다. 그리고 섀도와 립스틱, 볼터치의 컬러도
전체적으로 채도가 조화를 이룰 때 요정같이 사랑스러운 메이크업을 완성할 수 있음을 잊지 말자.
여리여리한 파스텔 느낌에 약간의 엣지를 더하고 싶다면, 메인으로 사용되는 컬러에 펄이 가미된 펜슬로 언더라인
을 그려준다면 스타일리시함을 연출할 수 있다.
이렇게 해마다 돌아오는 파스텔 트렌드를 위해 몇 가지 컬러들은 구비해두는 것이 좋겠다.
민트 컬러, 라일락 컬러, 라이트 블루, 핑크, 피치, 비둘기색 섀도는 베이스 섀도로 활용해도 좋지만
무엇보다 자주 등장하는 SS 시즌 컬러이니 틈틈이 구비해둘 것. 파스텔 컬러끼리는 대부분 잘 어우러지지만
그중에서도 유독 엣지 있는 조합이 있다. 이런 파스텔 컬러들의 조합을 눈에 익혀두면 패션과
뷰티의 스타일을 살리는 데 도움이 될 것이다. 올해는 물 먹은 듯, 워싱한 듯,
물 빠진 듯 보이는 파스텔 컬러가 강세라니 이 역시 주목할 것!

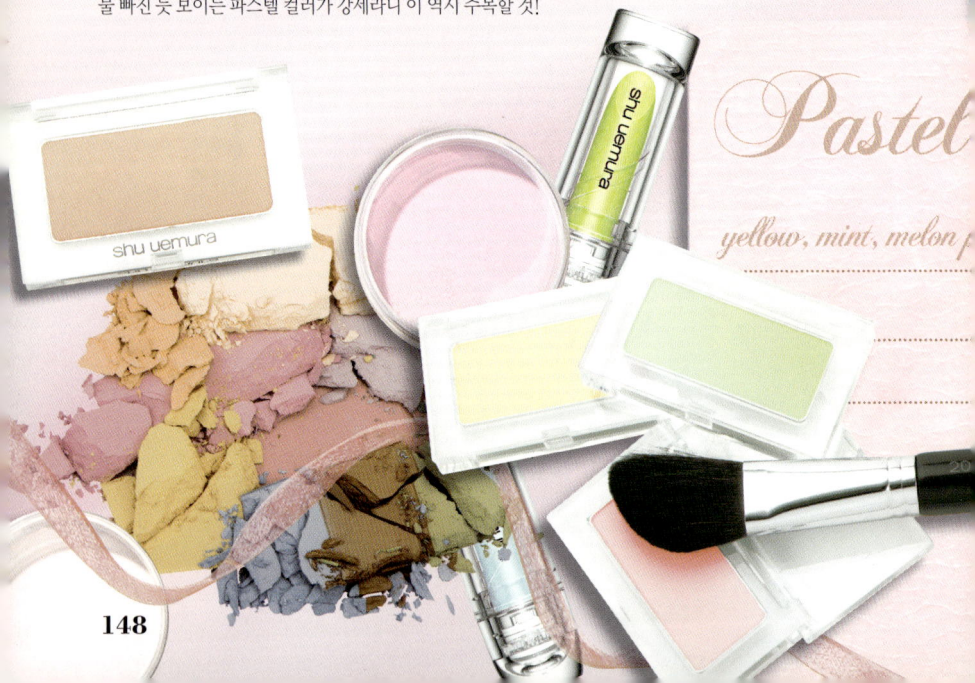

Pastel

yellow, mint, melon p

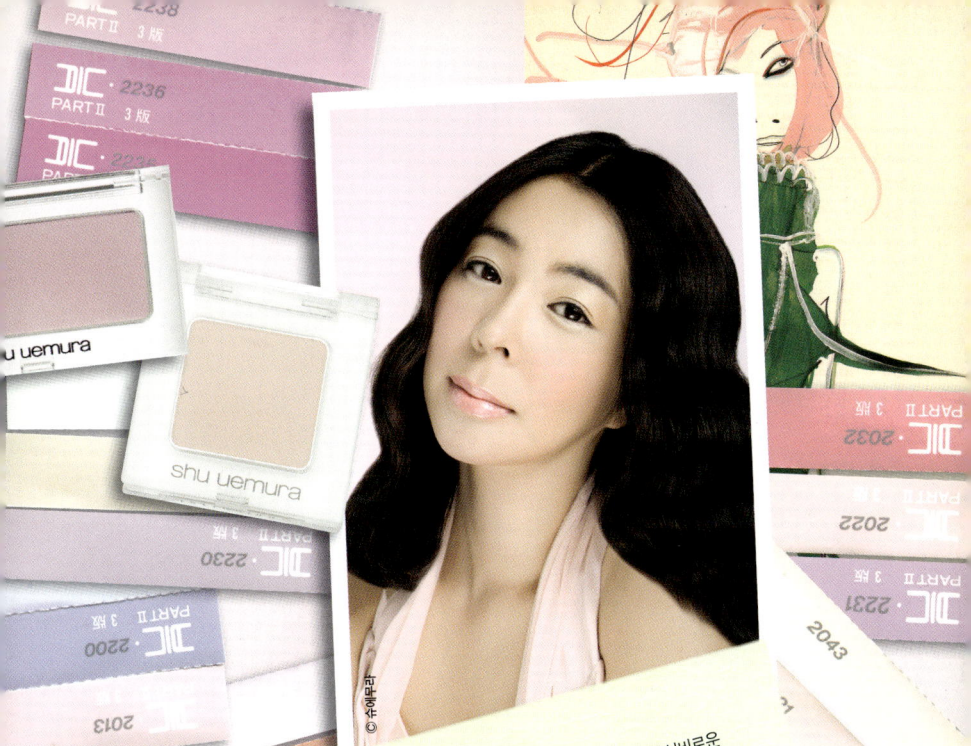

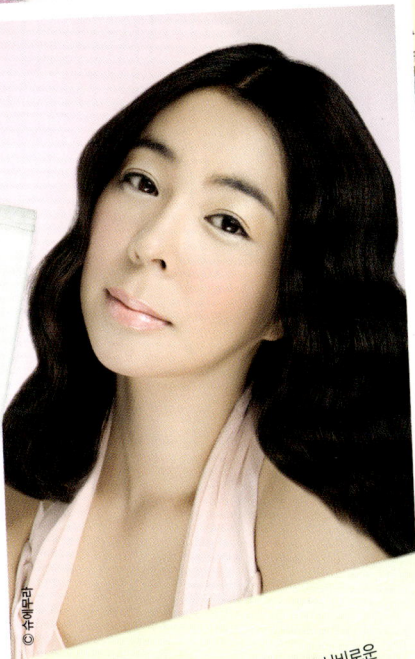

파스텔 섀도 플레이

● **펄감이 감도는 민트** : 눈 언더라인에 펴 바르면 신비로운 분위기를 자아낸다. 눈두덩에 화이트 펄 섀도와 함께 사용하면 더욱 아름다운 룩을 완성할 수 있다. 이때 아이라인은 블랙이 아닌 네이비 컬러를 선택하자.

● **펄감이 감도는 라일락** : 눈두덩이나 눈 언더에 펴 바르면 감미로운 이미지를 연출할 수 있다. 펜슬 타입으로 펄이 가미된 퍼플 아이라이너와 함께 사용하면 좋다.

● **라이트 블루** : 민트와 함께 연출하면 몽환적인 분위기가 펼쳐진다. 이때 아이라인은 생략하고 마스카라만으로 눈매를 가볍게 살려준다.

● **핑크** : 골드 펄이 감도는 따스한 핑크와 붉은 기운이 좀더 살아 있는 투명한 수채화 느낌의 매트한 핑크도 갖춰두면 다른 섀도들과 함께 사용하거나 단독으로 사용하는 데 활용도가 높다.

● **매트한 피치** : 우아함과 부드러움을 동시에 선사하는 매트한 피치는 눈두덩에도 볼에도 아름답게 녹아든다.

● **매트한 비둘기색** : 물 빠진 듯한 옅은 비둘기색 섀도는 시크한 느낌을 선사하는 동시에 어떤 파스텔 의상과도 묘한 조화를 이룬다.

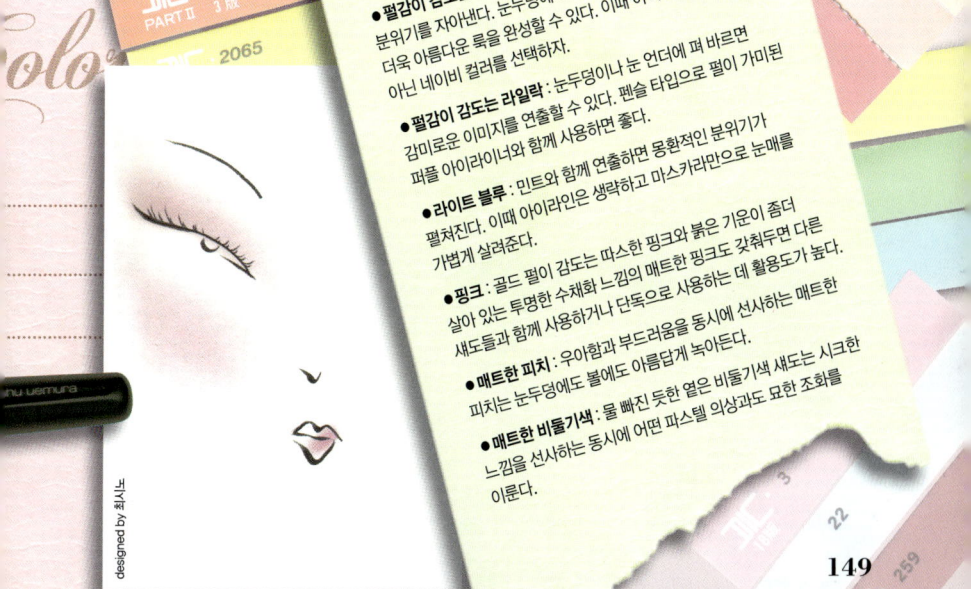

트로피컬 비비드의 세계
비비드 컬러로 스타일리시해지기

열대지방에 가보면 꽃들도, 과일들도, 새들도 알록달록 생동감 넘치는 비비드 컬러를 입고 있다.
아프리카 사람들이 입고 다니는 옷이 대부분 비비드 컬러인 것도 이들이 접하는 자연과 무관하지
않을 것 같다. 이렇게 비비드 컬러는 나에게 꿈틀거리는 강렬한 생동감과 눈을 즐겁게 하는
다채로움 그리고 정열적인 뜨거움을 선사한다. 핫한 팝업 컬러들을 좋아하는 나로선 이런 컬러를
뷰티에 활용하는 것을 마다할 이유가 전혀 없다. 그래서 평범한 일상에서 대부분의 여인들은
엄두도 내지 않을 비비드한 컬러를 가끔 내 얼굴에 용감하게 펼쳐보곤 한다.

패션&뷰티의 비비드 스타일링

어느 날 비비드한 컬러의 옷을 입거나 가방을 들었다면 핫 오
렌지, 핫 핑크, 옐로, 그린, 블루, 퍼플 등 생생한 트로피컬 컬러들
로 메이크업을 시도해보자. 결코 옷과 메이크업이 같은 계열의 컬러일
필요는 없다. 신기하게도 비비드 컬러끼리는 서로 부딪치는 일이 별로 없
어, 어떤 무심한 컬러의 매치도 신선하고 시크해 보인다. 단 패션과 뷰티 전반에
비비드 컬러를 너무 과하게 사용하면 촌스러워진다는 사실을 기억하자. 비비드를
콘셉트로 하는 화보를 찍는 것이 아니라면 앵무새처럼 너무 많은 컬러를 사용
하는 것은 절대로 금물이다. 패션과 뷰티를 통틀어 두세 군데에만 포인트
를 주자. 예를 들어 구두와 가방, 입술에만 비비드 컬러를 사용한다거나.
모자, 뱅클, 볼에만 비비드 컬러를 사용한다
면 멋스럽지 않을까? 혹 크게 2가지의 비비드 컬러 안에서 짝을
이루며 컬러 플레이를 한다면 더 많은 범위까지도 가능할 것
같다. 핫 핑크와 군청색의 조합이라든지, 레몬색과 군청색의
조합은 내가 가장 좋아하는 비비드 매칭이다.

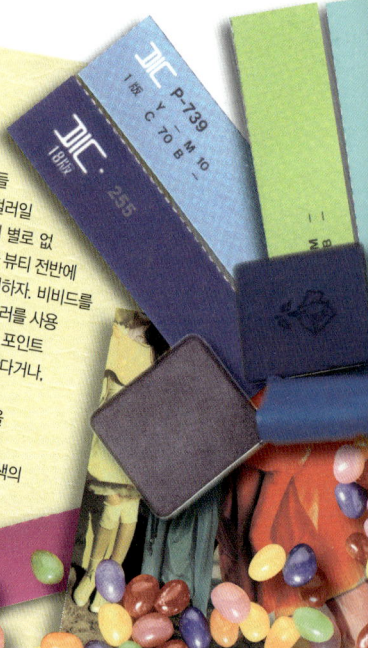

나에게 잘 어울리는 비비드 메이크업

뷰티에서 비비드한 팝업 컬러들은 그 컬러만 바꿔가며 몇 년간 메인 트렌드에 빠지지 않고 등장해왔다. 자신에게 잘 어울리는 비비드 컬러들 중 몇 가지를 갖추어 볼터치면 볼터치, 눈이면 눈, 입술이면 입술 어느 한 곳에 만 포인트를 주자. 조금 더 화려해도 되는 파티에서나 비비드의 제국 열대지방 으로 여행을 가서는 눈과 입술 혹은 볼과 입술까지 확대해도 좋겠다.

- **눈과 비비드 컬러** : 청록색이나 그린, 청보라색 아이가 시크하게 느껴진다. 단, 남자들은 눈에 비비드한 컬러로 과하게 메이크업하는 것을 싫어할 위험이 있으니 참고하자.
- **입술과 비비드 컬러** : 핫 핑크와 핫 오렌지 입술은 이미 오래전부터 익숙하다. 혹 아직 용기가 나지 않는다면 입술 안쪽에 틴트처럼 바르거나 옅은 누드톤의 컬러를 바깥쪽에 함께 사용해도 예쁘다는 사실을 기억하자.
- **볼과 비비드 컬러** : 펄감이 없는 핫 오렌지나 귤색이면 충분하다.

네가 비비드를 알아?

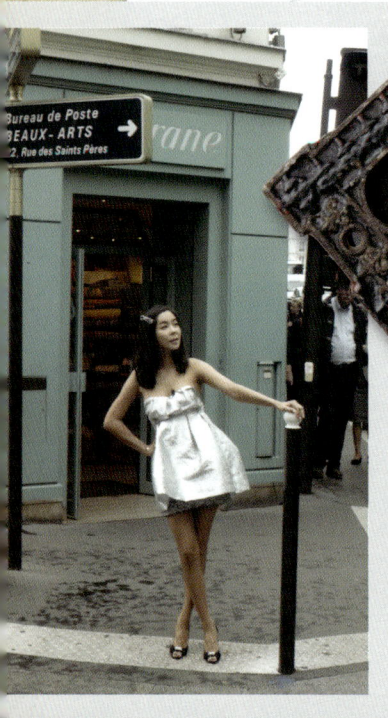

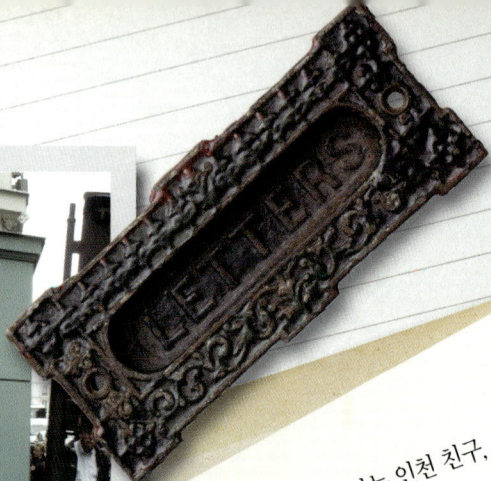

To. 스타일을 즐길 줄 아는 인천 친구, 혜영

From. 스타일리스트 정윤기

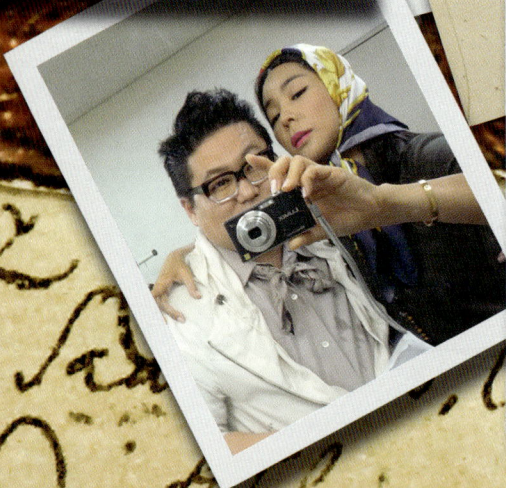

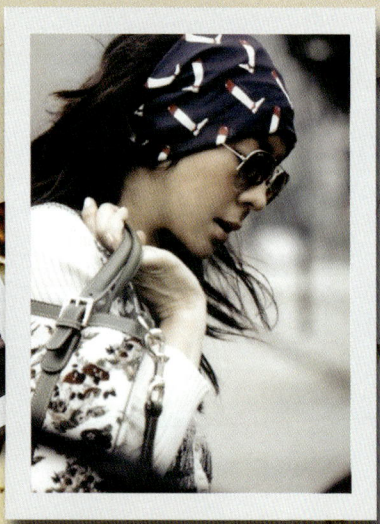

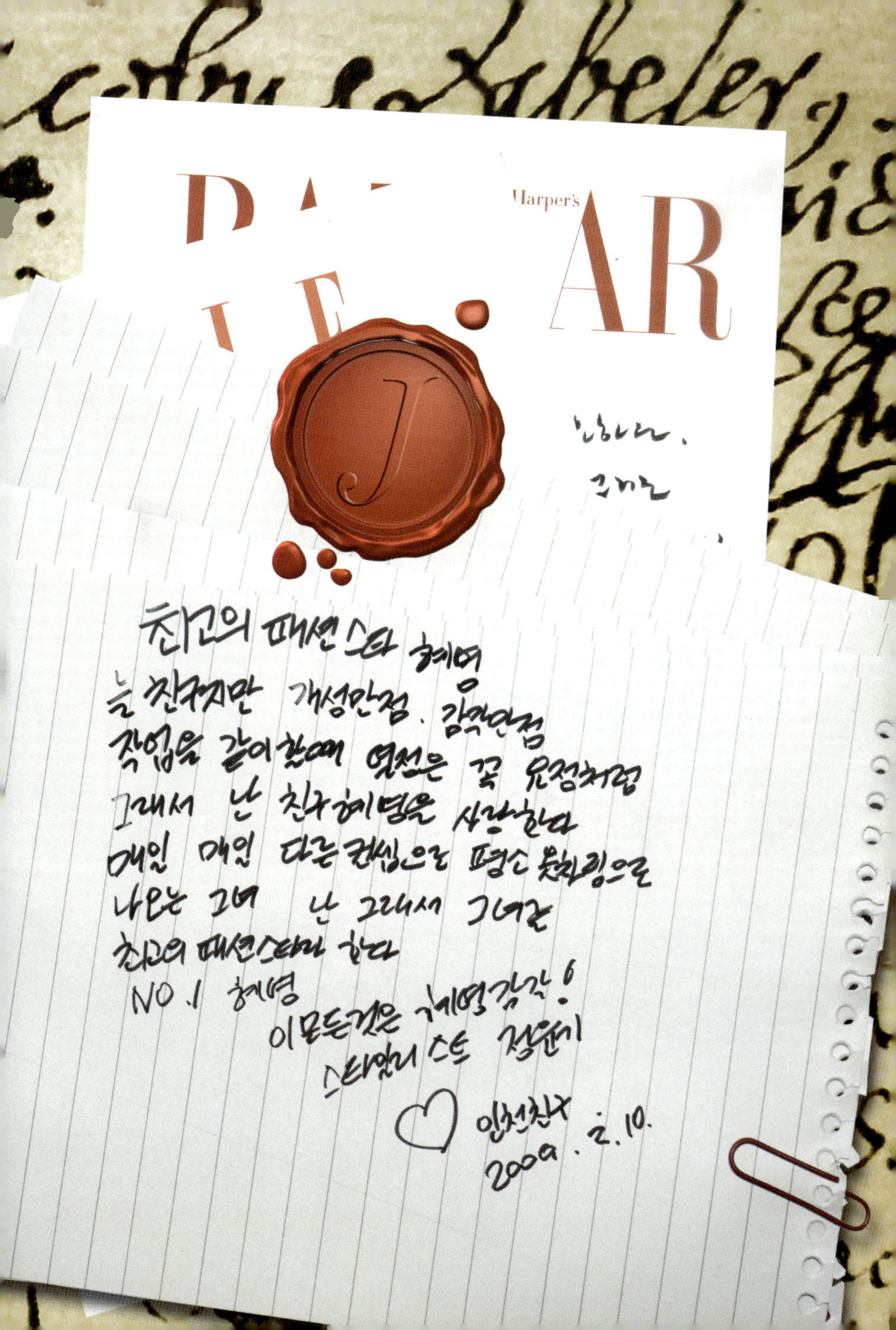
최고의 패션스타 혜영
늘 친구지만 개성만점. 감각만점
작업을 같이 할때 열정은 꼭 요정처럼
그래서 난 친구혜영을 사랑한다
매일 매일 다른 컨셉으로 패션 웨어링으로
나오는 그녀 난 그래서 그녀를
최고의 패션스타라 한다
NO.1 혜영
이모든것은 혜영감각!
스타일리스트 정윤기
인천친구
2009. 2. 10.

글로시+매트가 대세

트렌드를 논할 때 컬러만큼 중요한 것은 없다. 그러나 컬러보다 엣지를 표현하기에
좋은 것이 있으니, 그것은 바로 질감! 메이크업에서 '매트(matte)'와 '글로시(glossy)'의 세계를
이해하고 그것을 얼굴에 자유롭게 표현할 수 있다면 이제 그만 하산하라. 그만큼 질감을
자유자재로 표현하는 것은 고도의 테크닉을 요하는 일이기도 하고, 동시에 질감의 세련된 배합을
플레이(play)할 줄 아는 크리에이티브(creative)는 아무나 갖는 것이 아니기 때문이다.
그러나 '마치 내가 메이크업 아티스트인 것처럼' 자신감을 가지고 가이드대로 따라 한다면
당신의 메이크업을 엣지의 절정으로 올려놓는 것은 시간문제다.
1990년대에는 피부도, 눈도, 입술도 매트하게 표현하는 것이 대세였다. 글로시, 글리터 자체가 상
상이 안 되던 시점이었다. 그로부터 10년이 지나자 피부도, 눈도, 입술도 글로시하게 표현하지
않으면 안 될 것 같은 분위기가 정말 지겹도록 오래 이어졌다.

이렇게 하나의 트렌드가 오래 지속되고 나서야 으레 그렇듯 변증법적인 트렌드가 등장한다.
그 응용의 트렌드는 2008년에 시작되었다.
바로 '매트'와 '글로시'를 믹스&매치하는 것! 이를 통해 메이크업 표현이 말로 다 못할 만큼 풍성해
졌다. '매트+글로시'의 복합 트렌드는 빠른 시간 안에 힙한 트렌드로 자리 잡았다. 그리고 이러한
트렌드는 적어도 앞으로 10년은 갈 것으로 보인다(10년 후에 보자!).
그러나 이러한 엣지는 아직까지 트렌드 세터들만의 전유물. TV에 종종 등장하는 엣지 없는 여인들
이 아직 그 흐름을 못 읽고 온통 글로시한 질감으로 메이크업하는 것이 그 증거들이다.
남들보다 세련돼 보이고 싶은가? 남들에게는 없는 엣지를 찾고 싶은가? 그렇다면 내 얼굴에
'매트'와 '글로시'를 함께 섞어 표현해보자.

글로시+매트 트렌드 변천사
1990년대 매트의 시대
2000년 글로시의 시대
2008년 글로시+매트의 시대

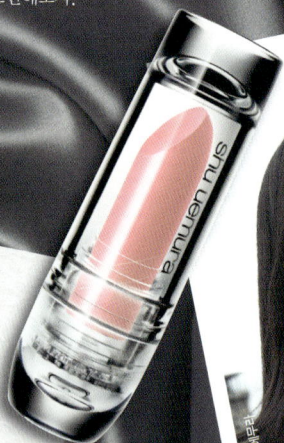

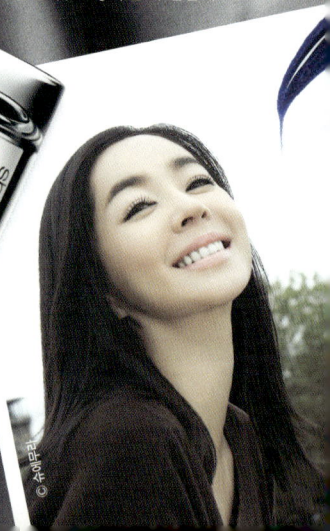

Glossy and Matte

매트와 글로시의 가장 이상적인 조합

사랑스러운 분위기를 원한다면
피부는 세미 매트하게, 눈과 입술은 글로시하게

화려한 분위기를 원한다면
피부와 눈은 글로시하게, 입술은 매트하게

시크한 분위기를 원한다면
피부는 세미 매트하게, 눈은 글로시하게,
입술은 매트하게

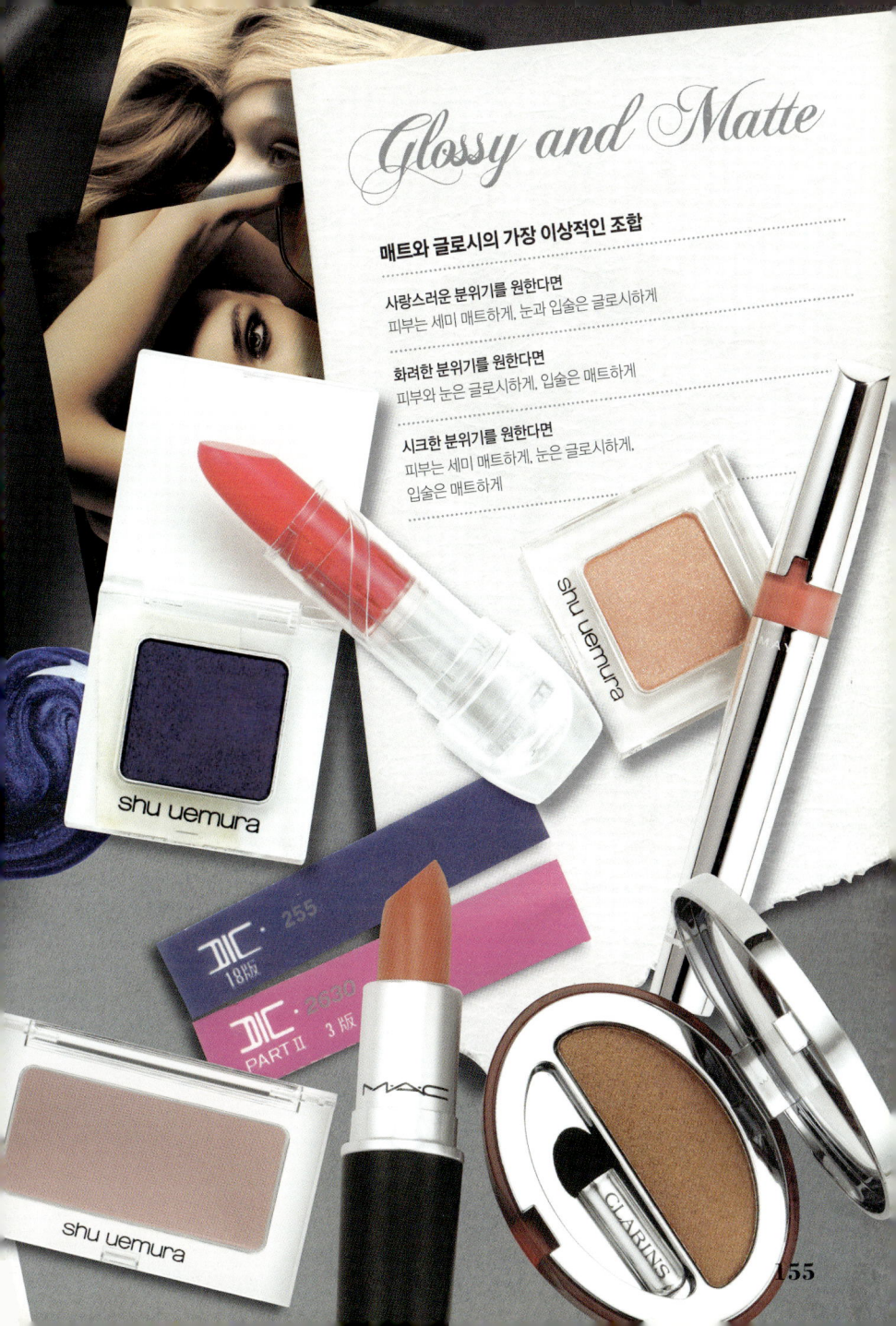

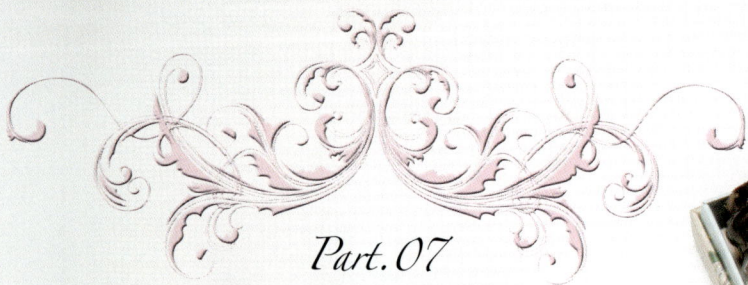

Part. 07

LIFE
아름다워지는 습관 익히기

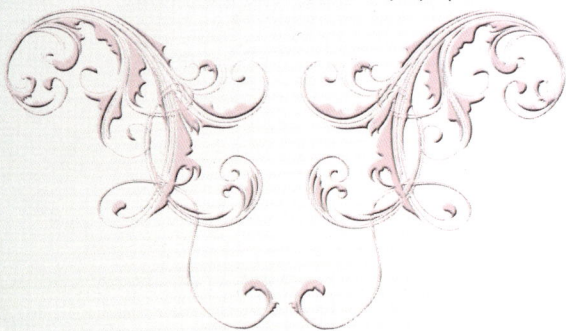

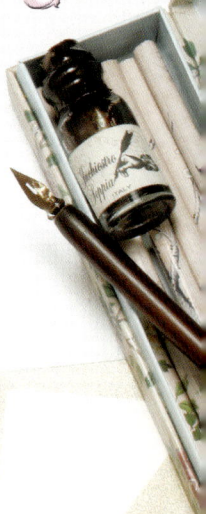

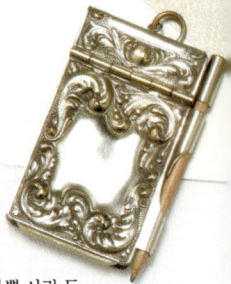

사람마다 삶의 방식이 다르다. 취향이 다르다. 습관도 다르다.
잠을 자는 시간대도 제각각이고, 물을 마시는 빈도와 양 또한 천차만별이다.
운동이 삶의 일부가 된 사람도 있지만 운동과 아주 동떨어져 살고 있는
사람들(제발 Body 편을 꼭 다시 읽어보길)도 많다. 놀기 위함인지 일 때문인지
밤샘이 잦은 사람들도 있고, 이른 아침 활동이 많아 늘 빛의 속도로
외출 준비를 해야 하는 사람들도 있다. 술을 좋아해 술자리가 빈번한 사람,
도서관─집이 동선의 다인 사람, 일요일마다 교회를 가는 사람, 주변 경조사 챙기느라 바쁜 사람 등
삶의 무대와 등장 시기와 빈도와 역할이 모두 다르다.

그러나 다양한 사람들이 제각기 살아가고 있는 삶에서 누구도 예외 없이 기억해야 하는 진리가 있다.
바로 사소한 습관이 모여 나의 아름다움을 결정한다는 참으로 소박하지만

아무도 부인할 수 없는 진리가 그것이다. 아름다움은 대가 없이 얻어지지 않는다.
어렵지 않은 작은 노력으로 아름다워지는 사소한 습관을 만들어가고 익혀가면
어느샌가 주변 친구들보다 더욱 생기 있고 더욱 건강하고 더욱 아름다워져 있을 것이다.

어느 다큐멘터리에서였던가? 프랑스 여인들이 요리를 즐기는 미식가들이 많은데다 초콜릿, 케이크, 치즈 등
열량 높은 음식을 거침없이 섭취함에도 미국 여인들에 비해 날씬한 이유가 무엇일까 하는 것이 주제였다.
하루에 한 잔 와인을 마시면 지방을 분해해주는 효과가 있다는 둥, 일상생활에서 많이 걷는다는 둥,
아침과 점심 식사량을 많이, 저녁 식사량을 조금 한다는 둥, 저녁에 폭식하지 않기 위해
오후 4~5시경 간식타임을 갖는 것이 어려서부터 습관이 되었다는 둥 이유가 참 많았다.
그중에서 나에게 가장 와닿았던 것은 바로 그녀들의 물 마시기 습관이었다.
정말 파리지엔들은 늘 물병을 지니고 다니면서 수시로 마신다. 마트에 가면 물의 종류가
수십 가지나 되니 정말 말 다했다. 물을 많이 마시면 체내 순환이 촉진되어
몸속 노폐물이 몸 밖으로 원활히 배출되고, 피부가 촉촉해짐은 물론 건강한 윤기를 머금게 되고,
주름 또한 예방된다고 한다. 그뿐만 아니라 적당한 포만감을 주어
과식이나 폭식을 방지하는 효과도 있다고 하니 어찌 따라 하지 않을 수 있을까.
나 역시 평소 물을 자주, 많이 마시는 편이 아니었지만 이 다큐멘터리를 본 이후 틈만 나면 물을 마신다.
화장실에 자주 가야 하는 불편함이 따르지만 아름다워지기 위해서라면 이 정도쯤이야.
여러분도 날씬한 몸매와 빛나는 피부를 위해 물을 마시고 또 마시길 권한다.

사람마다 정도의 차이는 있으나 대부분 인생의 3분의 1은 잠을 자는 데 할애한다고 한다.
80세까지 산다고 가정할 때 16년 정도는 잠을 자면서 보내는 것이다.
이런 잠이 아름다움에 어떤 영향이 있을까? 흔히들 하는 말, 미인은 잠꾸러기라고.
그래, 잠이 많은 친구들이 보통 피부가 뽀얗고 빛나는 경우가 많았던 것 같기도 하다.
어떤 연예인은 살이 좀 오른다 싶으면 다이어트 목적으로
이틀 동안 거의 아무것도 먹지 않고 잠만 잔다고 했던 것도 기억난다.
밤새우고 난 다음 날을 떠올려보자. 낯빛이 칙칙하고 어두워지면서, 피부가 거칠어지고
뾰루지가 난 경험이 다들 있을 것이다. 잠과 뷰티는 떼려야 뗄 수 없는 관계임이 분명하다.
잠의 대가들 왈, 잠자는 절대적인 시간이 무조건 길수록 좋은 것이 아니라,
잠의 질이 훨씬 중요하다고 주장한다. 그렇다면 과연 그 잠의 질을 높일 수 있는 방법은 무엇일까?
그들이 말하기를 최소 수면시간 4~6시간 정도를 지키면서,
인간이 숙면을 취할 수 있는 적절한 시간대인 저녁 10시에서 새벽 2시 사이에 자는 것이 좋다고 한다.
또 잠자기 전에 스트레칭으로 몸을 이완시키는 것 역시 깊은 잠을 청할 수 있는 아주 좋은 방법이다.
팔과 다리를 대자로 벌려 고개의 방향과 다리&몸통의 방향을 반대로 틀고 힘을 빼 30초 머무는 동작과
발끝을 포인트(point)로 밀었다가 플렉스(flex)로 당기는 동작들은 효과 만점이다.
좌우로 몸통을 10번 정도 돌려주면 림프관이 자극되어 깊은 수면을 유도하면서
혈액순환이 좋아져 다이어트에 효과가 있다고 하니 이 또한 어찌 아니 할 수 있으리.
향을 이용하면 그 효과는 배가된다. 숙면에 좋은 로즈나 라벤더 아로마 에센셜 오일을 베개에
한두 방울 떨어뜨리고 자거나, 섬유에 자국을 남기지 않는 편리한 숙면용
필로 스프레이(pillow spray)를 뿌리고 자면 잠들기 전 시간이 향기로워지고
자고 나면 개운한 느낌에 누가 시키지 않아도 매일 밤 반복하게 될 것이다.

잠을 잘 자야 아름다워진다. 물을 많이 마셔야 아름다워진다.
이 진리를 기억하면서 다양한 삶에서 아름다워지기 위한 비법들을 소개한다.

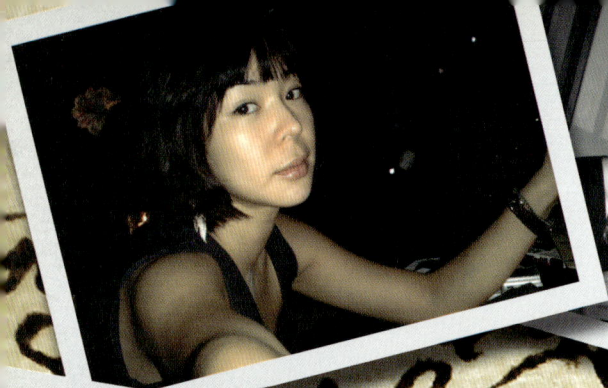
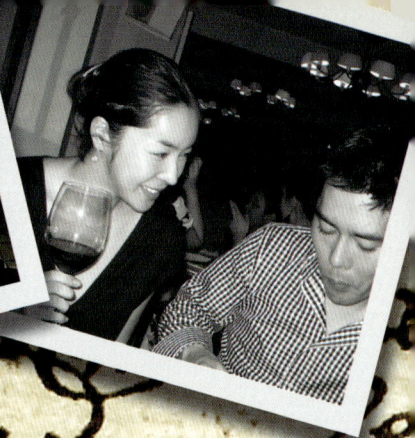
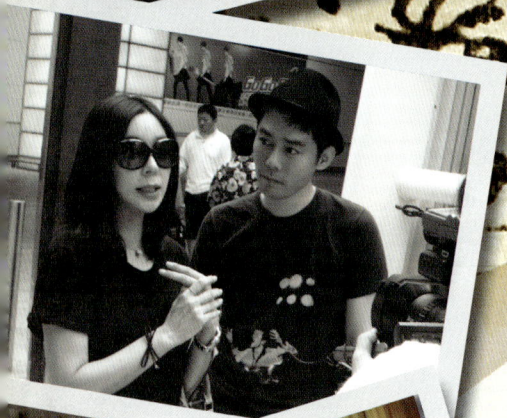
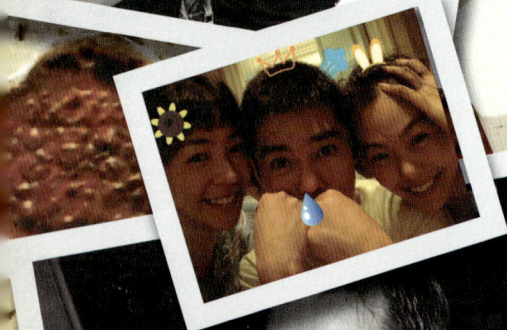
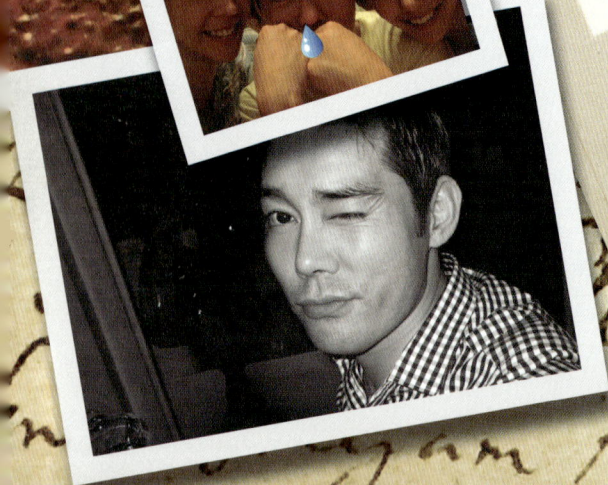
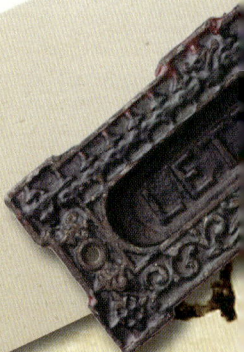

To. 소중한 소울 메이트, 혜영

From. 크리에이티브 디렉터 우종완

항상 그랬던 것처럼 혜영은 나의 생활에서
가장 소중한 사람이다.
마치 태어날때처럼 알고 지냈던것처럼
아무 생각없이 던지는 그녀의 말속에서
따뜻함을 느끼고, 그녀의 진실함을 배운다.
그녀는 갑각이 있는 여자이기보다는 감성이 있는 여자인것 같다.
유행을 따라 하지보다 유행을 생각 해보는 혜영.
그래서 그녀의 스타일은 항상 편안하지만 그녀의 빛깔이 보인다.
이제 그녀만의 순수하고, 열정적인 아름다운 빛깔을
뿌리겠는 이야기로 하려 한다니,
올봄 이로시를 어떤색으로 색칠할지 정말 기대가 된다.

혜영!
겨울을 잘 견딘 나무들이 봄이오면, 가지마다 새싹이나고
꽃을 피우만, 네나무의 가지마다, 소망의 꽃, 희망의 꽃을
피우기 바래, 그리고 무엇보다 너자신을 흔들리지 않는
힘찬 나무가 되기를....
이혜영 화이링!!

사랑하는 중안오빠가

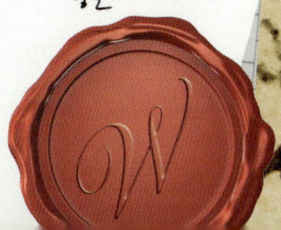

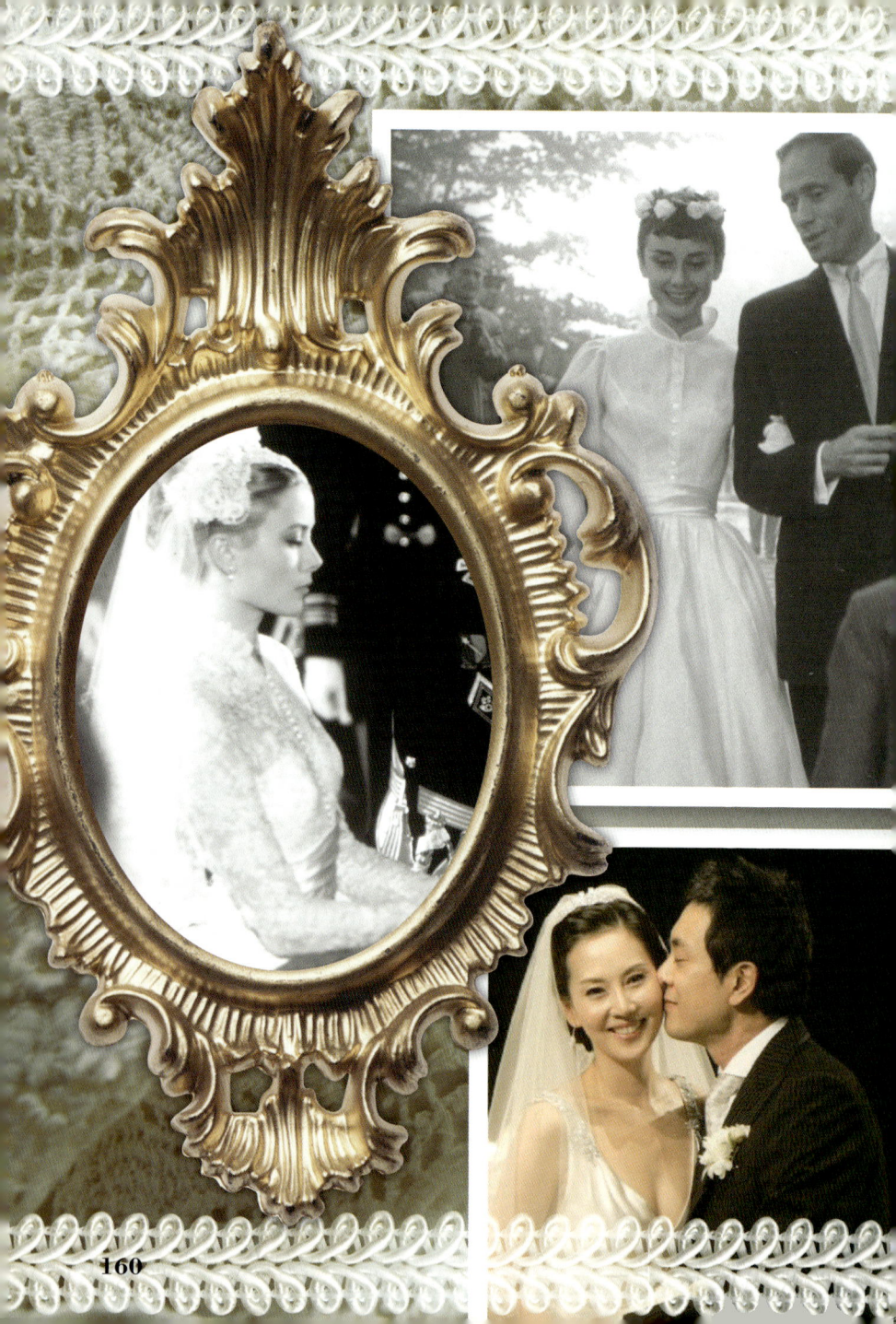

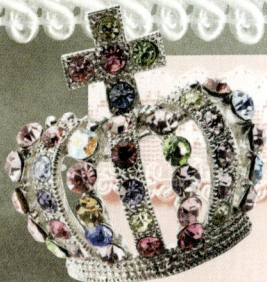

스타들의 결혼식

각자 다른 짝을 찾긴 했지만 과거 제니퍼 애니스톤과
브래드 피트의 결혼식에서 둘은 참 아름다웠다. 앞가르마를 타 레이어드된
긴 머리를 자연스럽게 풀고 아무런 장식이 없는 짧고 심플한 베일을 썼던
제니퍼의 모습은 기억에 깊이 박혀 잊히지 않는다.
모나코의 왕비 그레이스 켈리의 앞가르마를 탄 우아한 업 스타일에
짧은 귀고리, 화려한 수가 놓인 길고 풍성한 베일, 가운데 수많은 버튼이
달려 목과 손등을 감싸는 화려한 레이스 상의는 그녀의 기품을
드러내기에 부족함이 없었다.
올백 스타일의 업 스타일에 깜찍한 리본과 함께 어우러진 짧은
베일에 발레리나를 연상시키듯 무릎을 덮는 풍성한 드레스를 입은
오드리 헵번 또한 클래식함 속의 귀여움을 보여주었다.
국내로 눈을 돌리면, 내 친구 남주의 결혼식과 심은하, 한가인의 결혼식이
예뻤던 걸로 기억한다. 결혼식에서 아름다웠던 스타들의 사진들을
보며 그녀들이 선택한 메이크업, 헤어스타일, 액세서리,
드레스를 분석해본다. 언젠가 결혼할 때 참고가 되길…….

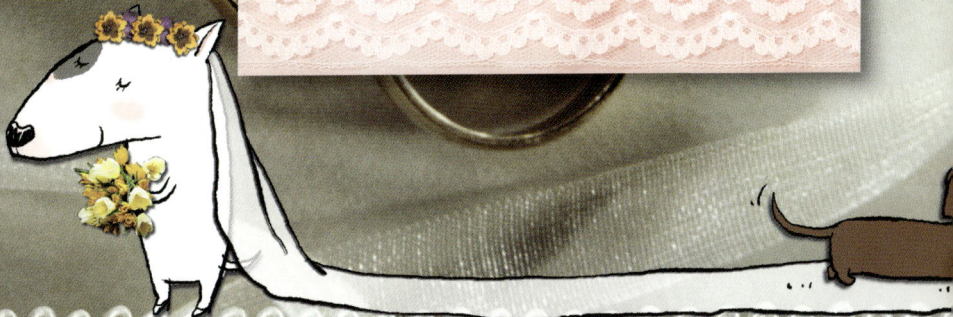

1교시 화장법!

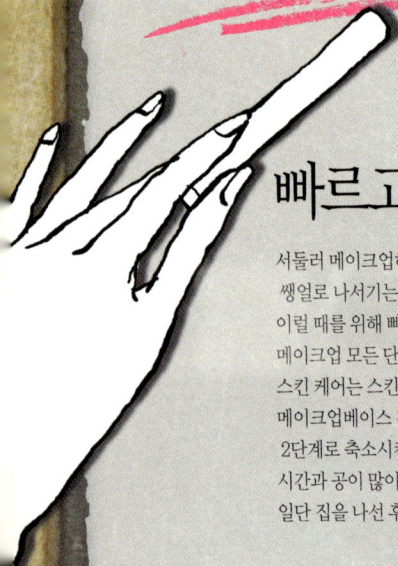

빠르고 간편한 퀵 메이크업 팁

서둘러 메이크업해야 할 때가 누구에게나 예외 없이 찾아온다. 바쁘다고
쌩얼로 나서기는 무안하고 앉아서 메이크업을 하자니 늦을 것 같고…….
이럴 때를 위해 빠르고 간단한 메이크업 팁을 공유한다. 바쁠 때 스킨 케어와
메이크업 모든 단계를 거칠 수 없다. 과연 무엇을 생략할까?
스킨 케어는 스킨과 밀키로션, 립 케어 3단계로 축소시킨다. 피부 메이크업은
메이크업베이스 겸용 자외선 차단제와 자외선 차단지수가 높은 팩트
2단계로 축소시킨다. 색조 메이크업은 눈썹과 립글로스의 2단계를 챙겨 하고,
시간과 공이 많이 들어가는 아이라인과 마스카라, 볼터치, 립스틱은 파우치 속에 담아
일단 집을 나선 후 짬이 생길 때 화장실에서 나머지를 완성하면 된다.

빠르고 간편한 퀵 메이크업 팁

첫째 스킨+밀키로션+립 케어로 스킨 케어를!

둘째 메이크업베이스 겸용 자외선 차단제를
바르고 자외선 차단지수가 높은 팩트 타입
파운데이션으로 베이스 메이크업을!

셋째 눈썹과 입술은 윤곽만 잡아주고 출발!
아이라인, 마스카라, 볼터치, 립스틱, 뷰러,
휴대용 브러시를 파우치 속에 담아
짬이 날 때 메이크업을 완성한다.

**도저히
이럴 시간조차 없을 땐**
스킨+밀키로션+립밤을
바르고 자외선 차단지수가
포함된 비비크림이나
컬러로션을 바른 후
집을 나선다. 모자나 안경
같은 소품으로 최대한
얼굴을 가려주는 것도
방법이겠지.

외출용 파우치 꾸리기 팁

교체가 필요한 아이템!
그날 바른 립스틱, 볼터치, 섀도

교체가 필요 없는 아이템!
항상 지니고 다녀야 하는 립밤, 팩트,
아이라이너, 마스카라, 눈썹 펜슬, 눈썹 빗,
휴대용 브러시, 면봉

중요한 저녁 약속을 위한 아이템!
수정 메이크업을 위한
수분 미스트, 메이크업베이스,
리퀴드 파운데이션

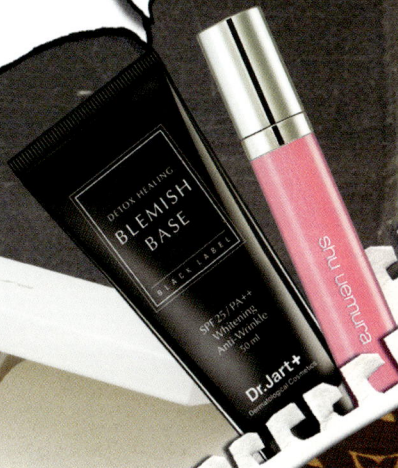

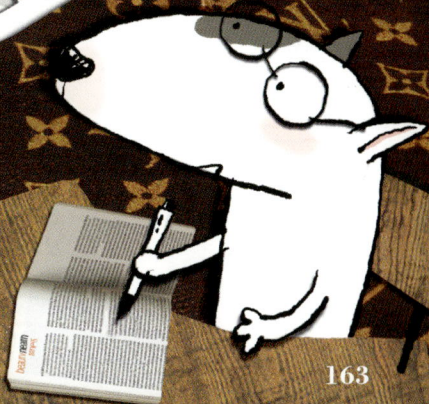

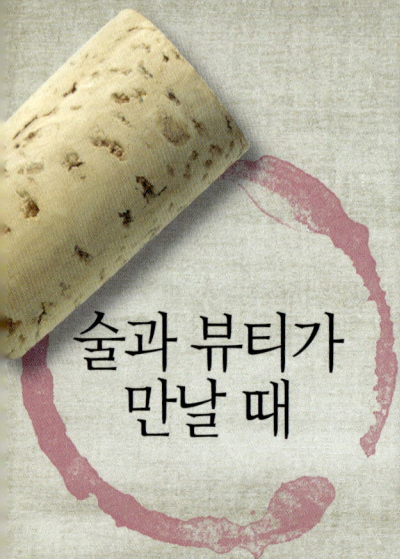

술과 뷰티가
만날 때

살다보면 친한 몇몇 지인들과 갖게 되는 술자리, 적당히 아는 다수의 사람들과 갖게 되는 술자리, 아는 사람과 뉴 페이스들이 섞여 있는 술자리 등 많은 술자리에 가게 된다. 술을 마시든 그렇지 않든지 간에 겪게 되는 상황. 그렇게 술자리를 함께하다 보면 경계심이 누그러져 더욱 친해지거나, 평소 알 수 없었던 그 사람의 새로운 면모를 발견하게 되면서 그 사람에 대한 판단이 달라지게 되기도 한다. 또 이런 자리에서 '눈이 맞아' 연인으로 발전하는 경우도 많다. 어떤 상황이든 이런 술자리에서 매력적이고 아름답게 돋보일 필요는 있는 것 같다. 꼭 겉모습만이 아니라 술 마시면 목소리가 커진다거나, 사람들에게 시비를 건다거나, 엉엉 운다거나 정신줄을 놓아버리는 등 사람들에게 민폐를 끼치는 술버릇이 있다면 당연히 고쳐야 한다. 정 고치기 힘들다면 술을 끊던지!

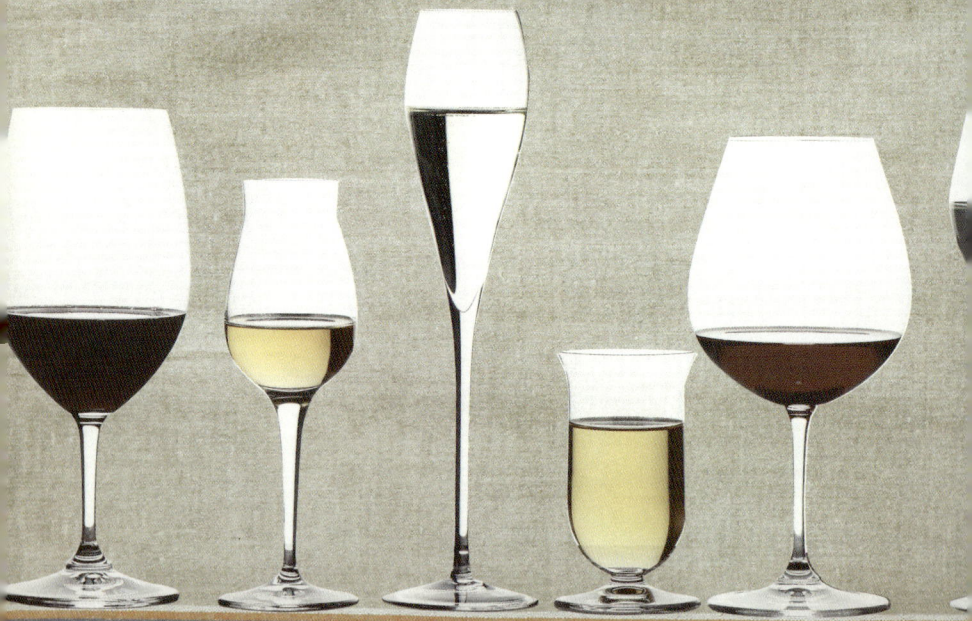

그럼 술자리에서 어떤 센스가 필요할까?

일단 자리를 잡을 때부터 신경을 쓰는 것이 좋다. 측면이나 뒤에서 조명이 살짝 떨어지는 곳에 앉을 때 적당히 신비로우면서 얼굴의 음영이 살아 더 예뻐 보인다. 만약 선택권이 그리 많지 않다면 최소한 조명을 정면으로 받는 곳은 피하자. 술자리가 길어지면서 볼이 빨개지거나 메이크업이나 머리가 흐트러지는 모습을 보여주기 싫다면 말이다.

술자리에 꼭 챙겨 가야 하는 뷰티 아이템들이 있다

작은 손거울과 향수 미니어처, 립밤, 립글로스, 면봉, 팩트, 기름종이, 예쁜 파우치는 필수 아이템이다. 손거울을 가까이 두고 잠시 다른 사람들에게 시선이 집중될 때를 틈타 테이블 밑쪽으로 메이크업이나 치아, 헤어스타일의 상태를 확인한다. 너무 자주 봐도 거울공주로 오인받을 수 있으니 적당한 빈도를 유지하면서 완벽한 타이밍을 찾는 것이 중요하다. 보통 술집 여인들은 룸을 옮겨 다녀야 하기 때문에 그사이 메이크업을 수정하기 위해 테이블 위에 립글로스를 올려둔다고 하니, 그것만은 절대 피하자. 여대 출신 여인들은 테이블에 앉아 메이크업을 수정하는 것이 습관이 되어 무신경하게 그리기 쉬우니 주의할 것. 화장품은 꼭 파우치 속에 넣어두었다가 그 자리가 아닌 화장실 같은 곳에 가서 손보자.

술자리에서 아름다워 보이기 위해 지켜야 할 뷰티 수칙들도 있다

다리가 벌어지지 않도록 가지런히 모아 앉고, 구부정한 자세가 되지 않도록 허리와 등을 펴는 것은 기본이다. 술에 취해 자세가 심하게 흐트러지거나 옆 사람에게 너무 기대 있지 않도록 하되, 긴장한 듯 경직되어 보이는 것도 금물이니 자세나 표정, 말투에 '적당히' 풀어지는 센스, '적당히' 섹시해지는 센스를 발휘하자. 말을 너무 많이 하지 않되 나에게 말할 시간이 주어졌을 때 분위기를 화기애애하게 만들어줄 재미난 이야깃거리들을 준비해 가는 것도 좋겠다. 적당한 애교, 자상한 챙김, 은근한 눈맞춤, 따스한 미소는 마음에 드는 사람에게 호감을 표현하는 방법으로 활용하자. 아무에게나 하면 오해를 사기 쉬우니 남발은 금물. 머리카락을 자연스럽게 쓸어주거나, 목덜미가 보이도록 뒷머리를 가볍게 잡아주는 제스처는 남자들이 좋아하는 것 중에 하나이니 참고하자. 건배할 때 손톱이 자주 보이므로 술자리에 가기 전에 손톱을 점검하고, 핸드 크림을 잘 발라주어 촉촉하고 향기로워 보이는 센스도 잊지 말자. 술 마시면 얼굴이 붉어질 수 있으니 볼터치는 최대한 자제하는 것이 좋고, 레드 와인을 마실 땐 입술에 묻어 검붉게 착색되지 않도록 수시로 닦아주고 립글로스를 챙겨 바르다. 손거울로 아이 메이크업이 번지지 않았는지 수시로 체크하고, 번졌다면 화장실로 가 면봉으로 눈밑에 번진 섀도나 마스카라 가루를 깔끔하게 닦아내자.

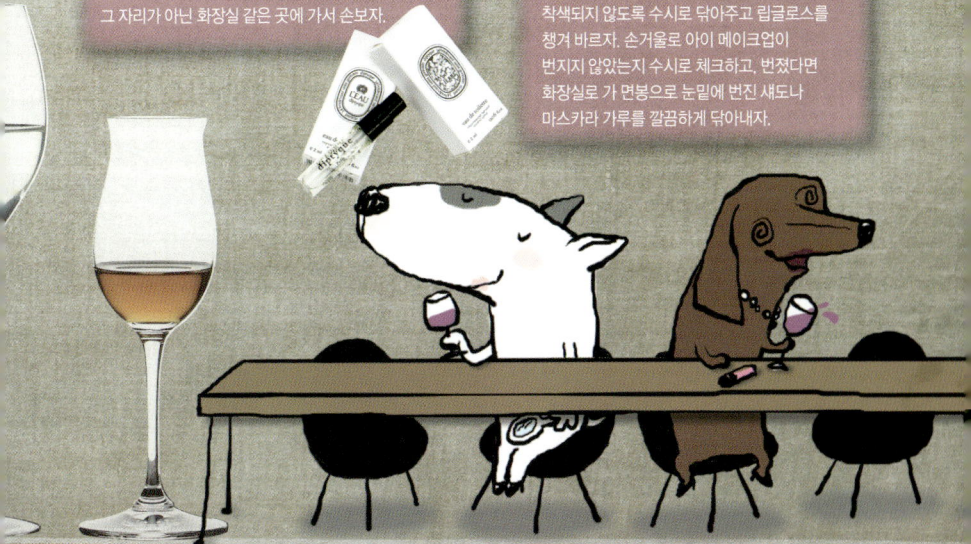

방심하지 마라!
언제 그이가
나타날지 모른다

상황별, 장소별 돋보일 수 있는 나만의 팁

인연은 언제 어떻게 만나게 될지 모른다. 특별한 약속이 없는
무료한 일상일지라도, 때와 장소에 맞는 적절한 뷰티 스타일링을
잊지 말자. 특별한 인연을 만나게 되는 날을 앞당길 수도 있다.
그리고 무엇보다 당신에게 자신감을 더해줄 것이다.

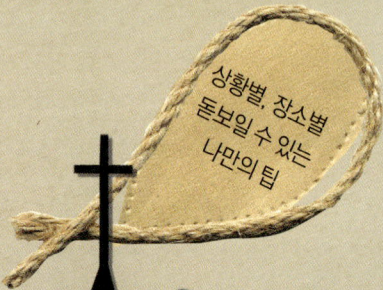

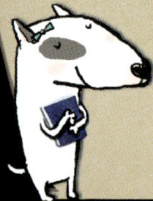

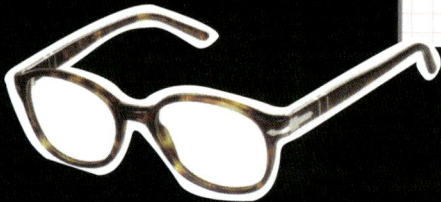

도서관&교회

도서관에서 가장 중요한 것은 공부에 열중하는 것이다. 교회에서 가장 중요한 것은 예배에 집중하는 것이다.
기왕이면 공부도 열심히 하고, 예배도 열심히 드리면서 정숙하고 지적이면서 세련된 이미지까지 연출해보면 어떨까?
이를 위해 우선 화장기 없는 청순한 얼굴과 샴푸향 풍기는 청결한 헤어는 필수! 길지 않다면 가끔 머리를 쓸어 올려주자.
저쪽에서 공부하다(혹은 예배를 드리다) 무심결에 고개를 든 철수가 당신의 그 모습에 반할지도 모른다. 긴 머리라면
포니테일이나 무심한 듯 틀어올린 업 스타일을 연출해보자. 남자들은 여자의 목덜미에 묘한 매력을 느낀다고 하니 말이다.
설정이든, 실제든 도서관만큼 안경이 잘 어울리는 곳은 없을 것이다. 스타일리시한 안경을 쓰거나 머리에 꽂고 있어도 좋겠다.
지나가다 내 책상을 무심코 바라볼 상황에 대비해 파우치나 필기구는 되도록 깔끔하고 예쁜 것으로 챙기고 센스 있는
큰 가방과 스니커즈 혹은 플랫슈즈를 신자. 무심코 책상 위에 남겨진 커피잔에 립스틱이 묻어 있지 않도록 주의하고 책상 밑 다리
모양에도 주의하자. 도서관에서 이상형을 발견했다면 그쪽으로 은근한 시선을 보내거나 펜을 그쪽으로 굴려보자. 만약 반응이
없다면 자리를 옮겨가겠지만……. 교회에서는 헤어밴드나 리본 핀으로 정갈한 헤어스타일을 연출하고 사랑스러운 작은 가방을 들고
굽이 높지 않은 단정한 구두를 신고 성경책을 가슴에 안고 다니면 어떨까? 엄친아가 당신을 지켜보고 있을지도 모른다.
마음이 앞서 도서관이나 교회에서 섹시함을 추구한다거나, 너무 화려한 스타일링으로 보는 이의 눈살을 찌푸리게 하거나.
진한 향수로 주변 사람들을 괴롭히는 일은 절대 금물이다.

헬스장

운동을 즐겨 하는 사람들은 대체로 심신이 건강한 경우가 많다. 땀 흘리며 운동하다 몸짱 인연을 만나게 될 수도 있으니 짐(gym)에서도 적절한 뷰티 스타일링을 잊지 말자. 운동할 때 가장 기본은 노(no) 메이크업이다.

절대로 풀(full) 메이크업을 하고 운동하는 일은 없길 바란다. 풀 메이크업에 땀 흘리는 모습은 예쁘긴 커녕 안쓰러움을 자처하기 마련이니. FACE 편의 쌩얼 메이크업 부분을 참고하되 제품을 선택할 때 땀과 물에 강한 워터프루프(waterproof) 혹은 워터 레지스턴트(water-resistant) 제품인지 확인해 땀 흘려도 예쁜 얼굴을 연출해보자. 운동할 땐 주로 머리를 간편히 해야 하니 머리끈, 헤어밴드를 스포티하거나 심플한 디자인으로 선택한다.

특히 운동화에 각별히 신경 쓸 것. 남자들은 자신들이 운동화를 좋아하기 때문에 상대의 것에도 시선이 가기 마련이다. 양말도 꼭 신길 바란다. 후각적 상상력이 동원되어 당신의 맨발에서 냄새가 날 거라고 생각할지 모른다. 운동할 때 전문 트레이닝 복장은 왠지 센스 없어 보인다. 헐렁한 상의에 쫄 하의라든지, 타이트한 상의에 헐렁한 하의를 입어보기. 할리우드 스타들이 운동하는 모습을 찍은 파파라치들의 사진을 참고하길 바란다.

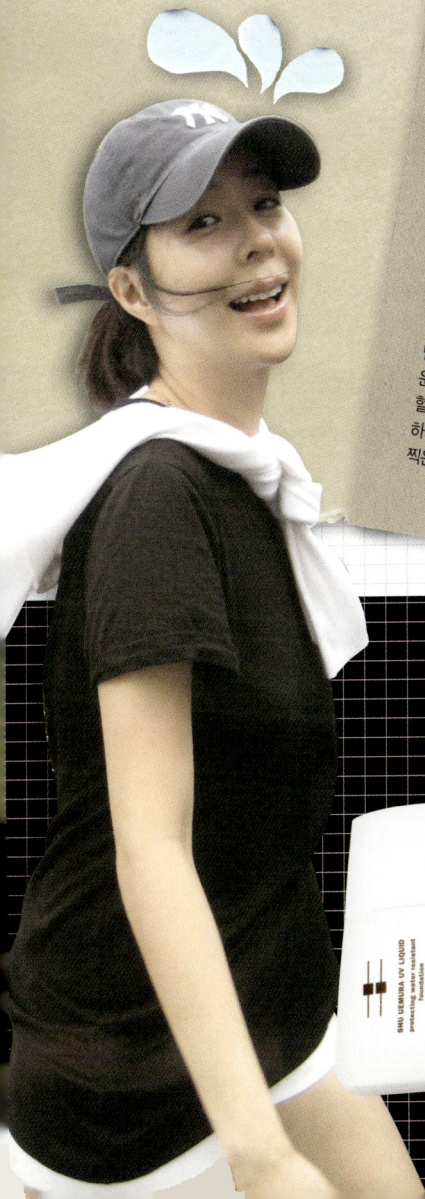

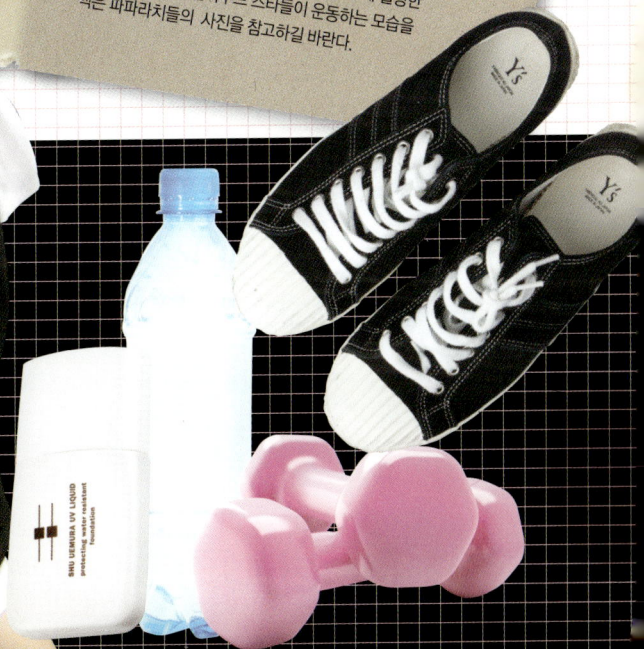

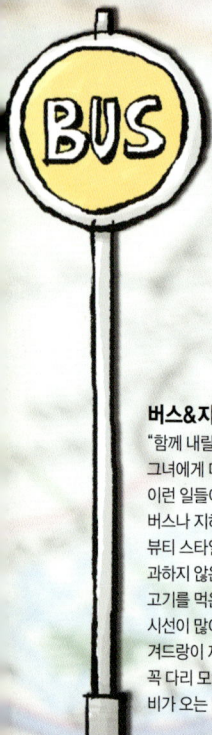

버스&지하철

"함께 내릴까요?" 어느 광고에서 맘에 드는 여인을 발견한 철수가
그녀에게 다가가 용기 내어 내뱉은 한마디! 아주 인상적이었다.
이런 일들이 나의 현실에서 벌어지면 얼마나 기분 좋을까?
버스나 지하철은 일상에서 거의 매일 이용하게 되므로 평소의
뷰티 스타일링에 충실하되, 주의해야 할 몇 가지만 꼭 지키자.
과하지 않은 향수와 은은한 샴푸향, 데오도란트로 향기에 신경 쓰고,
고기를 먹은 날엔 꼭 옷에 탈취제를 뿌려주는 센스가 필요하다.
시선이 많이 가는 손과 발을 위해 네일 케어, 페디큐어를 잊지 말자.
겨드랑이 제모, 비듬, 귓밥 등 청결은 기본이겠지. 앉게 될 때에는
꼭 다리 모양을 가지런히 모으고, 속옷 끈이 보이지 않도록 주의한다.
비가 오는 날이라면 예쁜 우산을 드는 센스도 잊지 말자.

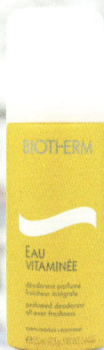

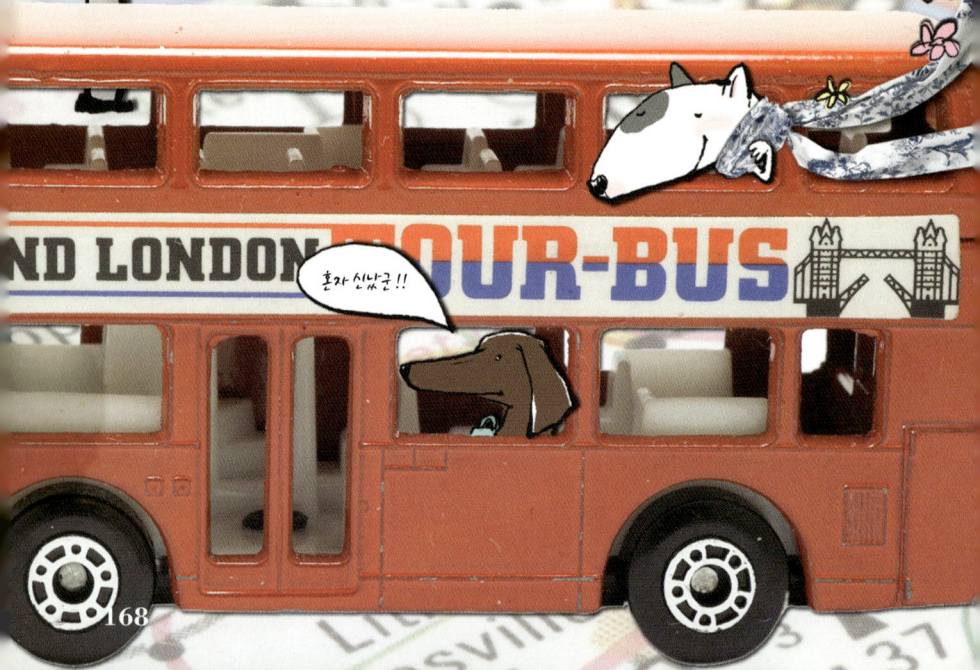

BIOTHERM

EAU
VITAMINÉE

혼자 신났군!!

168

혜영이는
건조한 비행기 안에서
꼭 수분미스트를
뿌려준답니다.

비행기

영화에서 비행기 옆자리에 앉은 사람과 대화를 나누다
연인 관계로 발전하는 에피소드들이 가끔 등장한다.
한때 나의 로망이기도 했던…… 그래서 나는 비행기를 탈 때
편안함은 물론 스타일링에도 늘 신경을 쓰는 편이다.
비행기에서는 짧은 치마는 절대 금물이다.
너무 아방가르드한 패션도 금물이다.
취향에 따라 내추럴하거나 스포티하거나 시크하거나
클래식하면서 고급스러운 분위기를 연출하는 것이 좋다.
장시간 비행이라면 분위기 있는 책 한 권과 엣지 있는
헤드셋을 챙겨 음악을 들으며 책을 읽어보자.
옆자리에 멋쟁이가 없다면 복도를 지나다니던
철수가 그 모습에 뿅 반할지도 모른다.
비행기를 탈 때 반드시 챙겨야 할 뷰티 필수품들도 잊지 말자.
피부에 보습과 진정 효과를 주는 아로마향이 담긴 수분 미스트,
목 뒤에 바르면 스트레스가 완화되는 허브향의 밤,
건조한 기내에서 촉촉함을 주기 위한 자외선 차단지수가
포함되어 있으면서 리치한 바디 크림과 페이셜 수분 크림,
아주아주 리치한 립밤, 또 이런 것들을 담을 예쁜 파우치가 그것이다.
난 비행기를 탈 때 주로 메이크업을 하지 않고 자외선 차단과
보습 케어에 신경을 쓴다. 그래도 컬러로션으로 예쁜 피부를
연출하는 것은 잊지 말아야겠지. 이는 FACE 편의
'남친을 속여라'에 나와 있는 쌩얼 연출법을 참조할 것!

169

소개팅&데이트&동문회&남의 결혼식

그 어느 때보다 인연을 만나게 될 가능성이 높은 소개팅, 동문회, 남의 결혼식.
살면서 누구나 이런 자리를 경험하게 될 것이다. 데이트는 여러 번에 걸쳐
다양한 아름다움을 보여주어야 하기에 그때그때 변화를 주어야 하는 반면,
다른 자리들은 단 한 번에 좋은 인상을 강렬하게 남겨야 하기 때문에
그 어느 때보다 공을 들이는 것이 필요하다. 대체로 고급스러움을 유지하면서
절제된 듯 아름다워 보이는 것이 좋은데, 여기서 '절제'라는 단어를 사용한 데에는
다 이유가 있다. 여자들이 봤을 때 멋진 것과 남자들이 봤을 때 예쁜 것과는 상당한
거리감이 있기 때문이다. 대개 여자들이 스타일리시하다고 느끼는 것이 남자들의
눈엔 좀 부담스러울 수 있다.

무슨 색을 좋아하시나요?

저는 핑크가 제일 좋아요!

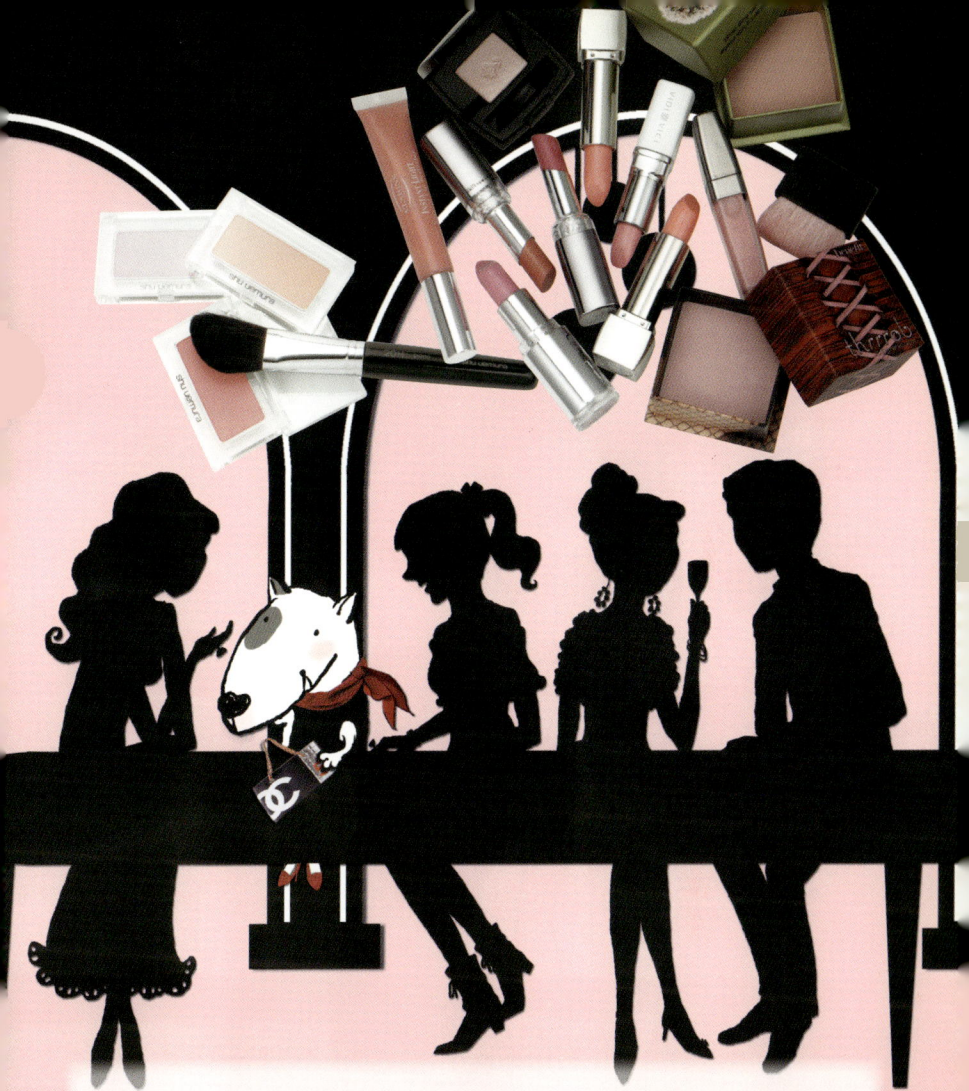

왠지 2% 부족한 듯 단아하고 절제되어 있는 스타일링이 남자들에게 먹힌다.

이를 위해서는 의상에서도 메이크업에서도 어두운 색, 강렬한 색은 피하고 주로 파스텔 색조를 이용하여 은은한 매력을 뿜어내는 것이 좋다. 액세서리도 잔잔한 것들로 고른다. 단 경쟁자가 여럿 있는 동문회에서는 센스를 200% 발휘하되, 너무 멋 부린 티가 나지 않도록 주의하고 고급스러운 아이템, 즉 스카프나 키 홀더, 지갑, 가방, 액세서리로 포인트를 준다. 이야깃거리도 많이 준비해 가되, 이야기할 때의 시선은 여자에게 두어야 시샘을 피할 수 있다. 결혼식의 경우, 로맨틱한 분위기를 연출하는 것이 좋다. 흰색을 제외한 (이 날은 하얀 웨딩드레스를 입은 신부를 위해 흰색을 입지 않는 것이 예의다) 밝은 색 의상을 입고, 펄이 가미된 은은하고 사랑스러운 메이크업과 은은한 향수, 진주 혹은 다이아몬드, 크리스털 액세서리로 스타일을 완성한다.

CLUB

shu uemura

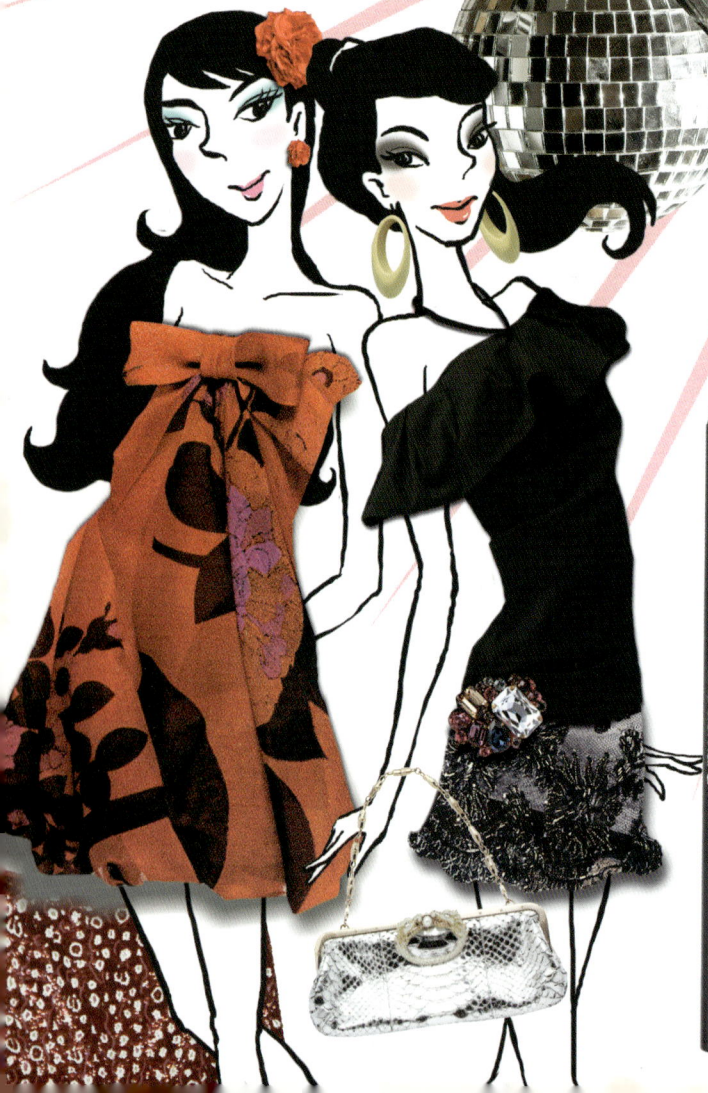

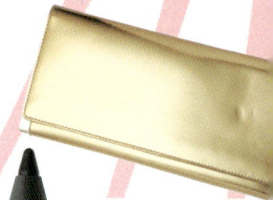

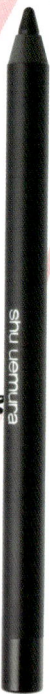

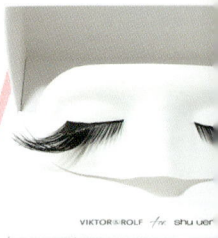

VIKTOR&ROLF for shu uer

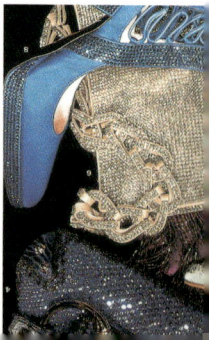

클럽&파티

클럽에서든, 파티에서든 공통점이 있다면
무조건 튀어야 한다는 것이다.
이 장소에서만큼은 용기를 내어 섹시하고 화끈한
패션과 화려한 메이크업을 선보이자.
그냥 수수한 차림으로 갔다가는 한없이 초라해지는
마음을 피할 수 없을 테니 말이다. 탑이나 등 파진 옷,
큰 액세서리, 깃털, 모피, 화려한 클러치 백,
인조 속눈썹, 스모키 메이크업, 바디 글리터 등
이 모든 것들이 이날만큼은 용서가 된다.
오히려 당신을 빛나게 만들어줄 것이다.

PARTY

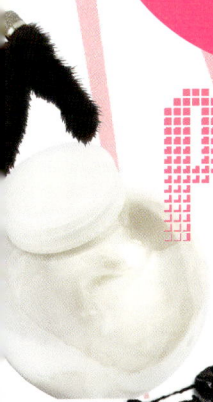

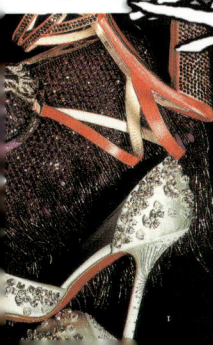

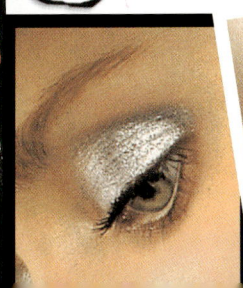

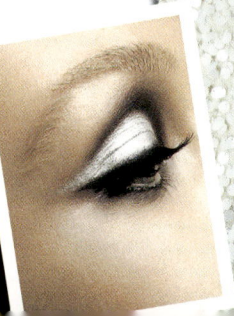

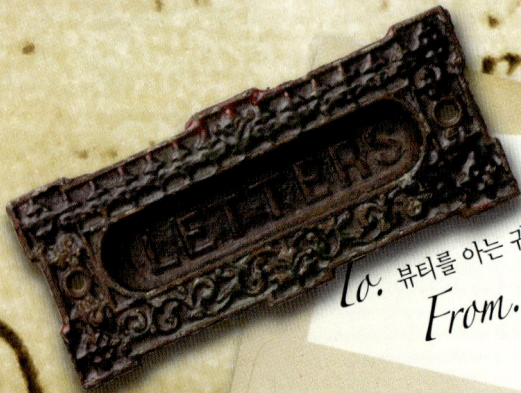

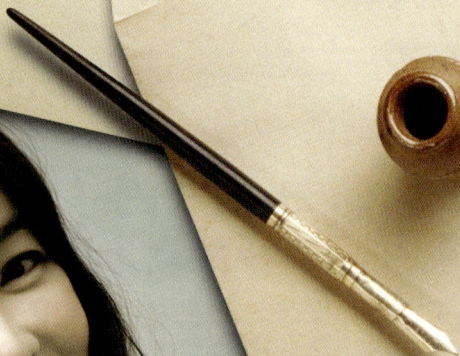

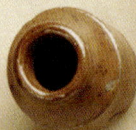

To. 뷰티를 아는 귀여운 여인, 혜영 씨
From. 엘르 편집장 신유진

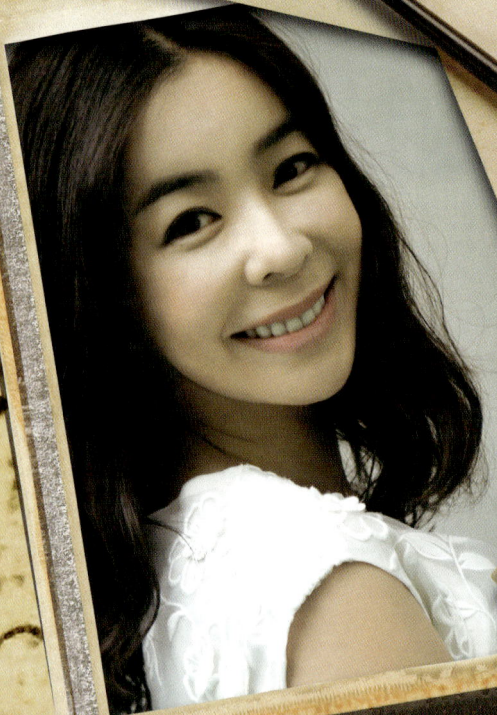

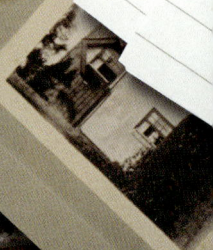

ELLE

HACHETTE EIN'SMEDIA
4F, PAX Tower, 231-13, Nonhyeon-Dong, Gangnam-gu, Seoul, Korea 135-010
TEL 822 2104 8000 FAX 822 2104 8197

분홍빛 둥근 뺨에 빨간 입술라 까만 눈썹을 가진
귀여운 여인 이혜영이
자신의 뷰티 노하우를 모두 모아 책을 냈습니다.
그녀를 자주 만나 속내를 털어놓는 사이는 아니지만
몇번 안난 그녀는 TV속 모습 그대로였습니다.
투명인간 처럼 속내가 고스란히 얼굴에 드러나는 거죠.
이혜영은 아파 화장을 잘 하는 게 애라
마음이 고운 건지도 모르겠습니다.
그래서 그녀가 쓴 뷰티 책이
더 기대가 됩니다.

신유진
Eugine
ELLE - KOREA

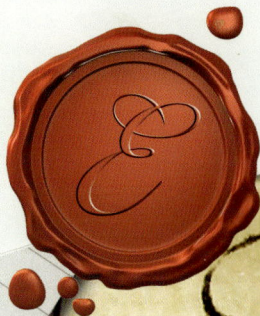

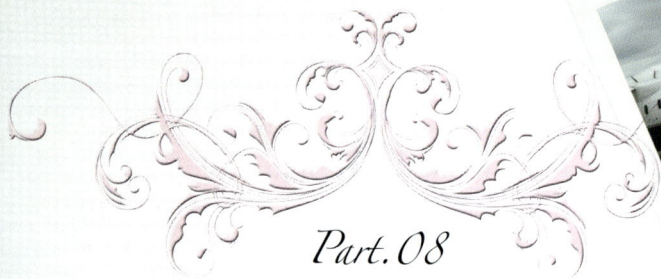

Part.08

TRAVEL

스타일리시한 여행을 떠나 감성적인 사진 많이 남기기

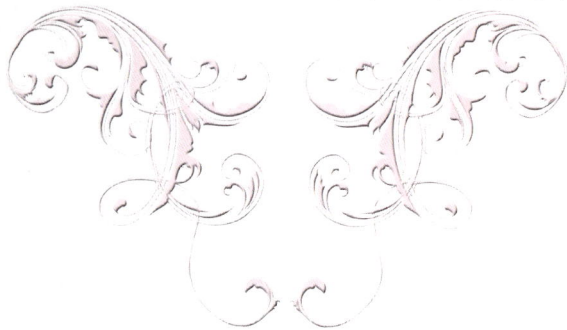

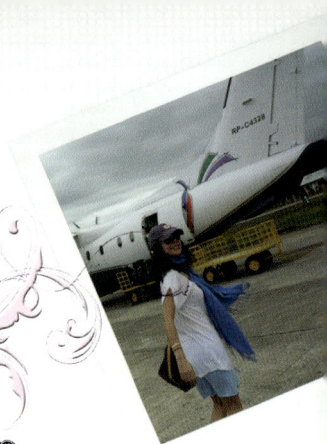

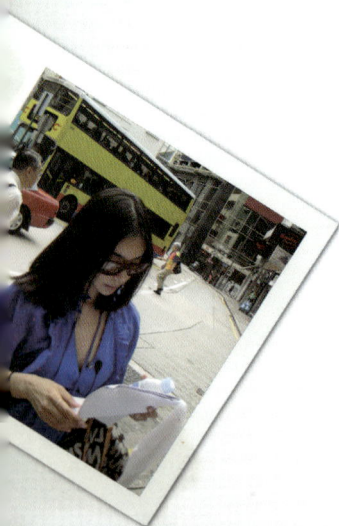

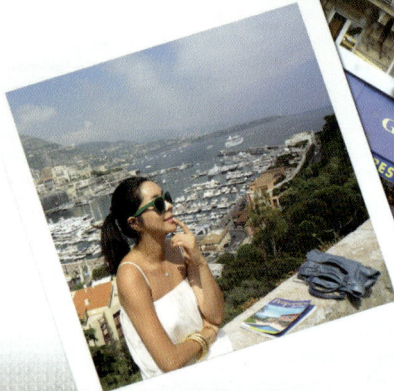

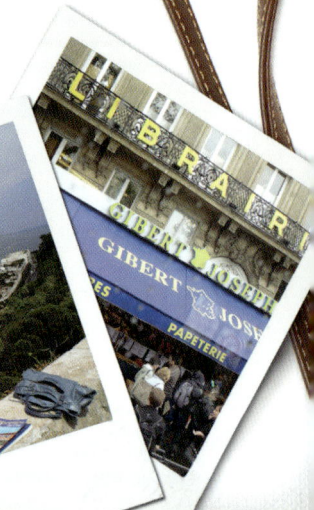

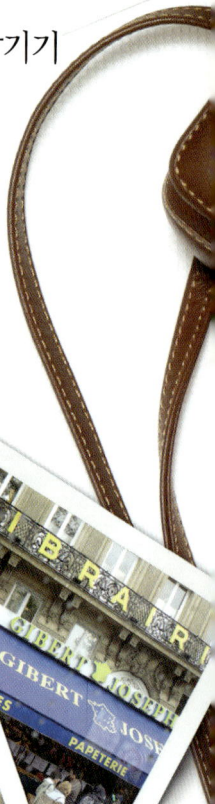

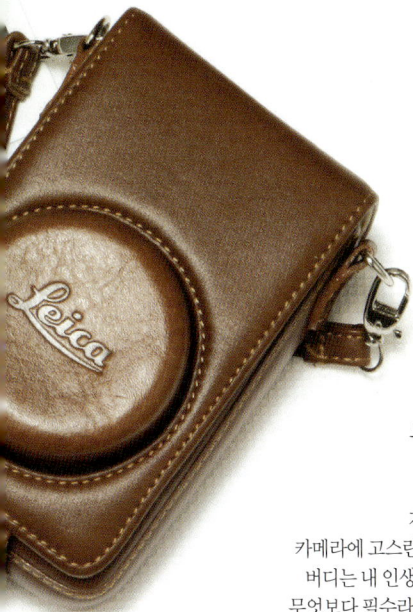

여행이라는 말만 들어도 설렌다.
여행은 나에게 쉼이자 내 영혼과 깊이 만나는 통로가 된다.
그래서 바쁜 일상에서도 꼭 1년에 두 번 정도는 여행을 떠난다.
파리, 런던, 뉴욕 같은 곳에서는 느긋하게 걸어 다니며
타인들의 일상을 관찰하거나 한가롭게 전시를 보거나
눈에 익지 않은 신선한 아이템들 쇼핑에 나서고,
그곳에 사는 친구들을 만나 맛있다는 식당이나 유명한 카페,
바도 찾아가 담소를 나누는 재미가 있다.
보라카이나 발리, 뉴칼레도니아 같은 휴양지에 갈 땐
아이팟에 좋은 음악과 영화를 담아가거나
평소 읽고 싶던 책을 가져가 읽으며 머리에서
복잡한 일상들을 비워내고 나로 채워가는 묘미가 있다.
그러다 지루해지면 수영을 하고 호핑(hopping)을 다니면서
스노클링(snorkeling)을 즐기고 태닝(tanning)을 하면서
맛있는 열대과일 주스를 마시고 석양이 질 때쯤
요트를 띄워 세일링(sailing) 나가는 여유가 있어 좋다.

어디로 떠나게 되든 여행지에서의 감성을 카메라에 담아
소중한 삶의 기록으로 남기는 일은 나의 작은 즐거움이자
걸스카우트 기능장 모음 같은 뿌듯함이 있다.
오래 남는 여행 사진은 함께 가는 버디(buddy)에게 달려 있다.
직찍은 한계가 있기 마련이니 말이다.
거리를 걷고 있는 내 뒷모습이나 책에 빠져 있는 모습,
가끔 먼 풍경을 바라보며 생각에 잠기는 모습과 그때의 느낌을
카메라에 고스란히 담아낼 줄 아는, 또한 성가심을 무릅쓰고 기꺼이 담아주는
버디는 내 인생에서 아주 큰 선물이다(물론 이런 건 기브 앤 테이크의 공식이
무엇보다 필수라는 점을 잊지 말자). 서로에게 많은 작품을 남겨준 여행일수록
흐뭇한 사진들을 보며 그때의 장면들, 그때의 대화들, 그때의 느낌들로 되돌아가
여행이 남긴 여운과 행복감은 더욱 오래 지속된다.

이렇게 좋은 사진을 남기기 위해서는 패션과 메이크업에도 신경을 써야 하겠지.
그러나 한 가지 꼭 이야기하고 싶은 건, 여행지에서는 평소에 입던 패션 스타일에서 벗어나
그 여행지에 맞는 차림으로 변신할 것과 격식있는 자리를 제외하곤
풀 메이크업도 절대 금물이라는 것이다.
때와 장소에 맞게 변신할 수 있는 센스는 아무리 강조해도 부족하다.
이 장에선 여행지의 특성에 따라 어떤 룩이 가장 이상적일지 나의 아이디어를 제시한다.
또 여행지에서 반드시 지켜야 할 뷰티 수칙과 효과적인 짐 싸기 노하우를 공유한다.
여러분이 스타일리시한 여행을 떠나 감성적인 사진들을 많이 남기고
더욱 아름답고 풍요로운 삶을 살아가길 간절히 바라면서 말이다.

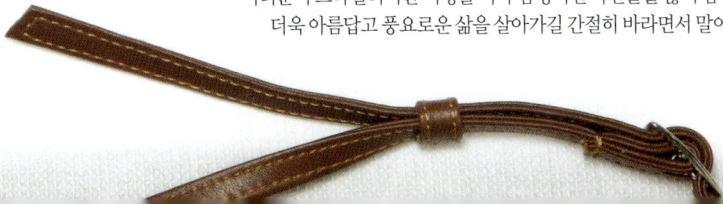

여행용 파우치 꾸리기

출장이니, 여행이니 여기저기 많이 다니다 보면 짐 싸는 나만의 노하우가 생긴다. 그러나 이런 내공이 생기기 전까진 여행갈 때마다 짐 싸는 데 2박 3일씩은 걸린 것 같다. 무언가 빠뜨리진 않았을까 왠지 불안하고 이것저것 모자람 없이 챙겨 가야 한다는 강박관념에 짐은 점점 많아진다. 결국 여행지에 가선 한 번도 쓰지 않고 돌아오게 되는 허무한 경우들도 많고, 괜시리 무거운 짐 때문에 고생스러운 경험도 쌓이게 되면서 차차 깨닫게 된다. 내가 가는 곳이 오지가 아니라면 다 사람 사는 곳이니 사면 되는구나 하는 단순한 진리를.

나와 반대의 경우들도 많을 것이다. 너무도 털털한 나머지 짐을 싸다 지쳐 "에이, 가서 사지!" 하는 마음으로 가볍게 여행 갔다가 아주 중요한 것을 빠뜨려 여행지에서 사려 했지만 일정이 바빠 혹은 찾지 못해 불편하게 여행을 마치는 경험도 얼마든지 할 수 있다.

나 같은 사람이라도, 나와 정반대인 사람이라도 여행의 뷰티 짐 싸기 기술은 필요하다. 여행지에서 예쁜 사진을 많이 남기려면, 여행을 200% 즐기려면 꼭 챙겨 가야 할 아이템들을 소개한다. 내면의 나를 만나게 되는, 새로운 사람들을 만나게 되는 의미 있는 여행에서 더욱 아름답길 원한다면 꼭 챙겨 가야 할 뷰티 필수품들도 소개한다.

면봉, 손톱깎이, 네일 리무버, 눈썹 칼, 빗

면봉은 메이크업 수정할 때도 유용하지만 갑자기 귀가 가려울 때도 최고다. 여행지에서 갑자기 손톱이 부러지거나 네일 컬러가 벗겨지는 경우가 많으니 손톱깎이와 네일 리무버도 챙겨가는 것이 좋겠다. 눈썹 칼은 눈썹을 위해서도, 겨드랑이 털에 긴급 투입하기도 좋으니 챙기고 머리빗도 하나쯤 꼭 넣어가자.

생리대&탐폰

생리 중이거나 임박했다면 꼭 챙겨 가자. 어느 나라에 가도 우리나라 생리대만큼 좋은 제품은 거의 없다. 물놀이를 할 계획이 있다면 탐폰도 필요하겠다. 처음 사용하는 사람이라면 현지에서 당황하지 않기 위해 사용법도 익혀 가길!

안경&안경 케이스, 렌즈클리너& 렌즈통(렌즈를 착용하는 경우)

시력이 안 좋은 사람만 해당

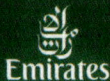

Emirates

응급약과 평소 쓰던 스킨 케어 여행용 사이즈

자, 장이 예민하지 않은데도 물이 바뀌고, 날씨나 공기까지도 달라져 낯선 여행지에서 배앓이나 감기 등으로 고생한 경험이 있을 것이다. 또 피부가 민감한 사람들은 평소에 쓰지 않던 제품을 사용했다가 괜한 트러블로 고생한 경험도 있을 것이다. 이런 본질적인 문제들을 예방하기 위해 소화제, 감기약, 밴드, 벌레 물린 데 바르는 응급약과 평소 쓰던 스킨 케어 브랜드의 여행용 사이즈(체류기간이 일주일 이상이면 30mL, 3~4일 정도라면 12~15mL, 1~2일이라면 사셰 샘플 2장 정도가 적합하다)를 챙겨 가는 센스가 필요하다.

화이트닝&수분 마스크

평소엔 너무 호사스럽게 느껴졌던 마스크지만 면세점에서 하나 사간다면 여행지에서 럭셔리한 여유를 만끽할 수 있을 것이다. 타는 것을 싫어하는 사람은 화이트닝 마스크를 준비해 가서 낮 동안 그을린 얼굴을 회복하는 데 사용하자. 돌아와 뒤늦게 애프터 케어를 하는 것보다 훨씬 효과적이다.

Royal Dutch Airlines

얼굴용&바디용 자외선 차단제

여행지에서 호텔에 콕 박혀 지내는 사람은 드물 것이다. 아무래도 평소보다 실외 활동이 많아질 수밖에 없다. 그러다 보니 자연히 강렬한 자외선에 노출되기 쉽다. 얼굴용(30~40mL). 바디용 자외선 차단제는 필수다. 더운 나라로 가 온몸에 자외선 차단제를 바르게 될 경우에는 사이즈가 큰 것(일주일 이상이면 100mL 이상. 5일 이하라면 100mL 이하)으로 준비한다. 쓰던 것을 들고 가게 될 경우, 꼭 미리 사가지고 갈 필요는 없다. 자외선 차단제는 어느 나라에 가도 화장품 가게나 마트에 대부분 다 있으니 말이다. 여행지에서 다른 나라 자외선 차단제를 써보는 것도 나름대로 신선하다.

태닝 오일, 아로마 오일, 향수

태닝을 좋아하는 사람이라면 태닝 오일을 챙겨 가되, 태닝 후 피부를 진정시킬 수 있는 리치한 바디 크림도 함께 챙기는 것을 잊지 말자. 여행지에서 잠을 푹 자기 위해서, 또 목욕을 하여 몸의 피로를 풀기 위해서라도 아로마 에센셜 오일은 필요하다. 로즈나 자스민은 릴랙싱에 뛰어난 효과를 발휘하니 베개나 욕조 물에 2~3 방울 떨어뜨리기 위해 챙겨가자. 휴가지 의상에 어울리는 향수도 잊지 말자.

178

KLM8690-01.07

피부 메이크업 아이템

자외선 차단지수 포함된 메이크업베이스 & 파운데이션, 스펀지, 높은 팩트 자외선 차단지수와 메이크업베이스와 리퀴드 타입 파운데이션 땀과 피지에 강하면서 자외선 차단지수가 높은 것과 함께 스펀지를 휴지에 싸거나 작은 비닐주머니에 넣어간다. 차단지수가 포함된 메이크업을 위해 자외선 차단지수가 높은 또 야외에서의 수정 메이크업을 위해 자외선 팩트를 챙겨 가야 한다.

챙겨 가는 옷의 분위기를 고려한 색조 아이템

볼터치 2~3가지, 섀도 2가지, 립스틱 3~4가지, 오렌지 & 피치 계열, 핑크 계열의 볼터치와 립스틱, 립글로스를 필수 아이템이다. 섀도는 2가지만 준비한다. 감안해 조화를 이루는 의상을 고려한다 볼과 립 컬러를 필수 아이템이다. 섀도는 ~2가지 것으로 2가지만 준비한다.

눈썹 펜슬, 아이라이너, 뷰러, 마스카라, 눈썹 빗, 휴대용 브러시 킷(혹은 브러시)

휴대용 브러시 파우치 속에 눈썹 펜슬과 아이라이너, 뷰러, 워터프루프 마스카라, 눈썹 빗을 함께 넣어 가면 편리하다.

의상을 고려한 선글라스와 주얼리, 헤어 액세서리

여행지에서의 착장을 고려해 패션과 뷰티를 더욱 빛나게 만들어줄 선글라스 1~2개와 귀고리, 반지, 목걸이 같은 주얼리, 머리끈, 헤어밴드, 머리핀 같은 헤어 액세서리를 챙겨 간다.

Boarding Pass · 탑승권

바디용 샤워젤, 바디 로션, 샤워타월과 헤어용 샴푸, 트리트먼트, 헤어 에센스, 스타일링 제품

동남아의 경우 웬만한 수준의 호텔들은 대부분 샤워젤이나 샴푸가 욕실에 비치되어 있고, 조금 더 좋은 호텔엔 바디 로션과 트리트먼트까지 비치되어 있다.
반면 일본이나 프랑스, 미국의 경우 특급호텔을 제외하곤 비누 이외의 바디&헤어용 제품은 대체로 없거나 퀄리티가 낮은 제품들이 대부분이다. 나라별로 생각해서 여행 짐을 싸기도 귀찮고, 또 호텔에서 제공하는 제품에 실망하는 경우들이 많아 난 위의 아이템들을 다 챙겨 간다. 챙겨 가서 호텔 제품이 나쁘지 않으면 그것을 쓰거나 챙겨 온다. 보통 샤워타월이나 헤어 에센스나 스타일링 제품은 빠뜨리기 쉬우니 간편하게 샤워하고 윤기 나는 머리카락을 원한다면 잊지 말고 챙겨 갈 것!

Emirates

비행기용 뷰티 아이템

반입 가능한 사이즈의 미스트 미니어처, 립밤, 수분 크림 샘플, 얼굴용 자외선 차단제(SPF30~50, PA+++), 자외선 차단지수 포함된 바디 수분 크림 샘플, 바디 밤이나 핸드 크림, 물티슈
기내는 아주 건조할뿐더러 자외선이 강하다. 장시간 비행한다면 얼굴 피부가 당기지 않도록 수분 미스트를 수시로 뿌려주고, 수분 크림과 립밤을 틈틈이 발라준다. 출발하기 전에 발랐더라도 중간에 자외선 차단제를 한두 번 더 발라주는 것이 필요하다. 얼굴뿐 아니라 몸도 건조해지지 않도록 손이나 팔에 바디용 수분 크림이나 바디 밤을 발라준다. 물티슈도 함께 챙겨 화장품을 바르기 전 손을 깨끗이 하는 데 쓴다.

디지털 카메라와 1G 이상의 메모리 카드, 충전기

여행지에서 예쁜 모습을 담아오려면 당연히 챙겨 가야겠지.

몇 권의 책들

비행기에서 읽을 작은 포켓북, 태닝하면서 읽을 책들을 챙겨 가면 여행에 스토리가 더해져 더 오래 기억될 것이다. 읽은 책들을 다시 가져오기 불편하다면 현지에서 만나 친해진 사람에게 기념으로 나눠줘도 좋겠다.

아이팟과 전용 스피커, 건전지

호텔방에 머무를 때, 선 베드에서 책 읽으면서 태닝할 때 음악이 곁들여지면 더 좋은 추억이 된다. 아이팟에 원하는 음악, 영화를 담아 전용 스피커와 함께 챙겨 가자. 건전지 또한 야외 플레이를 위해 필요하니, 없다면 면세점에서 구입할 것

알람시계

여행지에서 늦잠은 꼭 누려야 할 호사긴 하지만 잠만 자다 가지 않기 위해선 알람시계가 필요하다.

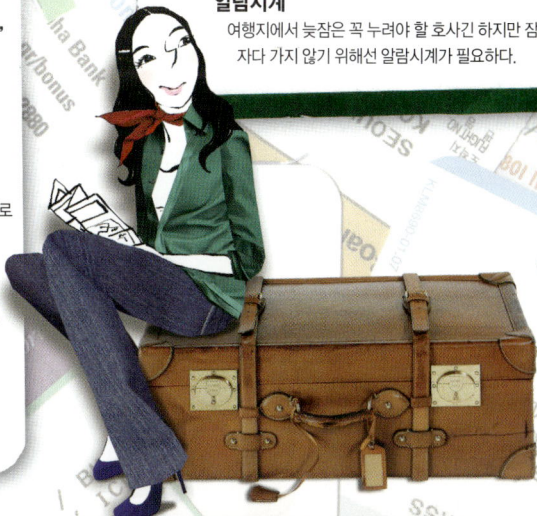

Check List ☑

- [ ] 응급약
- [ ] 스킨 케어 여행용 사이즈, 수분&화이트닝 마스크, 클렌징 오일
- [ ] 얼굴용&바디용 자외선 차단제, 태닝 오일
- [ ] 샤워젤&바디 로션 여행용 사이즈, 샤워타월
- [ ] 샴푸&트리트먼트 여행용 사이즈, 헤어 에센스, 헤어 스타일링 제품. 머리빗
- [ ] 향수 미니어처, 아로마 오일(목욕용, 갈은 수면용)
- [ ] 칫솔, 치약, 치실(혹은 치간칫솔)
- [ ] 생리대, 탐폰(마법에 걸려 있거나, 걸릴 위험이 있을 때에만)
- [ ] 안경&안경 케이스, 렌즈 클리너&렌즈통(시력이 나쁜 사람만)
- [ ] 면봉, 손톱깎이, 눈썹 칼
- [ ] 네일&리무버(네일 케어와 페디큐어를 중시하는 사람만)
- [ ] 받이 피로를 덜어줄 풋 제품(많이 걷는 여행일 경우)
- [ ] 메이크업베이스, 파운데이션, 컨실러

- [ ] 블러처 2가지, 새도 2가지, 립스틱 3가지, 립글로스 2가지, 아이라이너, 눈썹 펜슬&눈썹 빗, 뷰러&마스카라
- [ ] 휴대용 브러시 세트
- [ ] 선글라스
- [ ] 액세서리, 머리끈
- [ ] 몇 권의 책
- [ ] 디지털 카메라&1G 메모리 카드&충전기
- [ ] 아이팟&전용 스피커, 건전지
  (건전지는 기내에 반입 불가능하니 반드시 트렁크에 넣을 것. 공항 면세점에서 팔지 않으니 챙겨 가든 현지에서 사든)
- [ ] 알람시계

기내에 가지고 탈 아이템
- [ ] 여권
- [ ] 비행기 티켓
- [ ] 책 1권
- [ ] 펜
- [ ] 반입 가능한 사이즈의 수분 미스트

- [ ] 립밤
- [ ] 얼굴용 수분 크림 샘플
- [ ] 자외선 차단지수 포함된 바디 수분 크림 샘플
- [ ] 핸드 크림 미니 사이즈
- [ ] 물티슈

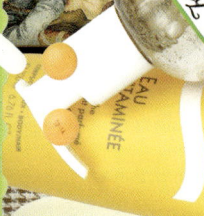

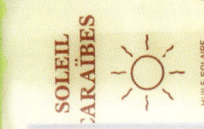

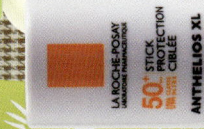

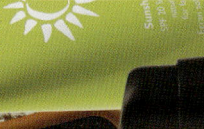

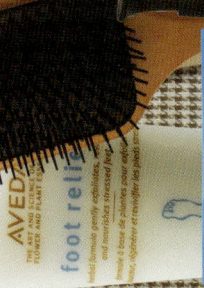

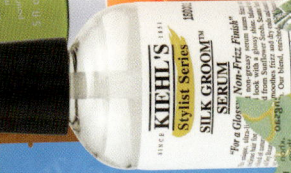

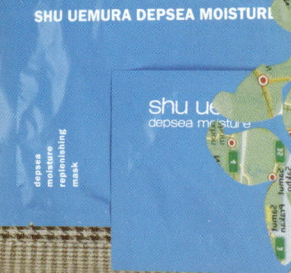

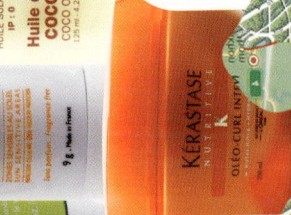

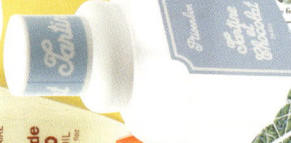

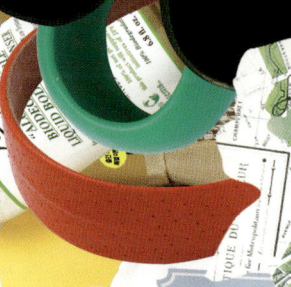

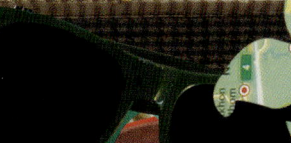

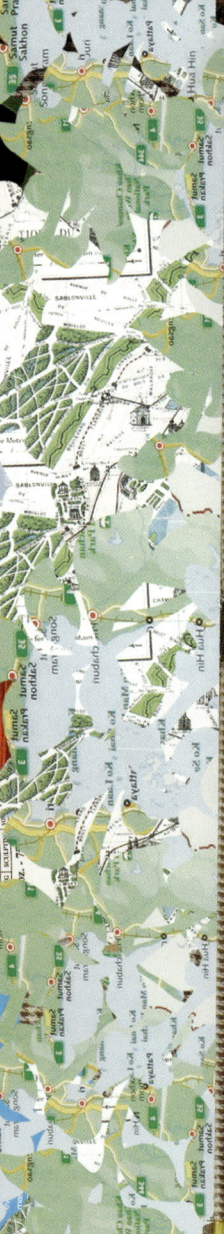

예쁘게 태우기

바닷가를 거닐다 보면 화상을 입은 듯 온몸이 벌개진 사람들이 많다.
어쩌다 저 지경이 되었을까 싶지만 조금만 방심하면 누구나 그렇게 된다.
휴가지에선 일상에서보다 햇빛에 노출되는 시간이 많으므로 자외선을 철저히
막아 피부에 손상이 없도록 하면서 예쁘게 태우는 것이 중요하다. 이를 위해
휴가를 떠나기 전 얼굴과 몸의 각질을 제거하는 것을 잊지 말자. 불규칙하게
형성된 각질로 군데군데 얼룩이 생길 수 있으니. 선탠할 때에는 직사광선이
내리쬐는 오전 11시부터 오후 3시는 피하고 저녁 무렵의 햇빛을 이용해 3일에
걸쳐 조금씩 태운다. 조급한 마음에 종일 태웠다가는 화상을 입게 되니
조심할 것. 2시간 이상 햇빛에 직접 나가 있지 말고, 10분 선탠에 30분
휴식을 원칙으로 한다. 수분 손실을 감안해 선탠
중간 중간에 물이나 과일 주스를 충분히
마시는 것도 잊지 말자.

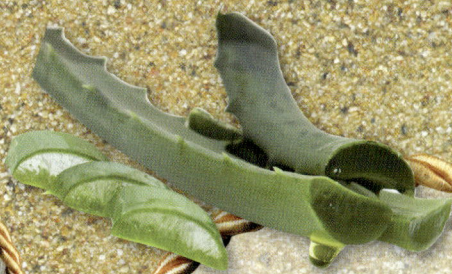

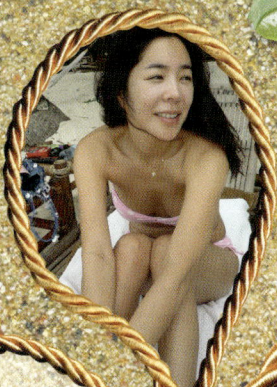

애프터 선탠

비누나 샤워젤로 몸의 소금기와 이물질들을 부드럽게 닦아낸다. 피부가 극도로 민감해져 있으므로 샤워타월이나 스크럽 제품으로 문지르는 것은 절대 금물. 되도록 마사지도 피하는 것이 좋다. 심하게 화끈거릴 때에는 열기를 빼주기 위해 오이, 감자, 알로에 등을 몸에 얹어 가라앉히고, 얼굴에는 냉타월이나 얼음, 오이, 찬 화장수를 묻힌 솜을 얹어 가라앉힌다. 이렇게 열기를 뺀 후 선탠으로 건조해진 얼굴과 몸에 리치한 크림으로 수분과 영양을 공급해준다. 각질이 벗겨지지 않으려면 반드시 엄수할 것!

4

각질 제거하기

불규칙하게 형성된 각질로 군데군데 얼룩이 생길 수 있으니 선탠하기 이틀 전에 각질을 제거한다.

1

자외선 차단제 바르기

선탠을 시작하는 날은 몸 구석구석에 자외선 차단지수 SPF50, PA+++ 이상인 제품을 바른다. 잊기 쉬운 목, 뒤, 발등까지 골고루 발라준다. 이틀째로 접어들면 차단지수를 SPF30~40, SPF10~20 정도로 점차 낮춰준다.

2

오일 바르기

수영하느라 몸에 물이 묻었다면 물기를 깨끗이 닦아내고 태우고 싶은 부위에 오일을 바른다. 이왕이면 피부 진정 효과가 있는 로즈나 라벤더 에센셜 오일을 섞어 발라주면 더욱 좋다.

3

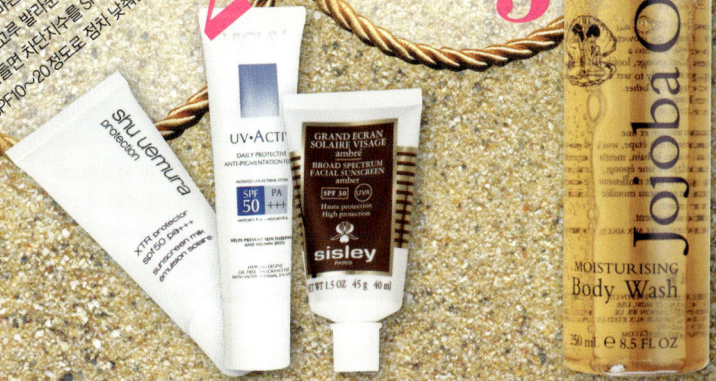

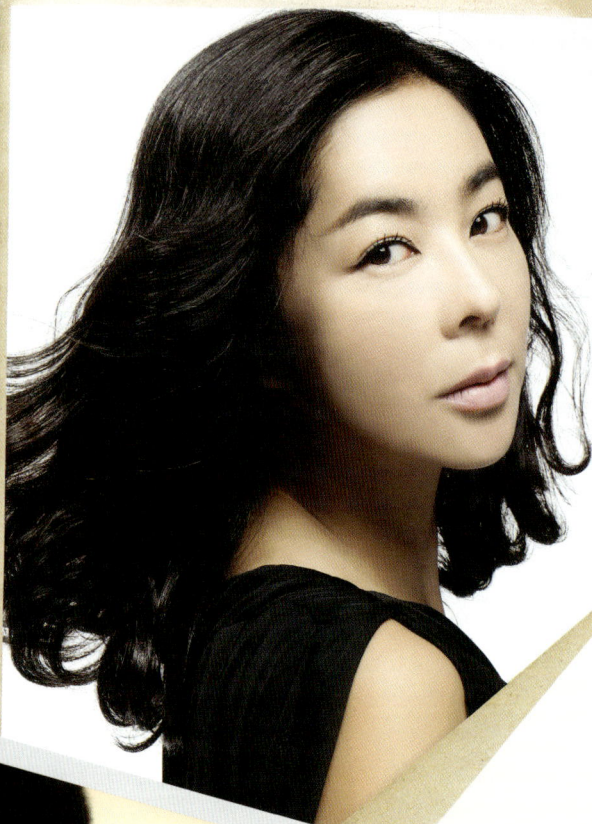

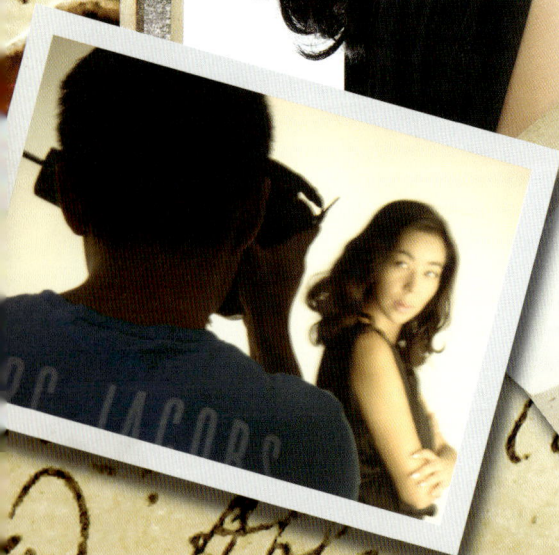

To. 뷰 파인더에 담고 싶은 내 친구, 혜영
From. 포토그래퍼 오중석

GENIUS STUDIO

1F DEA KYUNG BO 33-6 NONHYUN DONG KANGNAM GU SEOUL KOREA
M 82 0 11 433 9611 T 82 2 6466 7880 F 82 2 511 7884

혜영 쓰 ~

내가 여자라면   기다리고 기다렸을   뷰티북이 나온다니
축하 !!   축하 !!

기억해? 스페인 오페인 ~   열 몇시는 비행후 촉박한
스케줄 때문에   바로 촬영 해야 했던 그 혜영 !
뜨거운 태양 아래   하루종일 노출됐었는데도 (구워졌지 ~ㅋ)
다음날 아침이면   뽀얗던 너의 피부가 기억난다.

사실 !!   넌 절세미인은 아냐 !!!
하지만!   누구보다 자기 자신을 돋보이게 만드는
뷰티 노하우는   거라고 생각해....

뷰티북 ! 마침내 비밀을 알게될 독자들에게 축하줄 드리며

혜영의 영원한 건강과 행복을 기원하며

2009년 2월   오 종 식
                    genius Oh

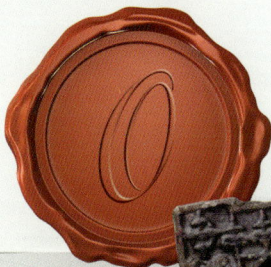
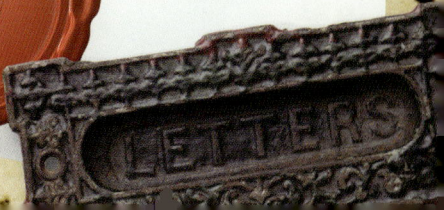

페전트 룩에 잘 어울리는
내추럴 메이크업

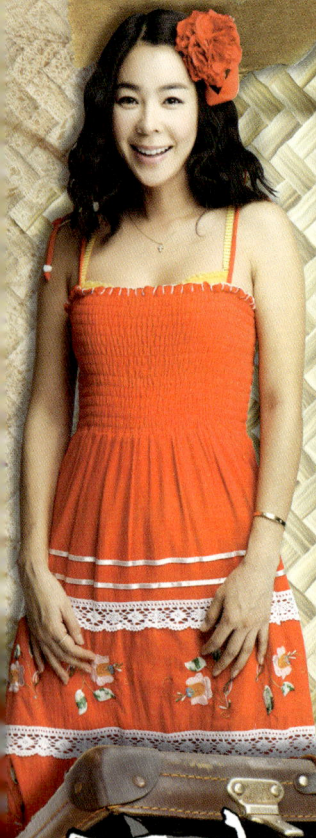

난 뉴욕이나 파리, 런던, 도쿄 같은 활기찬 대도시도 좋아하지만 조용하고
평화로워 나의 내면을 깊이 들여다볼 수 있는 프랑스의 프로방스나 독일이나
스위스의 작은 시골 마을을 여행하는 것도 좋아한다. 이런 시골 마을을
여행할 때 화려한 의상도 짙은 메이크업도 모두 거추장스럽게 느껴진다.
한적한 마을에 어울리는 전원풍의 가벼운 코튼 소재 의상을 입게 되고,
짚으로 만들어진 모자에 손이 가며, 천으로 만들어진 샌들이나 슬리퍼를
신게 된다. 가방도 짚 소재나 코튼 소재에 끌린다. 이럴 때 메이크업도 패션과
조화를 이뤄야겠지. 이러한 페전트 룩과 완벽하게 조화되는 것이 바로 내추럴한
메이크업이다. 내추럴 메이크업에서 기억해야 하는 것은 피부를 최대한
가볍고 투명하게 표현하고 색조를 철저히 절제해 전체적으로
잔잔한 밸런스를 맞춰주는 것이다.
이렇게 전체적으로 메이크업이 자연스럽게 균형을 이루려면 눈도 치크도 입술도
어느 하나 튀지 않아야 한다. 모두 비슷한 농도로 은은하게 한 듯 안 한 듯 표현해
주는 것이 필수적이다. 펄 소재 메이크업 제품도 되도록 절제한다.
펄이 없는 맑은 파스텔 계열이 적합하며, 주로 연한 앰버나 피치 계열 컬러들이
페전트 룩을 더욱 아름답게 만들어준다.

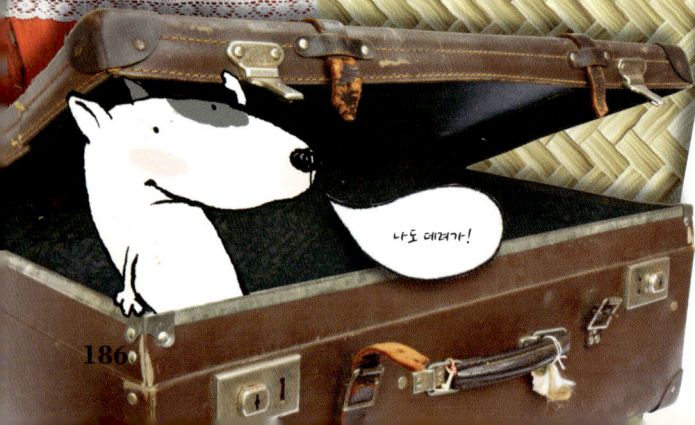

designed by 최나비

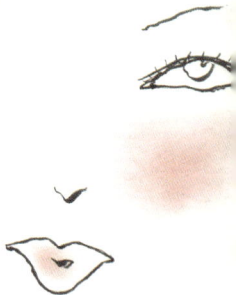

나도 데려가!

186

가볍고 투명한 피부 메이크업

크림 단계까지 스킨 케어를 꼼꼼히 하여 피부를 촉촉하게 만들어준 후, 자외선 차단제가 포함된 메이크업베이스를 얼굴 전체에 얇게 발라준다. 그다음 수분량이 많으면서 유분량이 적은 리퀴드 타입 파운데이션을 아주 조금만 덜어 볼 부위의 홍조나 얼굴의 칙칙한 부위에 부분적으로 발라준다. 커버할 잡티가 많다면 커버력이 높은 크림 타입 컨실러를 파운데이션 대신 부분적으로 발라주는 것도 좋은 방법이다.

펄 없는 연한 앰버나 피치 컬러 메이크업

크림 타입의 연한 앰버나 살구빛 셰도를 눈두덩에 가볍게 발라주고 역시 연한 앰버나 피치빛 볼터치를 눈과 비슷한 농도로 부드럽게 발라준다. 입술 안쪽은 오렌지빛 틴트로 생기를 더해주고 바깥쪽은 연한 파스텔 오렌지 립스틱으로 자연스럽게 그라데이션지게 바른다.

'라인'은 죽이고 '면'은 살리는 메이크업

위에서 면을 살렸다면 눈썹, 아이라인과 같은 선은 죽이는 작업이 필요하다. 꼭 아이라인을 그려야 한다면 점막 부위에만 속눈썹 사이사이를 메우듯 그리고 아닌 경우 과감히 생략한다. 속눈썹이 풍성한 사람은 마스카라도 되도록 생략하고 대신 투명 마스카라나 속눈썹 트리트먼트를 발라 속눈썹의 올만 살린다. 눈매가 흐릿한 사람이라면 렌스나 컬링이 강한 마스카라를 발라 눈에 살짝 힘을 준다. 눈썹 역시 투명 마스카라로 결이 살아나도록 쓸어주면 충분하지만, 혹 눈썹이 너무 흐린 사람은 투명 마스카라를 바르기 전에 브라운이나 그레이 셰도로 아주 가볍게 터치하면 보완할 수 있다.

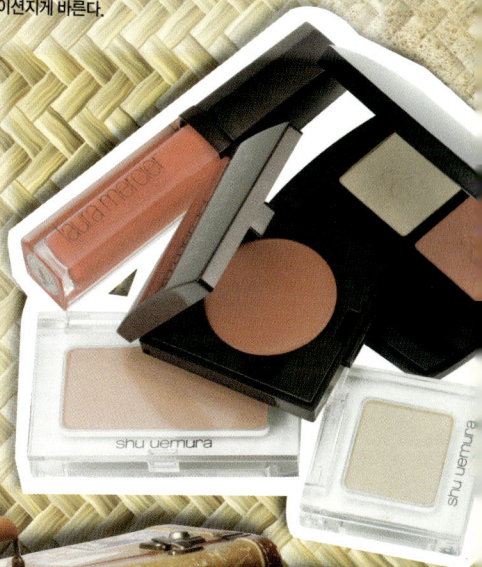

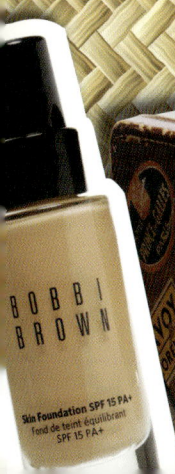

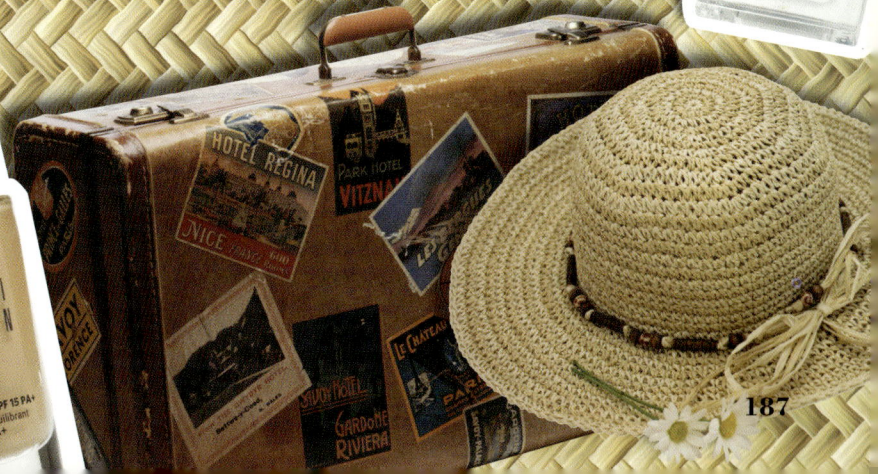

플라워 프린트에 잘 어울리는 로맨틱 메이크업

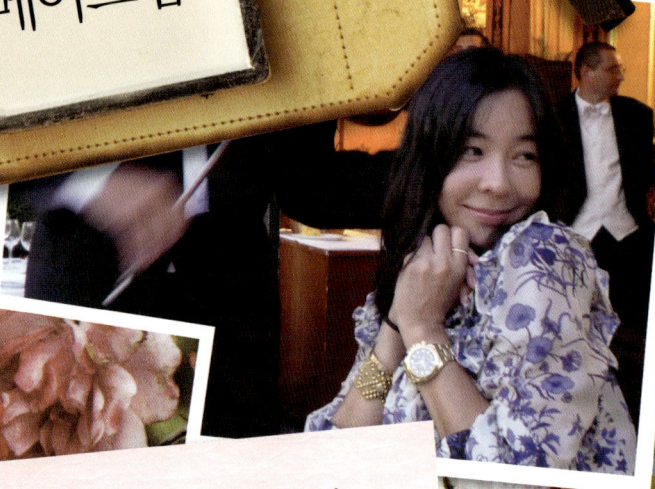

어디로 여행을 가든 내 트렁크 안에는 꼭 플라워 프린트 드레스가 있다. 동남아에 갈 때에는 큰 꽃이 그려진 원피스를, 유럽의 작은 마을에 갈 때에는 잔잔한 들꽃 프린트의 원피스를, 큰 도시에 갈 때에는 무릎을 덮는 비비드한 꽃 프린트의 스커트를 챙겨간다. 꽃무늬가 여행에 생기를 불어넣어 더욱 향기롭게 해주니까. 그래서일까? 여행지에서 이러한 꽃무늬 옷을 입을 땐 말수도 적어지고 목소리도 작아지면서 애교가 늘어 더욱 여성스럽고 사랑스럽게 행동하게 된다. 메이크업도 그러한 무드를 이어 로맨틱하게 연출하게 되는데, 이때 주로 사용하는 컬러가 피치빛이 살짝 감도는 따스한 파스텔 핑크다. 로맨틱 메이크업에서 사용하는 파스텔은 내추럴 메이크업의 그것보다 조금 더 색감이 올라온 것을 선택하는 것이 좋고, 피부 표현은 솜털이 느껴지듯 세미 매트하게 해주는 것이 잘 어울린다. 라인을 또렷하게 그려주고 속눈썹을 풍성하게 살려주어 여성성을 더욱 강조하는 것도 중요하다.

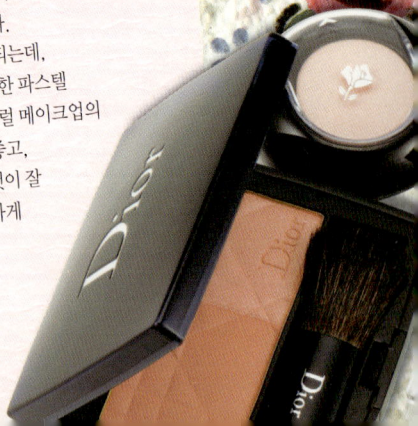

Romantic make up

세미 매트한 피부 메이크업

피부가 건조한 사람이라면 리퀴드 타입 파운데이션을 바르고 파우더를 퍼프에 약간 묻혀 하이라이트 부위를 제외한 얼굴 외곽 부위를 가볍게 눌러주고 남은 양으로 쌍꺼풀 라인, 코 양옆을 지그시 눌러준다. 지성 피부라면 팩트 타입의 파운데이션을 바르되, 두 경우 모두 피부의 잡티들을 컨실러로 꼼꼼히 커버하여 깨끗한 이미지를 표현하는 것이 중요하다.

로맨틱한 피치 핑크 아이 메이크업

파스텔 피치 핑크 컬러로 눈두덩에 발라주고 리퀴드 타입 아이라이너로 아이라인을 또렷하게 그려주는데, 이때 눈 꼬리가 길어 보이도록 눈보다 1~2mm 길게 바깥쪽으로 라인을 빼준다. 뷰러를 이용하여 속눈썹의 컬이 부드럽게 살아나도록 만져주고, 볼륨을 더해주는 마스카라를 이용해 속눈썹을 풍성하게 표현한다. 마지막으로 펄 화이트 펜슬로 언더라인의 점막 부위에 라인을 그리듯 터치하면 로맨틱한 아이 메이크업이 완성된다.

로맨틱한 핑크 치크&립 메이크업

파스텔 핑크 블러셔로 웃을 때 볼록하게 올라오는 볼 부위에 둥근 모양으로 터치한다. 핫 핑크 틴트나 립스틱을 입술 안쪽에 조금 바르고, 입술 바깥쪽은 파스텔 핑크 립스틱으로 은은한 그라데이션이 지도록 표현한 후 입술 중앙 부위에 립글로스를 발라 마무리한다.

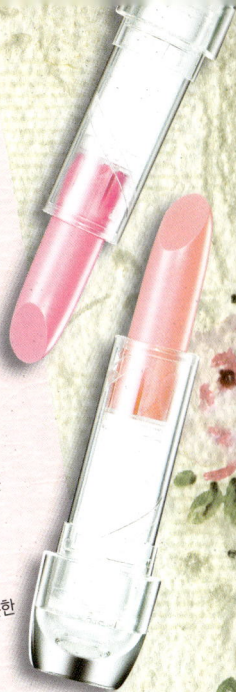

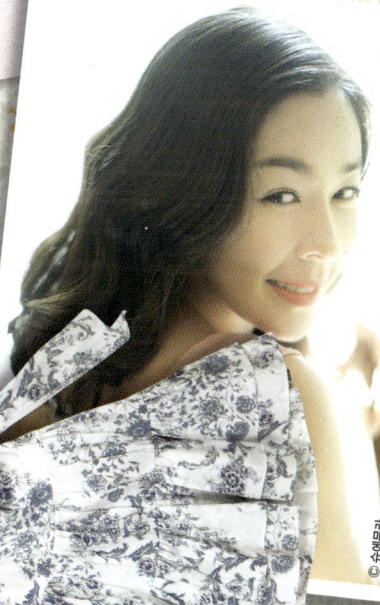

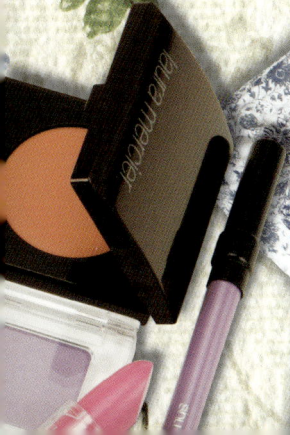

© 마리끌레르

데님에 잘 어울리는
포인트 메이크업

I ♥ NY

뉴욕만큼 캐주얼한 T셔츠와 데님이 잘 어울리는 도시가
있을까? 그래서인지 뉴욕에 갈 땐 클래식하고 로맨틱한 룩
보다는 캐주얼한 데님에 손이 간다. 블랙 뿔테 선글라스도
잊지 않는다. 이런 캐주얼 룩에 엣지를 줄 메이크업 방법이
있다. 가장 중요한 건 캐주얼한 느낌을 죽이지 않아야 한다는
것. 얼굴에 비어 있는 구석 없이 완벽하게 채운
풀 메이크업은 이런 캐주얼 룩에 결코 어울리지 않는다.
너무 여성스럽거나 우아한 분위기도 영 아닌 것 같다.
캐주얼한 느낌을 유지하면서 세련되어 보이고 싶다면
포인트 메이크업을 활용해보자. 그날의 기분에 따라
메이크업으로 딱 한 곳에만 포인트를 주자.

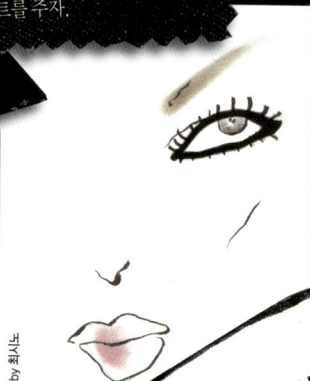

designed by 최시노

© 아마에슨

핫 핑크 립스틱이나 레드 틴트로 입술에 포인트를

다른 곳의 메이크업은 절제하고 입술에 핫 핑크 립스틱이나
레드 틴트로 포인트를 준다. 이때 아이나 치크에 시선이 가지
않도록 새도를 바르지 않고 아이라인은 아예 생략하는 것도
채워주는 느낌으로 해주거나 이것 역시 아예 마스카라는 발라주자.
좋다. 단 눈매를 또렷하게 하기 위해 마스카라는 적합하지 않다. 컬링이나
그러나 볼륨이 많은 마스카라는 적합하지 않다. 컬링이나
렌스의 기능이 강한 마스카라를 이용하여 속눈썹
한 올 한 올의 텍스처를 살려주는 것이 좋다.

190

데님엔 시크한 스모키 아이가 제격이죠!

라인 스모키나 소프트 스모키로 눈에 포인트를

눈에 포인트를 주고 싶다면 라인 스모키나 소프트 스모키를 활용해보자.
라인 스모키를 할 때에는 블랙 컬러의 펜슬 타입 아이라이너로 눈의 위, 아래
라인이 도드라지게 그리고 어두운 그레이나 도브 혹은 네이비 블루 컬러로
아이라인 주변에 1~2mm 정도로 섀이딩해준다. 소프트 스모키를 할 때에는
라인 스모키 때보다 라인은 얇게 그리되, 섀이딩 면적을
조금 넓게 해주면 된다. 이 두 경우 모두 볼륨을 더해주는
마스카라로 마무리한다. 이때 입술은 페일한 핑크나
스킨톤의 베이지로 발라주는 것이 시크해 보인다.

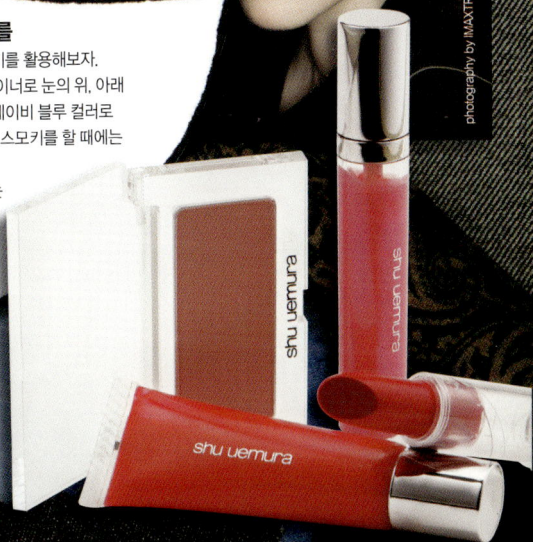

비키니와 잘 어울리는
태닝 메이크업

Tanning Look on the Beach!
에메랄드빛 바다와 고운 모래사장이 아름답게 조화를 이루는 섬으로 여행을 가게 될 때 비키니를 두 벌 정도
준비해가는 것은 필수다. 이러한 비치에서 비키니를 입었을 땐 너무 하얀 피부보단 햇볕에 살짝 그을린 구릿빛
피부가 더욱 섹시해 보인다. 비키니 룩은 구릿빛 피부와 환상의 짝꿍을 이루기에……. 그렇다면 용기를 내어
입은 비키니를 더욱 돋보이게 만들 수 있는 메이크업 룩은 무엇일까? 그것은 바로 태닝 메이크업.
여름이 오기 전에 태닝 메이크업을 배워두면 두고두고 써먹을 때가 많을 것이다.

태닝 메이크업의 시작은 골드 펄 베이스부터
태닝 메이크업에서 가장 중요한 것은 바로 피부 표현이다. 피부톤을 전체적으로 구릿빛으로 어둡게 표현하되, 붉은 기를
최대한 눌러주고 따스한 옐로 기운이 감돌면서 은은한 펄감이 가미되는 것이 좋다. 본격적인 태닝 메이크업을 시작하기 전
선 블록을 얇게 2~3번 발라 자외선을 철저히 차단하고, 평소 자신의 피부톤보다 투톤 정도 어두운 파운데이션 컬러를 골라
바른다. 이때 골드 펄 소재의 메이크업베이스를 파운데이션과 섞어 바르되, 그 양은 파운데이션 양의 1/3만큼이 적당하다.
얼굴에 전체적으로 광택이 감돌면서 자연스러운 건강미를 표현해보자.

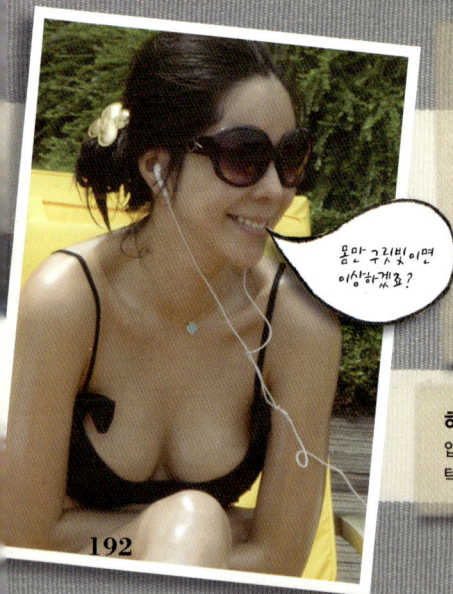

말풍선: 몸만 구릿빛이면
이상하겠죠?

골드와 비비드한 오렌지, 그린, 블루 컬러는
태닝 메이크업과 최고의 궁합
구릿빛 골드는 태닝 메이크업의 세련된 느낌을 부각시키며, 비비드한
오렌지, 그린, 블루는 자칫 지루해 보일 수 있는 태닝 메이크업에
포인트를 준다. 눈을 강조하고 싶다면 그린, 블루 계열의 색상을 이용해
보자. 한층 시원하면서도 화려한 느낌을 연출할 수 있다. 이렇게 눈에
포인트를 줄 때에는 상대적으로 입술에 시선을 빼앗기지 않도록 다운된
컬러를 이용하되 립글로스를 발라 전체적인 글로시함을 살려준다.
만약 눈이 아닌 입술에 포인트를 주고 싶다면 핫 오렌지 컬러를
이용하여 윗 입술 산이 둥근 느낌이 나도록 표현한다. 태닝 메이크업의
볼터치는 오렌지나 앰버 계열의 초콜릿 컬러가 가장 무난하다.

하이라이트로 태닝 메이크업을 빛나도록
입체감을 위해 펄이 가미된 하이라이트를 눈썹 뼈와 눈 아래, 콧등의 중간,
턱 부위에 바르고 넷째 손가락으로 톡톡 두드려 경계지지 않도록 펴준다.

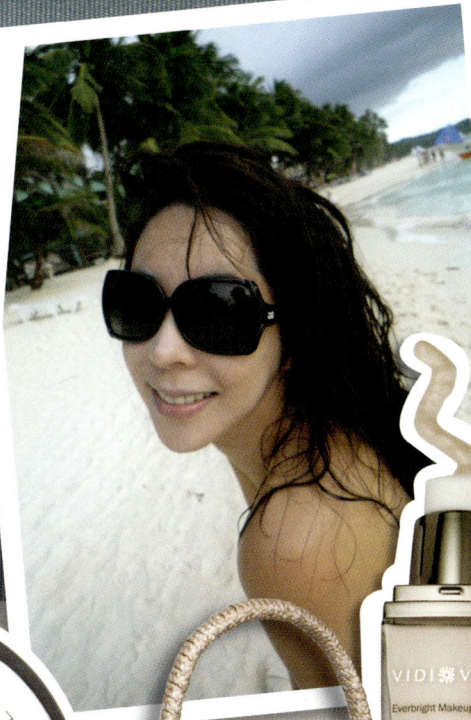

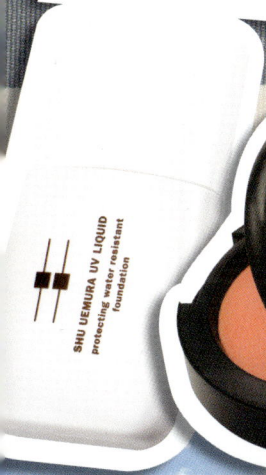

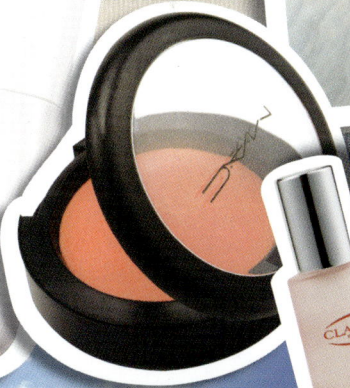

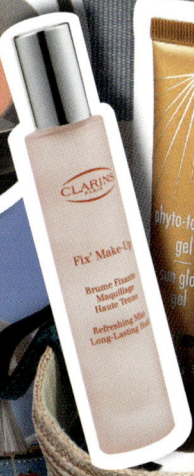

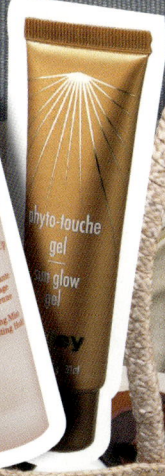

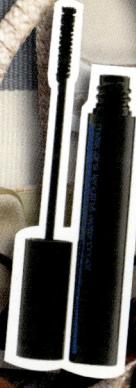

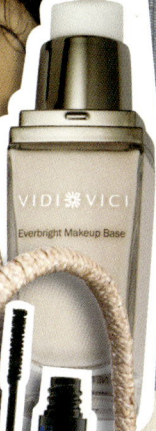

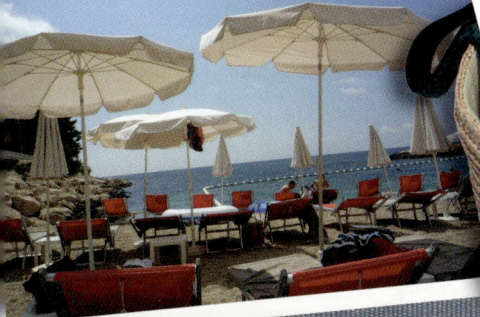

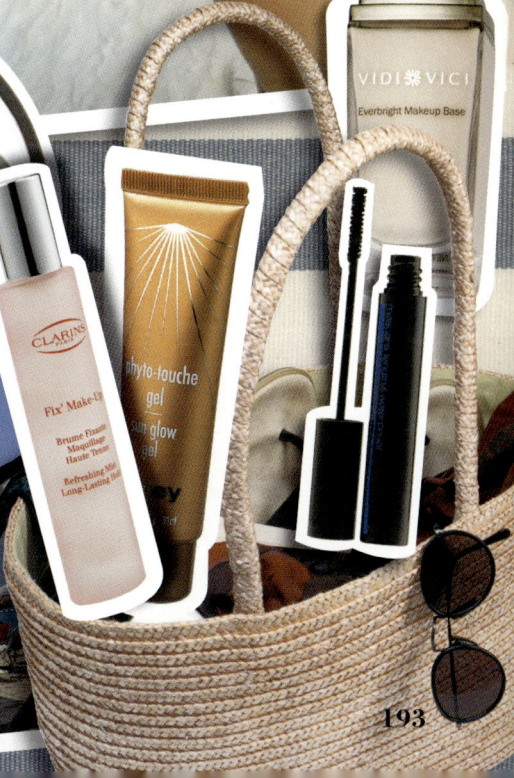

SHU UEMURA UV LIQUID
protecting water resistant
foundation

VIDI❀VICI
Everbright Makeup Base

CLARINS
Fix' Make-Up

Brume Fixante
Maquillage
Haute Tenue

Refreshing Mist
Long-Lasting Hold

phyto-touche
gel
soin glow
gel

자외선 차단, 선택이 아닌 필수

피부가 자외선에 노출되면 거칠어지고 건조해지는 것은 물론 잡티 유발, 색소 침착 등의 문제가 생기면서 피부 노화가 가속된다. 자외선에서 피부에 가장 치명적인 것은 UV-A와 UV-B로 자외선 차단제에 표시된 SPF는 UV-B를 차단하는 지수를, PA는 UV-A를 차단하는 지수를 의미한다. 따라서 두 가지 자외선을 모두 커버해주는 차단제를 선택해야 한다. 자외선 차단은 이제 선택의 문제가 아니라 뷰티를 위한 필수 항목이다. 그러니 자외선 차단제를 바르더라도 피부 메이크업을 예쁘게 유지하는 법 또한 꼭 알아두어야 한다. 자외선 차단과 관련된 질문들을 토대로 실생활에서 효과적인 자외선 차단법을 배우고 햇빛 속에서 피부 메이크업을 아름답게 유지하는 법을 알아보자.

Q. 자외선 차단제, 어느 정도 발라야 하나?

자외선 차단제에 표시된 차단지수는 $2cm^2$당 2mg의 양을 발랐을 때의 차단효과를 나타낸다. 보통 얼굴에는 진주알 정도의 양을 바르는데, 여름철 햇빛에는 동전 하나 정도나 그 이상을 발라야 기대한 만큼의 효과를 볼 수 있다. 그러나 무작정 한 번에 두껍게 바르려고 하지 말고 조금씩 여러 번 겹겹이 바른다는 느낌으로 발라야 오래 지속되면서 뒤이은 메이크업도 예뻐진다. 또 전신까지 커버할 경우 40g 정도가 적합하다. 자외선 차단지수에 따라 다르지만 햇빛이 강할 때는 2시간에 한 번씩 덧발라주는 것이 좋으며 바른 뒤 일정 시간 후부터 효과를 내기 시작하므로 외출하기 최소 20~30분 전에는 발라야 한다.

Q. 자외선 차단제가 피부에 부담이 된다고?

자외선 차단제가 무조건 피부에 부담이 되는 것은 아니다. 또 차단지수가 높다고 피부에 부담을 많이 주는 것도 아니다. 이는 자외선 차단제의 배합 성분에 달려 있는데, 벤조페논이나 PABA 등의 성분은 접촉성 피부염을 유발할 수 있으니 피하고, 효과와 안정성 면에서 우수한 자외선 필터가 함유된 제품을 선택해 사용하면 피부에 부담 없이 효과적으로 자외선으로부터 피부를 보호할 수 있다.

Q. 언제 어디서나 자외선 차단지수가 높은 차단제를 바르는 것이 안전한가?

무조건 자외선 차단지수가 높은 제품을 사용할 것이 아니라, 그날의 생활패턴을 고려해 달리 선택하는 것이 좋다. 주로 실내에서 생활할 경우 SPF15~25, PA++지수를 사용하는 것이 적당하고, 야외활동이 잦거나 해변에 머물 경우 SPF30~50, PA+++지수를 사용한다. 자외선을 차단하기 위해 차단제를 바를 경우 지수가 높을수록 보호막이 생겨 유분감이 감돌기 마련이다. 오후가 되어 땀을 흘리게 되면 차단제가 지워지면서 얼룩이 져 아침에 한 화장이 산뜻하게 유지되기가 현실적으로는 어려운 것도 사실이다. 이때 단순히 콤팩트를 덧발라 수정한다면 피부톤이 더욱 얼룩져 보이고 피지가 많이 모여 있는 부위에는 파운데이션이 뭉쳐 깨끗해 보이지 않는다. 따라서 미스트를 얼굴에 충분히 뿌려준 후 가벼운 타입의 자외선 차단제 겸 메이크업베이스를 스펀지에 묻혀 얼룩진 피부 메이크업은 물론 피지와 땀을 가볍게 닦아내고 차단지수가 함유된 파우더 팩트를 지워진 베이스 부분에 발라준다.

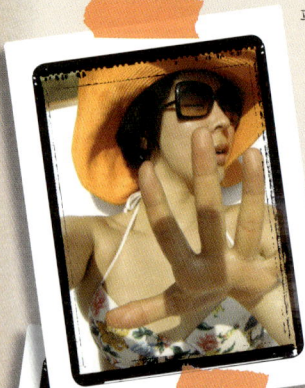

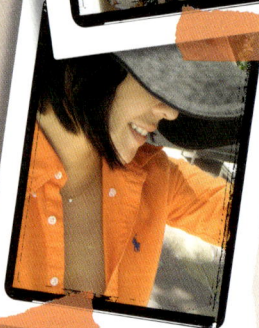

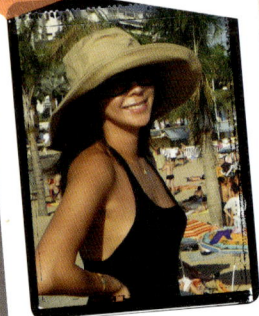

Q. 자외선 차단제를 바르면 피부가 번들거려 보이는데, 메이크업으로 어떻게 커버하는 것이 좋은가?

피부가 번들거리는 것은 유수분 밸런스가 맞지 않아 나타나는 현상이다. 따라서 유분기가 적은 자외선 차단제와 메이크업베이스, 파운데이션을 선택하고 수분을 충분히 공급해주면 이러한 문제를 어느 정도 해결할 수 있다. 너무 많이 바르는 것도 원인이 될 수 있으니 소량만 바르는 것은 절대적이다. 입자에 파우더 코팅된 파운데이션을 선택하면 피지가 공기 중 산소와 만나 산화되어 일어나는 다크닝 현상도 막을 수 있다.

따라서 흡수되고 남아 겉도는 스킨 케어를 깨끗한 스펀지로 가볍게 닦아낸 후, 산뜻한 타입의 차단제를 얇게 바르고, 수분 함량이 많은 리퀴드 타입이나 파우더 성분이 함유된 파운데이션을 최대한 얇게 발라주되, 만약 자신의 파운데이션이 너무 되다면 수분 로션을 약간 섞어 묽게 만들어 바르는 것도 좋은 방법이다. 스펀지를 이용하여 펴 바를 때 밀착력을 높여주기 위해 많이 두드려주고, 파운데이션이 들뜨지 않도록 수시로 미스트를 뿌려주면 들떠 있거나 흡수되지 않았던 파운데이션이 피부에 밀착되고 자연스러운 윤기가 감돌게 된다. 또 틈틈이 땀이 나는 부위는 파우더 퍼프로 가볍게 눌러주는 것도 필요하다.

Q. 세수하고 스킨만 바르고 바로 자외선 차단제를 발라도 피부에 무리가 없는가?

자외선 차단제 역시 스킨 케어의 연장선이라고 보면 된다. 따라서 기초제품을 꼼꼼하게 발라주고 바르는 것이 피부에 자극을 덜 준다. 단, 로션 겸용 기능이 함께 있는 제품인 경우 세안 후 바로 발라도 무방하다.

Q. 날씨가 흐린 날이나 실내에서도 자외선 차단제를 바르는 것이 좋을까?

날씨가 흐린 날에도 자외선이 존재하며 실내에 있을 때에도 유리창을 통해 자외선이 침투한다. 따라서 날씨가 흐리다거나 실내에서만 생활한다고 해서 방심하면 안 된다. 이럴 경우 자외선 차단지수가 낮은 제품을 사용하는 것이 바람직하다.

Q. 세수하고 바로 햇빛에 나가면 빨리 탄다던데, 야외 수영장(바다)에서는 어떻게 해야 하나?

야외 수영장은 자외선 차단제의 효과가 가장 떨어지기 쉬운 곳이다. 물에 씻겨나가는 것을 피할 수 없기 때문. 따라서 되도록 물과 땀에 강한 워터프루프 기능이 있으면서 자외선 차단지수가 높은 제품을 사용하고, 물에 들어갔다 나오면 물기를 타월로 닦아내고 자외선 차단제를 꼼꼼히 발라야 한다.

Q. 선탠할 때 자외선 차단제를 바르지 않나?

자외선에 과다 노출하면 피부에 치명적이니 태우더라도 자외선 차단은 필수다. 또 선탠할 때 자외선 차단제를 바르면 수분 손실을 막아 선탠 후 건조해지고 거칠어지는 것을 조금은 막을 수 있다. 자세한 가이드는 TRAVEL 편 '예쁘게 태우기'를 참고할 것!

Q. SPF30/PA++의 자외선 차단제를 바르고, SPF15/PA+의 파운데이션을 바르면 자외선 차단지수의 합계만큼 자외선이 차단되는가?

'30+15=45', '(++)+(+)=(+++)'의 공식은 나오지 않는다. 다만 SPF30/PA++인 제품을 발랐을 때보다 조금 더 오래 자외선이 차단된다고 보면 된다.

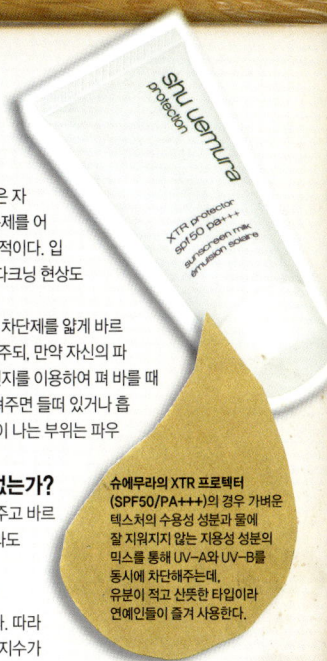

슈에무라의 XTR 프로텍터(SPF50/PA+++)의 경우 가벼운 텍스처의 수용성 성분과 물에 잘 지워지지 않는 지용성 성분의 믹스를 통해 UV-A와 UV-B를 동시에 차단해주는데, 유분이 적고 산뜻한 타입이라 연예인들이 즐겨 사용한다.

WR EX+ 화이트닝 팩트(SPF25/PA++)를 바르면 자외선 차단제를 따로 덧바르지 않고도 수정 메이크업 단계에서 손쉽게 자외선을 차단할 수 있다.

슈에무라의 딥씨 워터 해양심층수로 만들어져 지친 피부에 수분과 미네랄을 공급하여 천연 아로마가 배합되어 릴렉싱 효과도 볼 수 있다.

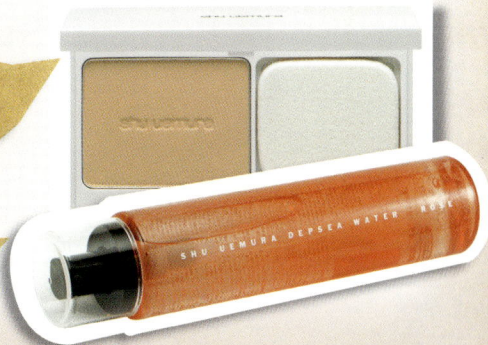

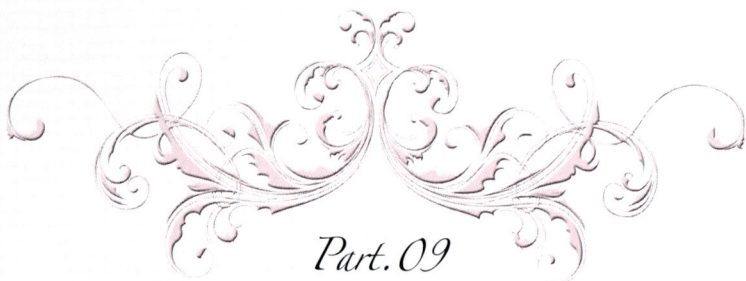

Part. 09
SHOPPING

연예인, 메이크업 아티스트들이 쓰는 뷰티 아이템

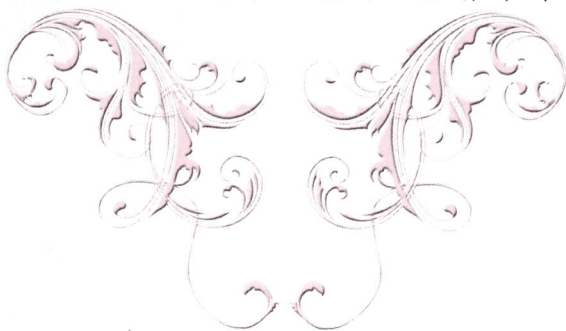

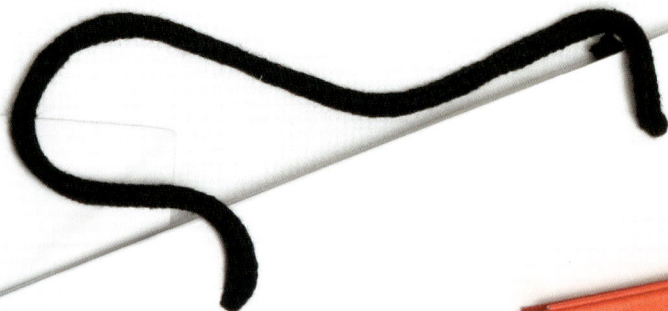

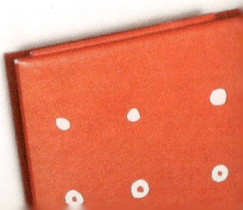

쇼핑하는 데도 지혜가 필요하다. 고급 정보는 필수적이다. 지금 내게 필요한 제품이 정확히 무엇인지, 나에게 꼭 맞는 제품은 무엇인지, 수많은 브랜드 가운데 어떤 브랜드를 선택할지를 결정해야 하는 여러 가지 상황에 처하게 된다. 과거엔 신제품 정보나 우수한 제품 정보를 주로 신문이나 잡지 같은 인쇄매체를 보며 얻었다. 그러나 이러한 정보 역시 브랜드에서 제공한 정보들을 간추린 것에 그치는 경우가 많고, 때때로 스타들이 사용하는 제품들이 소개되긴 하지만 화장품 광고와 묶여 있는 연예인일 경우 그 브랜드 위주의 제품들만 공개되기 마련이라 진실은 늘 감춰져 있었다. 업계에 있는 사람이라면 누구나 아는 비밀이랄까? 언제부턴가 그 인쇄매체의 자리를 점차 인터넷이 대체해가고 있다. 일반인들이나 화장품에 관심이 많은 여인들이 어떠한 제품들을 경험해보고 평을 하면 그것을 보고 구매를 결정하는 일이 흔해졌다. 그러나 과연 인터넷에 나온 정보들을 얼마만큼 신뢰할 수 있을까? 그들은 정말 제품을 제대로 분석할 수 있는 안목을 지녔을까? 그들의 사용후기가 나에게도 그대로 적용될까? 혹시 브랜드와 연계된 선수들의 작업이 섞여 있는 것은 아닐까? 의심은 꼬리에 꼬리를 무니 인터넷 평에만 의존해 구매를 결정하는 것이 왠지 불안하다.

스킨 케어의 경우 누구에게 좋다 해도 나에겐 아닐 수 있는 대표적인 아이템이다. 사람마다 피부 타입과 컨디션이 다르니 직접 테스트해보고 선택하는 것은 필수적이다. 메이크업의 경우 발색샷이 함께 올라오니 참고가 될 수는 있으나 그 역시 사람마다 피부톤과 입술색이 다르니 내 얼굴에, 내 입술에 발랐을 때 그 색이 그대로 나오리라는 보장은 절대 없다. 직접 발라보는 것이 후회 없는 구매를 하는 지름길인 듯하다. 인터넷에서 내가 잘 모르는 아이템과 브랜드에 대한 전반적인 평을 참고하고, 실제로 매장을 방문해 직접 경험해보고 선택하는 것이 합리적인 소비자의 자세다.

그럼에도 분명 좋다는 것들은 다 써본 연예인들이나 메이크업 아티스트 사이에서 입소문이 나 공통적으로 사용하는 제품들이 있으니 이번에는 그러한 고급 정보들을 공유하고자 한다. 또 외국에서 꼭 사야 하는 뷰티 아이템과 국내 강추 아이템, 선물하기 좋은 아이템, 한 번 사놓으면 두고두고 편리하게 쓸 만한 뷰티 액세서리들을 소개하고, 실제로 내가 사용하는 뷰티 아이템들을 리얼로 소개하고자 한다. 인터넷, 잡지보다 더 리얼한 이 책이 아니면 결코 알 수 없는 정보들을 활용해 현명한 소비자가 되길……

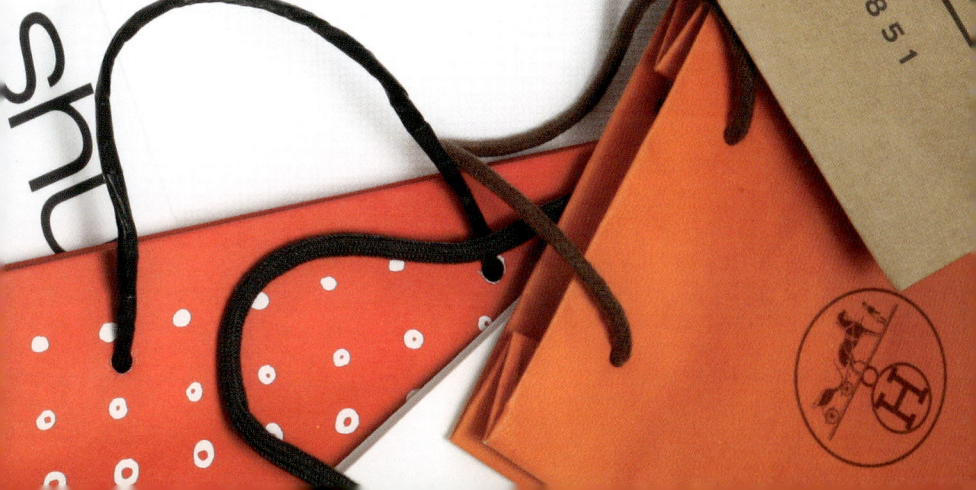

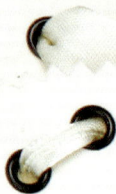

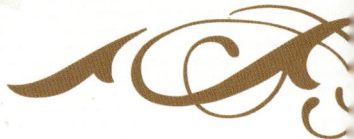

외국에 나가면 꼭 사자!

요즘 같은 고환율 시대에는 면세점에서 쇼핑하는 것이나 외국에 나가서 쇼핑하는
것이 아주 부담스럽지만 분명 외국 나갈 때에만 누릴 수 있는 쇼핑의 지혜란 것이
존재하기 마련이다. 국내에는 아직 론칭하지 않았거나 그래서 국내 백화점에서는 팔지 않는
제품을 면세점이나 다른 나라 백화점에서는 파는 경우가 종종 있다. 이건 로컬과 면세,
국내와 국외에서의 바잉(buying)이 다르기 때문이다. 심지어 면세점이나 그 나라에서만
파는 독특한 기획 세트도 있다. 여행이나 출장 중에 쇼핑 데이가 주어진다면
평소 좋아하는 브랜드의 매장을 둘러보거나 새로운 브랜드를 탐험해볼 것을 권한다.
환율이 비정상적으로 높지 않다면 면세점이 당연히 싸기 때문에
출국 전 시간은 쇼핑할 절호의 기회다. 특히 어느 나라의 면세점보다도
국내 면세점에 입점한 브랜드들이 많은 편이고 가격도 상대적으로
저렴한 편이니 구입할 것들이 많다면 출국 전 시간을 충분히 확보하고
면세점을 둘러보는 것이 좋다. 외국 출입이 잦은 사람은 이미
눈치 챘겠지만 같은 제품이라면 기내에서 구입하는 것이 가격
면에서 유리하다. 그렇지만 비행기에서 파는지 미리 알기는 참 어렵다.
가끔 공항 리무진 버스를 타면 앞 좌석에 기내 잡지가 꽂혀 있는 경우가
있으니 참고할 것. 또 브랜드마다 원산지에서 살 때 더 저렴한 경우가
많다는 사실도 잊지 말자. 마지막으로 특정 나라에서 특별히 더 싼 아이템들이
있으니 기억해두었다가 그 나라에 간다면 꼭 사와야 하겠지.
예를 들어 비타민은 미국이 싼 편이고, 아로마 에센셜 오일은 동남아만큼 싼 나라가 없다.
난 동남아에서 알 수 없는 브랜드의 향이 좋은 바디 크림과 오일들을 사 모으는 것이
취미 아닌 취미가 되었다.
평소 바디 제품들을 많이 소비하기 때문인데 매번 신선하면서도 이국적인 제품들을
써보는 재미가 쏠쏠하다. 선블록도 하나씩은 사게 되는데 이때는 꼭 베이비용을 산다.
왠지 아기를 위한 것이니 덜 자극적일 것 같은 느낌 때문에.
나의 절친 고원혜 원장님은 외국에 나갈 때 나스의 강렬한 형광빛 메이크업 컬러를
꼭 사온다고 한다. 또 유럽에 가면 세포라(sephora)에 들러 화장품들을 쭉 훑어보면서
국내에 없는 제품들을 테스트해본다고 한다. 좀 귀찮을 수도 있겠지만 이런 과정을 거쳐
어떤 제품이 나에게 잘 맞는지, 객관적으로 더 훌륭한지 판단하는 능력이 길러져
더욱 현명한 소비자가 되는 것 같다.

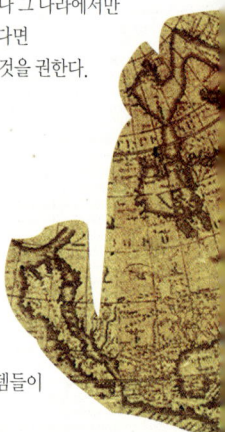

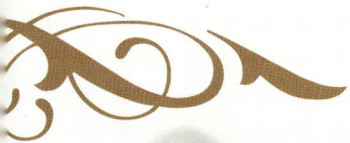

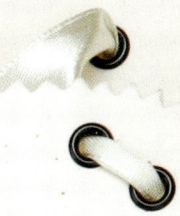

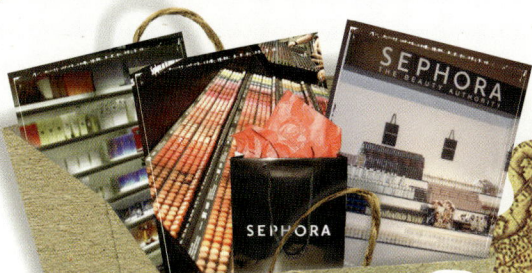

꼭 사갈거야!

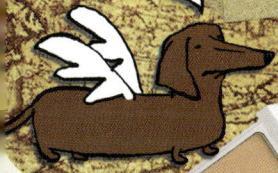

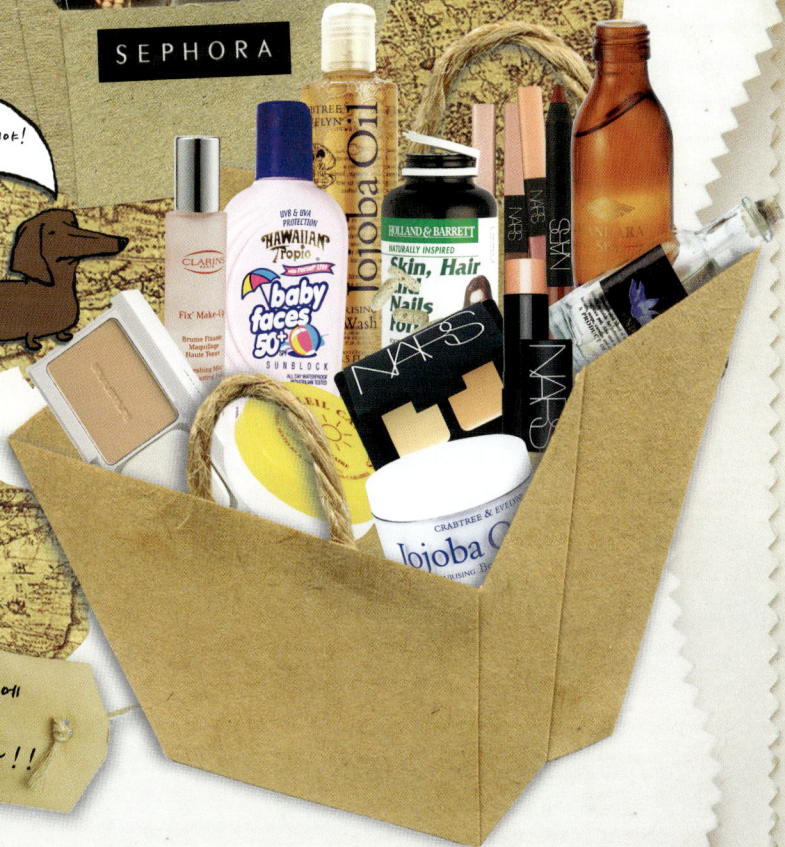

여행 중에
구입해
보아요~!!

이혜영의 국내 뷰티 강추 아이템

코스메 데코르테, 모이스처 리포솜

피부 속의 건조한 부위에 빠르게 수분을 공급하고 과도한 피지를 흡수하여 종일 촉촉하면서도 보송보송한 피부로 가꾸어주는 수분 부스터. 피부를 정돈하여 뒤따르는 메이크업의 효과를 높여준다. 아침, 저녁 세안 후 스킨 케어의 첫 번째 단계로 발라준다.

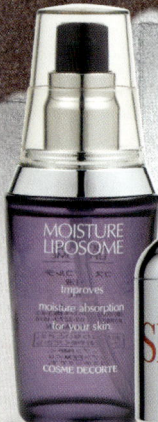

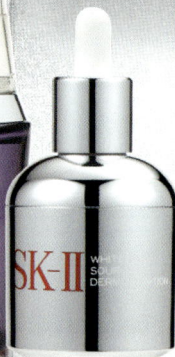

SKII, 화이트닝 소스 덤 데피니션

멜라닌의 생성, 전달, 축적의 3단계 액션에 작용하여 기미, 잡티의 근본적인 원인을 차단하고, 기미가 기저막에 뿌리 내리지 못하도록 기저막을 강화해 기미와 잡티의 생성을 방지하고 개선하는 젤 타입의 화이트닝 에센스

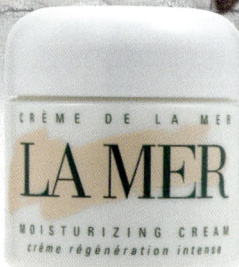

라메르, 모이스처라이징 크림

피부에 수분과 영양을 공급하여 촉촉하고 매끈하게 가꾸어주고, 얇은 수분막을 형성하여 탈수 현상이 일어나지 않도록 보호한다. 가벼운 젤 타입으로 끈적이지 않고 스킨로션을 바른 후 이 크림 하나만 발라도 스킨 케어로 충분하다.

설화수, 섬리안 크림

눈가의 주름과 처짐, 붓기는 물론 다크서클을 개선하는 아이 전용 크림. 눈 주위의 혈액순환을 촉진하고 주름을 개선시켜 눈가 피부를 밝고 아름답게 가꾸어준다. 아침, 저녁으로 에센스 단계 전후에 소량 발라 넷째 손가락으로 톡톡 두드려준다.

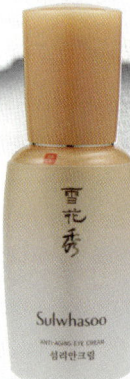

슈에무라,
UV 언더 베이스 무스

메이크업 아티스트들이 뽑은 최고의 메이크업베이스. 피부 안쪽으로는 해양심층수가 피부 속에 빠르게 침투하여 수분을 공급하고 피부 바깥쪽으로는 파운데이션을 끌어당기는 역할을 수행한다. 그뿐만 아니라 넓고 늘어진 모공을 조여주어 거친 피부결을 즉각적으로 정리하여 파운데이션의 밀착력을 높여주고 12시간 화사하게 지속시켜준다.

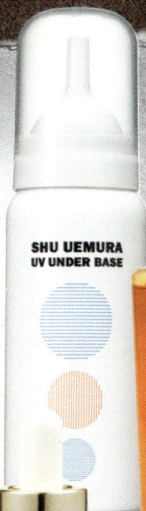

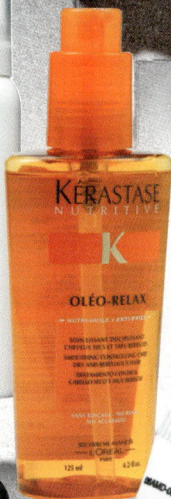

케라스타즈,
올레오 릴렉스

촉촉하고 찰랑거리는 머리결을 위한 헤어 에센스. 모발에 영양을 공급하여 부스한 모발을 매끈하고 차분하게 정리해준다. 스트레이트 헤어에 더욱 좋으며 머리를 감고 타월 드라이한 후 발라주거나, 드라이 후 마무리 단계에서 손바닥에 덜어 비빈 후 모발 끝에서부터 두피에 닿지 않도록 소량 발라준다.

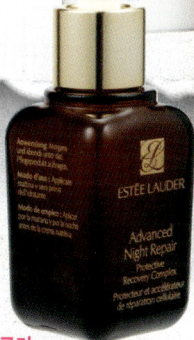

에스티로더,
어드밴스드 나이트 리페어

환경오염과 외부의 자극으로부터 피부를 보호하고 낮 동안 지친 피부의 컨디션을 회복해주는 나이트 전용 에센스. 피부 노화를 지연해주는 역할도 수행하여 활력을 주고 피부를 탄력있게 가꾸어준다.

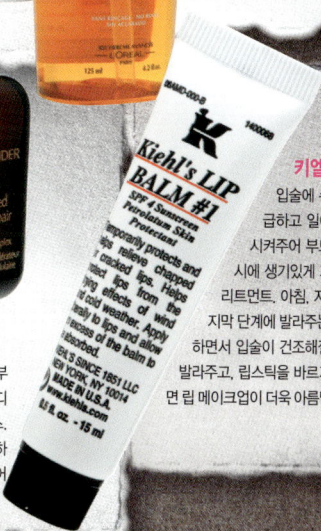

키엘, 립밤 #1

입술에 수분을 충분히 공급하고 일어난 각질을 진정시켜주어 부드럽고 촉촉한 동시에 생기있게 가꾸어주는 립 트리트먼트. 아침, 저녁 스킨 케어 마지막 단계에 발라주는 것은 물론 휴대하면서 입술이 건조해질 때마다 수시로 발라주고, 립스틱을 바르기 전에도 발라주면 립 메이크업이 더욱 아름답게 살아난다.

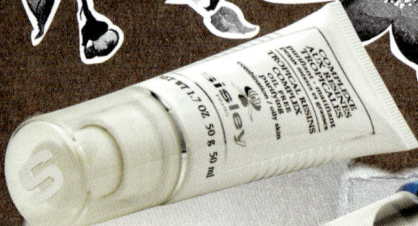

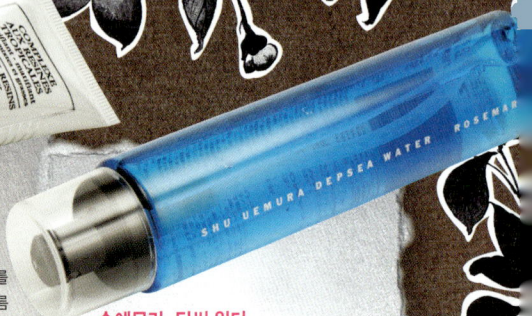

시슬리, 꽁쁠렉스
오 레진느 트로피칼

복합성 피부와 지성 피부, 여드름성 피부를 위한 제품. 피지를 조절하여 뾰루지나 여드름 생성을 막는 젤 타입 크림으로 피부의 염증과 붉은 기운, 번들거림을 완화시킨다. 아침, 저녁 크림 단계에 얼굴 전체나 피지 분비가 많은 부위에만 부분적으로 사용할 수 있다.

슈에무라, 딥씨 워터

얼굴에 수분과 미네랄을 즉각 공급하여 얼굴을 촉촉하고 투명하게 가꾸어주는 수분 미스트. 스킨로션을 바르기 전에 뿌려주면 스킨 케어의 흡수율이 높아지며 파운데이션을 바른 후에 살짝 뿌려주면 피부 메이크업의 밀착력이 높아지면서 건강한 윤기가 감돈다. 97가지 아로마향이 가미되어 스트레스 완화기능도 있으니 뿌리고 나서 심호흡하는 것도 잊지 말자.

키엘, 울트라 페이셜 크림

빙하와 사막에서 추출한 희귀 성분으로 피부의 수분 손실을 막아주고 공기 중의 수분을 끌어당겨 피부에 보충하여 혹독한 추위나 고온 건조한 환경에서도 피부를 24시간 편안하고 촉촉하게 가꾸어주는 수분 크림

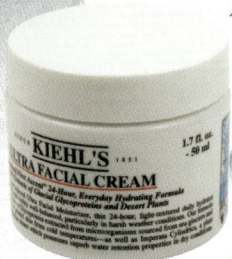

슈에무라, 아이라이트 펜슬

연예인, 메이크업 아티스트들의 메이크업 필수품. 양쪽 팁에 펄과 매트로 이루어진 다용도 펜슬로 눈밑 점막 라인에 터치하면 눈물이 고인 듯 촉촉해 보이는 효과가 있으며 눈 앞머리 하이라이트로 활용하면 인상이 밝아 보이는 효과가 있다. 그 밖에 화이트 섀도나 라이너로 사용하거나 입술 산하 이라이트로도 활용하면 좋다.

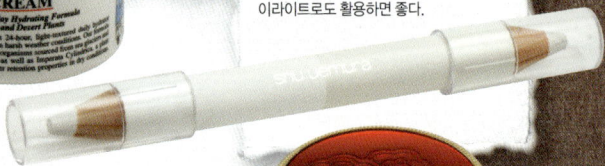

수려한, 윤하 보윤 크림

피부의 유수분 밸런스를 맞춰주며 노화의 시작을 막아주는 한방 크림. 끈적임과 번들거림 없이 촉촉하고 보들보들한 피부로 가꾸어준다. 크림 단계에서 얼굴 아래에서 위로 당겨주듯 발라준다.

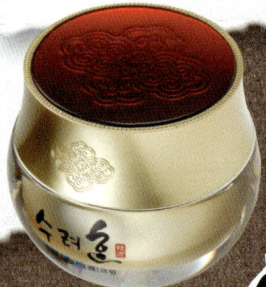

케라스타즈, 녹토캄

민감성 두피를 위한 나이트 전용 두피 에센스. 스트레스, 피로로 민감해진 두피를 진정시키고, 건조한 두피에 수분을 공급하며 낮동안 더러워진 두피를 정화하는 기능이 있다. 또 두피 보호막을 강화시켜 모발의 손실을 막아주고 모발이 더욱 건강하게 자랄 수 있도록 돕는다. 민감해진 두피에 어플리케이터로 소량 떨어뜨려 손끝으로 가볍게 마사지하면 빠르게 흡수되는 동시에 유분기가 없어 다음 날 아침 헹궈내지 않아도 된다.

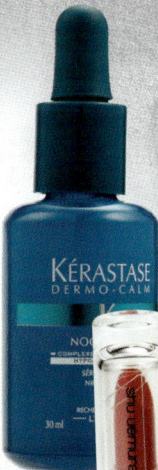

슈에무라, 루즈 언리미티드

연예인, 메이크업 아티스트들의 no.1 립스틱. 아티스트 브랜드답게 다양한 컬러와 글로시, 매트, 펄 등 다양한 질감 그리고 생생한 발색력으로 많은 이들의 사랑을 받고 있다. 그중 핑크 컬렉션은 반드시 갖추고 있어야 할 아이템!

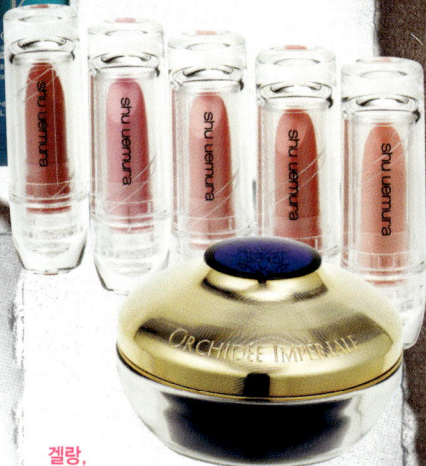

클라란스, 퍼밍 바디 트리트먼트 오일

임신 중에 배에 발라주면 살이 트는 것을 예방하고, 이미 튼 살이나 늘어진 부위에 바르면 탄력을 회복시켜준다. 아침에 사용하는 것이 좋으며 샤워 후 젖은 상태에서 발라준다.

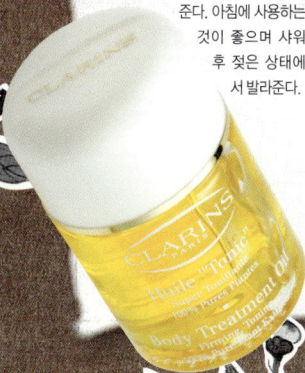

겔랑, 오키드 임페리얼 크림

40, 50대 피부에 수분과 영양을 충분히 공급하고, 유해한 피부 내부물질과 외부의 공격에서 피부를 보호해주어 피부의 생기와 젊음을 되찾아주는 안티 에이징 크림. 피부를 촉촉하고 매끄럽고 유연하게 가꾸어준다.

GIFTS

선물하기 좋은 뷰티 간지 아이템

선물은 뷰티의 필수적인 아이템은 아니었기에 사진 않았지만 있으면 정말 잘 쓸 것 같은 아이템이나 평소 너무 써보고 싶었지만 가격이 부담스러워서 사지 못했던 것을 받으면 기쁠 것 같다. 그런 몇 가지 아이템을 추려 선물하기에 좋은 뷰티 아이템들을 소개한다.

헤어 트리트먼트

약한 모발, 건조한 모발, 펌이나 염색으로 손상된 모발, 노화된 모발에 수분과 영양을 충분히 공급하면서 모발을 강화하는 헤어 팩이야말로 누구나 가지고 싶어 하는 필수 아이템. 케라스타즈, 올레오 컬 인텐스, 에이지 리차지 마스크

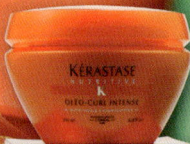

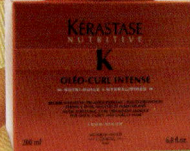

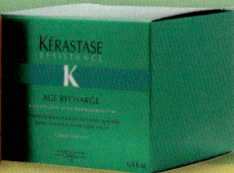

바디 리프팅

혈액순환을 돕고 피부 속 독소와 수분이 정체되지 않도록 도와주며 셀룰라이트를 최소화하는 동시에 피부를 부드럽게 해주는 바디 리프팅 제품은 여성이라면 하나쯤 갖고 싶어 하는 아이템이다. 클라란스, 하이 데피니션 바디 리프트

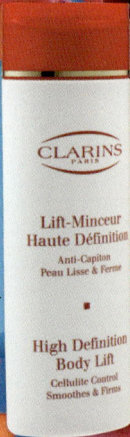

향초

내 돈 주고 사긴 아깝지만 선물로 받는다면 목욕할 때, 독서할 때, 손님이 왔을 때 센스 있게, 기분 좋게 사용할 수 있을 것 같다. 딥티크, 로즈 향초

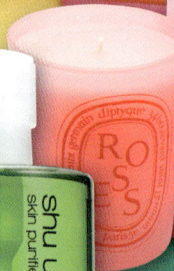

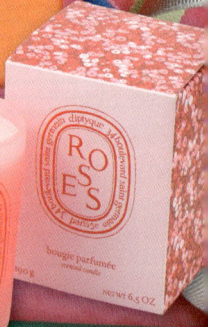

향수

가장 선물하기 편하면서도 어려운 아이템이 바로 향수다. 그 사람의 취향을 잘 모른다면 평소 어떤 향을 좋아하는지, 혹은 요즘 써보고 싶은 향수가 무엇인지 미리 물어보고 선물하면 어떨까? 딥티크 오예도, 랑방 에끌라 다르페쥬

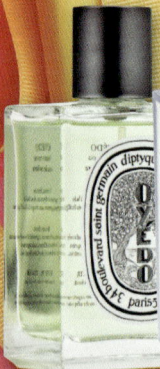

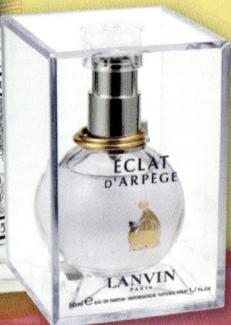

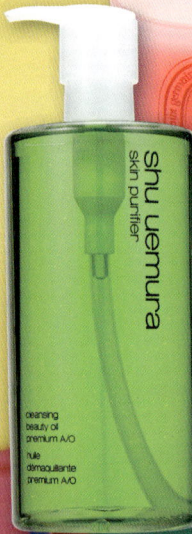

클렌징 오일

클렌징과 스킨 케어 기능을 동시에 하고 피지, 블랙헤드 같은 피부 속 노폐물이나 과도한 각질, 메이크업 잔여물을 말끔하게 제거하면서 피부에 필요한 보습, 영양을 공급하는 클렌징 오일이야말로 너무너무 갖고 싶었지만 비싸서 사지 못했던 아이템. 선물로 받으면 기쁠 것 같다. 슈에무라, 클렌징 오일 프리미엄 A/Ov

204

비싼 영양크림, 아이크림
엄마나 시어머니에게 잘 보이고 싶을 때 비
싼 영양크림을 선물한다면 효과만점. 평소
보다 더 큰 사랑을 부어줄 것이다.
라프레리, 스킨 캐비아와
시슬리, 아이&립 컨투어 크림

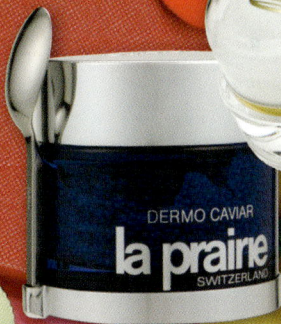

스트레스 완화 오일
내 스트레스까지 누가 써 줄다면 그보다 더
고마운 일이 있을까? 핸드백에 챙겨 다니면서 맥
박이 뛰는 부위에 살짝 발랐을 때 아로마향이 기
분전환에 도움이 되고 피로감을 덜어주며 머리를
맑게 해줄 스트레스 완화 아이템을 선물받게 된
다면 그 사람을 사랑하게 될 것 같다.
에이솝, 진저 플라이트 테라피

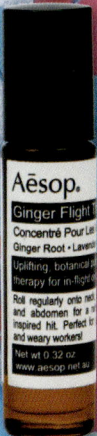

인테리어 스프레이
내 집에 싸구려 방향제 냄새가
아닌 은은하고 고급스러운 향이
나는 것을 싫어할 사람이 있을
까? 베개나 소파에 뿌려두면 좋
을 인테리어 스프레이는 내 돈 주
고 사게 되진 않지만 받으면 아주
잘 쓸 것 같은 아이템
딥티크, 피이으 드 라방드 인테리어
스프레이

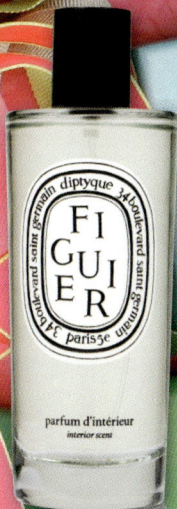

샤워젤, 바디로션
아무래도 목욕 제품은 헤프게
쓰게 되어 고급 브랜드를 사는
것이 부담스럽다. 그러나 목
욕 제품을 선물로 받는다면?
정말 좋겠지.
키엘 페어트리 코너
바디 클렌저와 바디로션

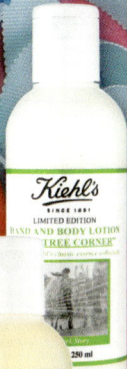

비누, 배스볼, 핸드워시
비누는 명절 때 선물 세트로 들어오는 경우가 많아 정작 쓰고 싶은 것을 못 쓰
는 슬픈 아이템이다. 고급스러운 비누를 선물로 받는다면 손을 씻을 때마다
당신에게 고마워 할 것이다.
러시, 비누와 배스볼

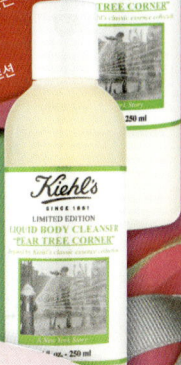

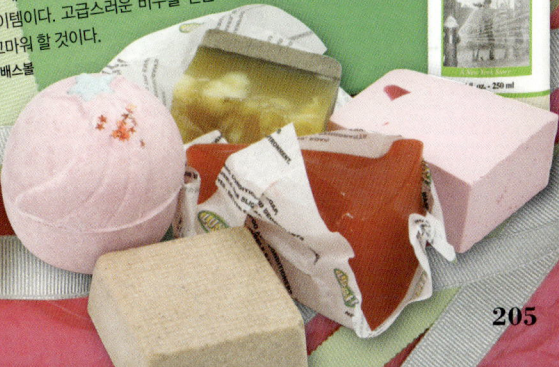

205

이혜영의
화장대

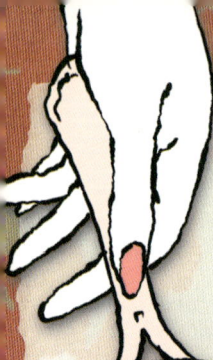

화장대를 보면 그 사람의 스킨 케어 취향은 물론 메이크업 스타일,
향수 취향, 심지어 성격까지 알 수 있다. 내 화장대는 참 수수한 편이다.
평소 내 성격처럼 말이다. 연예인치고는 화장품이 적은 편이고 예쁘게
꾸미기보단 실용적인 스타일로 진열한다. 제일 왼쪽엔 자주 쓰는
향수 몇 개와 향초, 바디 제품 여분들(난 화장품들 중 바디 제품을 가장 많이
쓰므로)이 자리 잡고 있고, 그 옆에는 스킨 케어 제품들이, 그 옆에는
베이스 메이크업 제품들이, 그 옆에는 색조 제품들이 그룹을 이루고 있다.
색조 안에서도 립끼리, 아이끼리, 치크끼리 플라스틱 함에
분류해서 모아놓는다. 그중에서도 립 제품이 가장 많은 편이다.
가장 오른편에는 헤어 에센스와 스타일링 제품들과
드라이기가 있다. 공주 같은 화장대도 아니고 진열된
모습이 그리 아름답진 않지만 딱 내 스타일이다.
실제로 내가 쓰는 화장품을 공개한다.

향초 : 브랜드는 알 수 없지만 친한 언니에게서
작년 크리스마스 선물로 받은 것이다.
아주 특별한 날을 위해 아껴두고 있다.
향수 : 딥티크 향수와 데메테르 향수를 자주 쓴다.
바디 크림 : 동남아 여행갈 때마다 사 모은 정체불명의 것들
핸드 크림 : 키엘, 록시땅의 산뜻한 제품들
스킨 케어 : 슈에무라 피토 블랙이 최고다.
최근 (故)소영에게 선물했더니 정말 좋다며
다 쓰면 사서 쓴단다. 클렌징 오일도 빼놓을 수 없겠지.
혹시나 해서 욕실 두 곳에도 비치해뒀다.
딥씨 워터도 건조할 때나 각질이 일어났을 때
수시로 뿌려준다.
립밤 : 소박하게도 바세린
베이스 메이크업 : 슈에무라 UV 언더 베이스 무스와
스무딩 플루이드 파운데이션은 필수. 가끔 귀찮을 땐
컨실러로 톡톡 볼 부위만 바르거나 화이트닝 팩트로 톡톡 얹는다.
립 : 슈에무라 루즈 언리미티드의 핑크와 오렌지 계열, 나스의 립 펜슬
아이 : 아이 메이크업은 잘 안 하지만 내가 좋아하는 팝스런 컬러 몇 가지.
발색 좋은 슈에무라로~
치크 : 얼굴 섀이딩용, 하이라이트용, 볼터치용으로 몇 가지 있지.
슈에무라와 베네핏
헤어 에센스 : 헤어 케어는 무조건 케라스타즈!
올레오 릴렉스 에센스는 몇 통째 쓰고 있어.
헤어 스타일링 : 숍에서 구입한 로레알 프로페셔널 파리
스프레이와 왁스 그리고 아베다 헤어 미스트

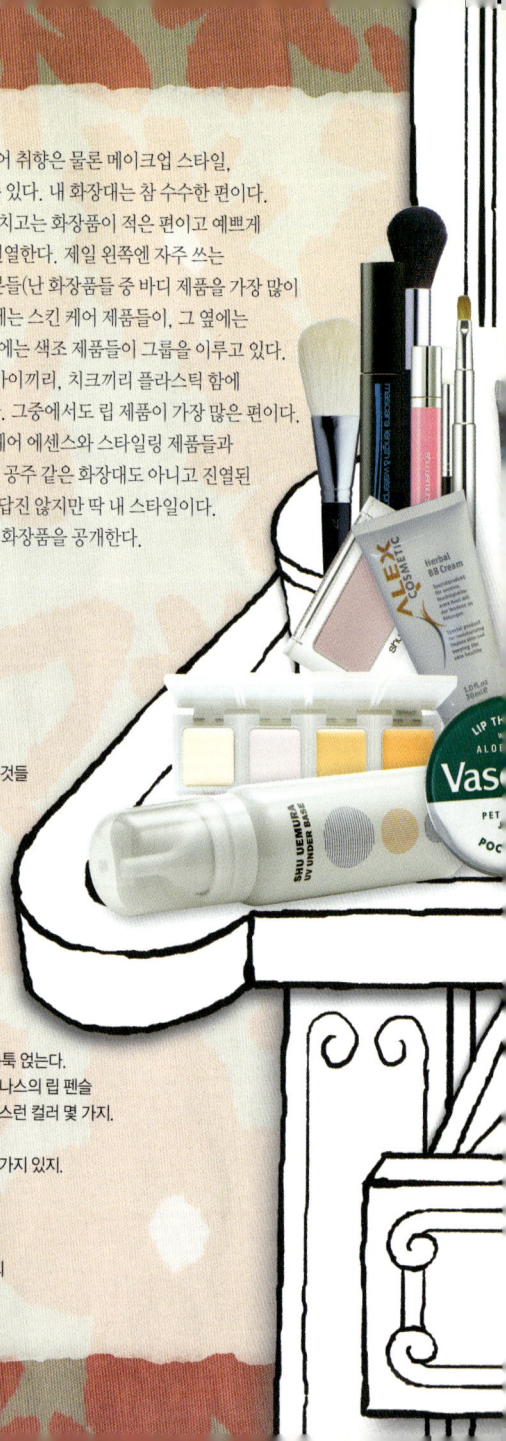

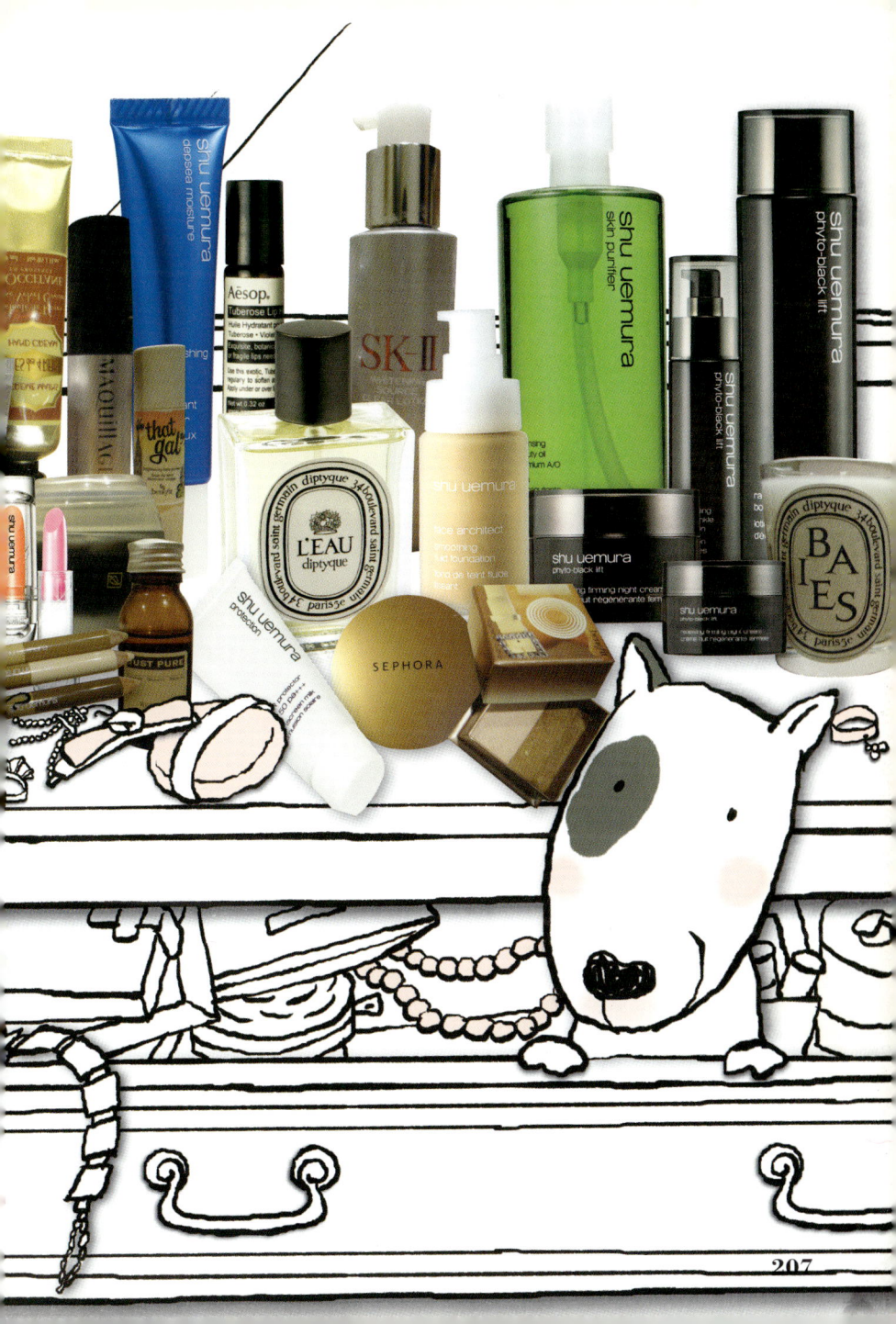

본전 뽑는
뷰티 도구들의 세계

한 번 사 놓으면 여러모로 참 쓸모 있고 편리한데,
뷰티 도구들을 제대로 갖추고 있는 여인네들은
드문 것 같다. 뷰러 정도는 다 있겠지만 족집게나
가위 같은 아이템들은 할머니 때부터 물려 쓰던 것이나
어디 개업하는 집에서 선물로 받은 세트 속 그저 그런
수준의 것들이 고작이다. 뷰티 도구에 투자하기
꺼려진다면 이렇게 생각해보자. 대를 물려주는 거야.
영화에서 딸에게 아끼던 목걸이나 반지, 귀고리를
보석함에 고이 담아 주듯, 웨딩드레스를 물려주듯
뷰티 도구들을 예쁜 상자에 고이 담아 주면 어떨까?
혜영 상상, 히히~

뷰러, 족집게, 미용가위, 미용주걱, 미용수저, 펜슬 깎이, 브러시들과 눈썹 빗은
꼭 갖추어야 할, 본전을 뽑고도 남을 뷰티 도구들이다. 뷰러의 경우 오래 사용하면
속눈썹을 잡아주는 고무가 닳거나 끊기는 압이 헐거워지는 경우가 있으니 그럴 땐
교체해준다. 그러나 최소 몇 년은 끄떡없으니 걱정 말 것. 족집게는 눈썹 털이나
이마의 잔털, 겨드랑이 털들을 제거할 때 사용해야 하는 만큼 한 번에 시원하게
뽑히는 녀석으로 골라야 할 것. 미용주걱은 파운데이션이나 베이스를 섞을 때
유용하므로 구비해둘 것. 미용수저는 크림이나 파우더를 덜 때 위생적인 측면에
서, 화장품의 수명 연장 측면에서 필요하다. 펜슬 깎이는 최소한 2~3가지 두께의
펜슬이 깎일 수 있는지 확인하고 구입할 것. 펜슬은 뚱뚱한 녀석, 날씬한 녀석 등
참 다양하니까.
브러시의 경우 섀도용으로 두꺼운 것과 얇은 것 2가지, 볼터치용으로 1가지,
입술용으로 1가지, 파우더용으로 1가지는 필수 아이템이다.
게다가 한 번 사면 잃어버리지 않는 한 오래 쓰는데다 피부에 직접, 자주 닿는 것이
므로 되도록 천연모로 만든 것을 택하는 것이 좋다.
미용 브러시 역시 입술 각질이나 얼굴 각질을 불려 제거하는 데 효과적이므로
갖추고 있는 것이 좋겠다. 여행 다닐 때나 메이크업 수정을 위해 휴대용
브러시 파우치 또한 필수적인 아이템이다. 브러시를 꽂는 칸은 넉넉한지,
그 크기는 브러시 두께에 맞게 다양한지 체크한다. 고급 브러시들을
더 오래오래 사용하려면 꼭 브러시 파우치에 넣어 다닌다.
브러시 클리너를 구비해두었다가 컵에 브러시가 털이 잠길 만큼 덜어 주기적으로
브러시를 세척해주는 것은 매우 중요하다. 브러시에 남은 메이크업 잔물이
산화되고 먼지와 섞이면서 각종 박테리아가 번식해 얼굴에 트러블을
일으킬 수도 있으니 말이다. 브러시 클리너와 마찬가지로 스펀지, 퍼프, 화장솜 역시
소모용 아이템인데, 이것도 피부에 직접 닿는 것들이므로 선택할 때 무척
주의해야 한다.
화장솜의 경우 100% 코튼인지 꼭 확인하고, 스펀지와 퍼프의 경우 부드러운
정도와 탄력성을 확인하고 피부에 자극이 적고 내구성이 좋은 아이템을
골라야 한다. 대부분 스펀지는 파운데이션이나 메이크업베이스를 바를 때
사용하지만 에센스나 크림을 바를 때 사용하면 흡수가 빠르고 과도한 양을 발라
메이크업이 들뜨는 현상을 예방할 수 있으니 참고할 것. 퍼프도 쉬어데 타입의
파우더를 바를 때 사용하는 것과 매트한 타입의 파우더를 바를 때 사용하는 것이
다르다. 쉬어한 타입은 융처럼 섬유의 올이 길게 나와 있는 것이 좋고 매트한
타입은 코튼으로 만들어진 것이 좋다. 스펀지나 퍼프 역시 때가 탔다 싶으면
바로 세척해주는 부지런함은 두말할 필요가 없겠지.
얼굴에 유분이 많은 편이라면 기름종이는 필수 아이템이다.
보통 얇을수록 고급인 경우가 많으니 참고할 것!

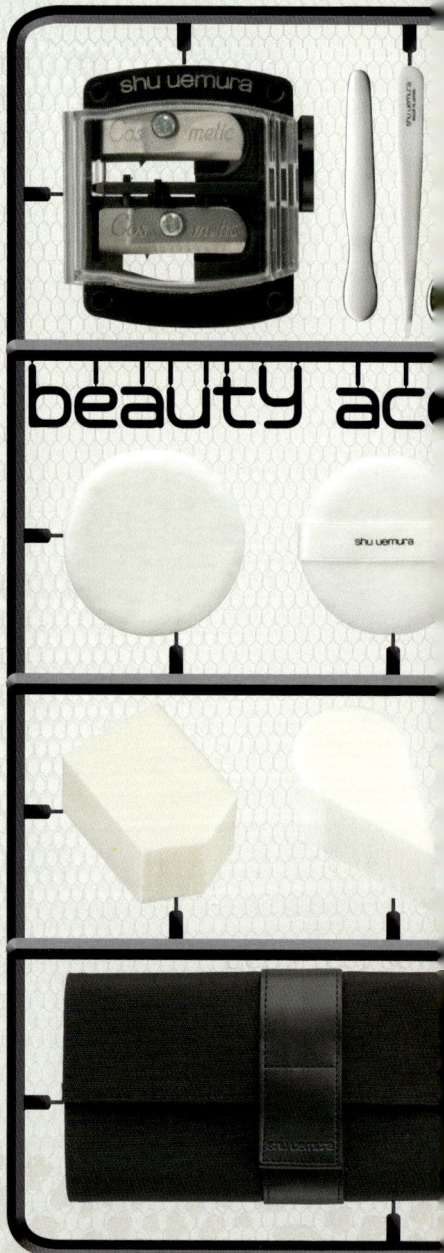

beauty acc

shu uemura

shu uemura

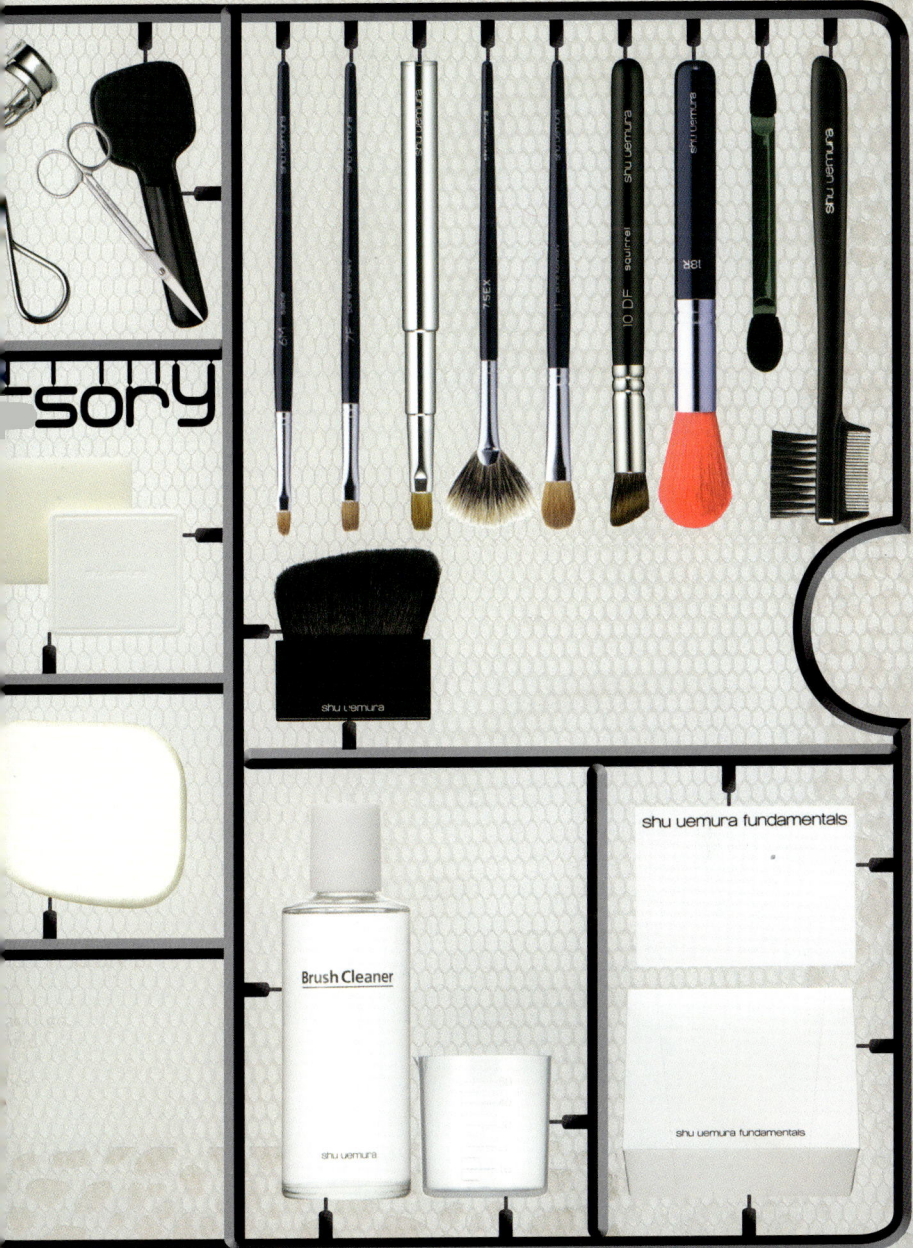

sory

Brush Cleaner

shu uemura

shu uemura fundamentals

shu uemura fundamentals

shu uemura

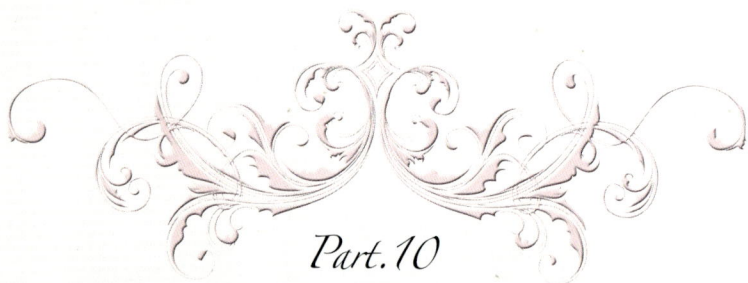

Part.10
PRACTICE
뷰티와 패션의 종합 스타일링 능력 기르기

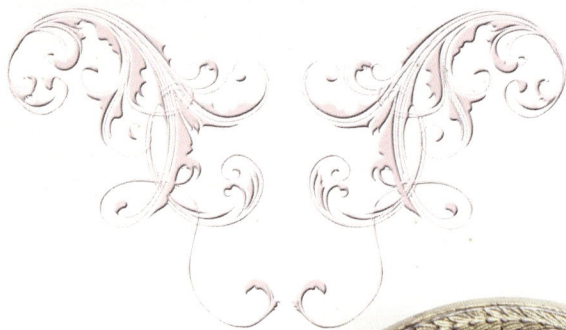

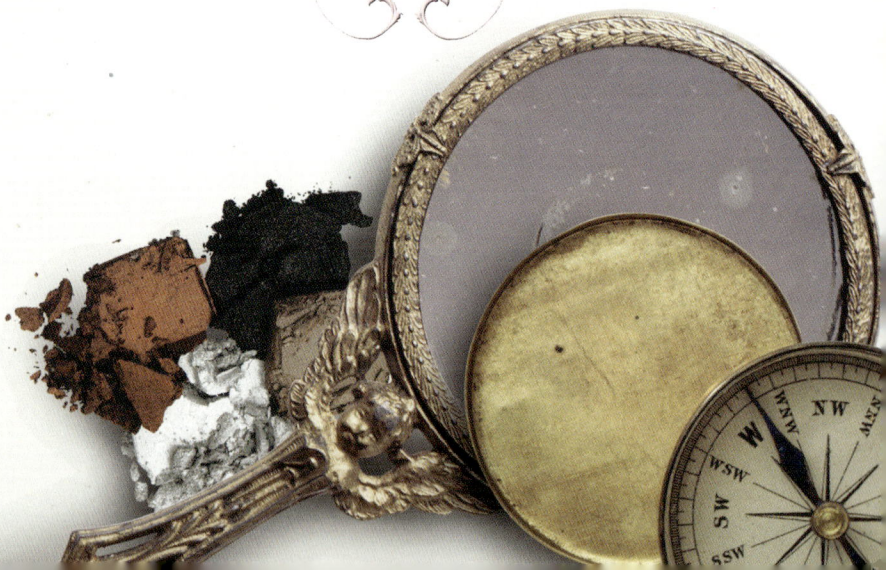

이제까지 얼굴, 몸, 헤어 섹션을 보면서 부위별 뷰티 케어와 뷰티 스타일링에 대한 기본기를 다졌다면
이제 복합적인 응용편이다. 자주 범하게 되는 메이크업 실수들을 짚어보면서 나의 메이크업을 점검해보는
시간은 반드시 필요하다. 또 흠 잡을 데 없는 얼굴은 존재하지도 않고
인형 같은 얼굴 또한 일부의 특권이니, 내 자산으로 나만의 엣지를 살리고
단점을 커버하는 방법을 찾아가는 것 또한 필수적으로 거쳐야 할 과정이다.
눈이 예쁘다면 눈을, 입술이 예쁘다면 입술을 살리고, 코가 낮다면 상대적으로 눈이나 입술을 강조하거나
안경 같은 아이템을 이용해 코로 가는 시선을 다른 곳으로 돌리는 센스가 필요하다.
평소 주근깨가 고민이었다면 그것을 완벽히 커버하는 방향으로 해결책을 찾을 수도 있지만
오히려 주근깨가 살짝 비치는 내추럴한 피부 표현으로 내게 골칫거리였던 주근깨를
귀엽고 사랑스러운 분위기를 연출하는 도구로 활용하는 생각의 전환도 가능하다.

이쯤에서 여자들의 착각을 짚어볼 필요도 있다. 나는 예쁠 것 같아 했는데 남자들이
다 싫어하는 것들이 분명 있다. 안타깝게도 꽤 많이 있다. 눈이 또렷해 보이고 눈동자가
촉촉해 보이려고 서클렌즈를 꼈을 뿐인데 남자들은 개구리 눈, 외계인 눈 이런 걸 떠올린다.
지나치게 화려한 네일 아트, 즉 화려한 그림이 그려져 있거나 큐빅을 과하게 붙인 손톱을 좋아하는 남자들은
극히 드물다. 촉촉하게 하려고 립글로스 좀 많이 발랐을 뿐인데 남자들의 눈엔
튀김 먹은 듯 번들거리는 입술로 보일 수도 있다. 눈매를 또렷하게 하고 풍성한 속눈썹을 만들기 위해
마스카라를 열심히 발랐을 뿐인데 그러다 보니 떡진 마스카라를 어느 남자도 결코 좋아할 리 없다.
진한 화장, 짙은 향수 또한 남자들이 딱 싫어하는 전형이다.
너무 밝게 염색한 헤어나 너무 새까맣게 염색한 헤어 역시 남자들이 가볍게 여기거나 무서워하는 스타일이다.
사실 남자들뿐 아니라 같은 여자들에게도 세련된 스타일로 각광받기 힘들다.
그럼에도 자신만의 세계에 빠져 뷰티 스타일링을 과하게 하는 여인들이 있다면
이제 그런 습관과 안목을 옆에 살짝 내려놓고 누구나 세련되다 칭할 새로운 습관을 들이고 안목을 배워보자.

메이크업과 헤어, 향을 각각 생각할 것이 아니라 함께 고려해 밸런스를 유지하고
그중 강약을 살릴 수 있는 센스를 기르는 연습도 필요하다.
또 뷰티와 패션의 뗄 수 없는 상관관계를 기억하고 더불어 스타일링할 수 있는
종합 능력을 키우는 것이 이 책이 지향하는 최종적인 목표다. 예를 들어 어느 날은 내 패션 아이템에서
영감을 받아 그것에 메이크업과 헤어스타일, 향수를 맞추는 경우가 있을 수 있고,
어느 날 유난히 끌리는 메이크업 컬러에서 영감을 받아 그 컬러 코드로 패션을 맞추고 그 컬러와
패션의 느낌을 담은 헤어스타일과 향수를 선택할 수도 있다. 예를 들어 어느 날 레드 립이
미치도록 바르고 싶다면 피부는 뽀얗고 윤기 나고 투명하게 표현하면서 아이라인과 섀도는 생략하고
속눈썹 한 올 한 올을 자연스럽게 살려주는 마스카라만 살짝 한 후, 느슨한 컬 헤어스타일을 만들고
데님에 박시한 흰 셔츠를 입고 포인트로 긴 목걸이를 곁들이면서 빅 백을 들어주고 외출하기 전에
꽃향기 나는 향수나 중성적인 향수 혹은 시트러스 향수를 살짝 뿌려줄 수 있다.
어느 날 스모키 아이로 연출하고 싶다면 피부는 매트하게, 입술은 페일하게 표현하면서 부스스한 컬 헤어를
풀거나 업 스타일로 연출하고, 에스닉 스타일의 원피스를 입을 수 있고, 고혹적인 향수를 곁들일 수 있다.
핑크 립스틱에 포인트를 주고 싶다면 핑크 구두나 핑크 백과 매치시켜주며 전체적으로 로맨틱한 분위기가
살도록 스타일링하는 센스, 오렌지 치크에 포인트를 주고 싶다면 오렌지색 니트를 함께 입어주어
상큼한 이미지로 스타일링하는 센스를 기른다면 스타일은 한층 더 업그레이드될 것이다.

이렇게 뷰티를 복합적으로 응용하고 패션과 매칭해 여러분의 뷰티 스타일을 세련되게 완성해보자.

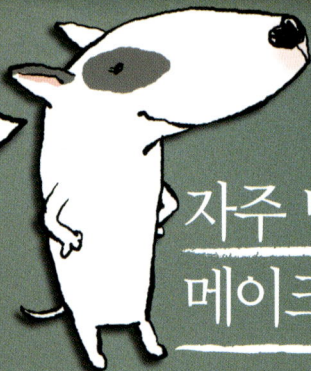

자주 범하는
메이크업 실수 모음

누구나 처음 경험하는 것은 낯설고 어렵기에 실수하기 마련이다. 처음 두 발 자전거를 배울 때도
그랬고, 처음 생리를 시작할 때도 그랬다. 첫사랑 또한 실수 투성이였지. 메이크업도 마찬가지다.
다행히 메이크업 실수들로 무릎이 까져 흉터가 지거나 깊은 후회로 오래오래 가슴이 아픈 후유증은 생기지
않으니 얼마나 다행인가! 그럼에도 메이크업 실수들로 민망하고 창피한 순간들을 분명
맞게 된다. 어쩜 나도 모르는 사이 누군가에게 난 촌스러운 사람이 되어버릴지도 모른다.
배움이란 건 이러한 실수를 줄일 수 있기에 좋다. 메이크업 초보자들이 자주 범하는 실수들을
미리 알고 주의한다면 세련된 메이크업을 구사하게 되는 그날까지 시행착오도 줄어들 것이니 말이다.

1 어두운 곳에서 메이크업을 했다간 민망하게
짙어지기 쉽다. 또 얼굴이 지거나 뭉칠 위험도 있다.
메이크업은 반드시 밝은 조명 아래에서 할 것

2 얼굴을 뽀얗게 만들고 싶다고 너무 밝은
파운데이션을 바르면 얼굴과 목에 경계가 져 촌스럽고
부자연스러워질 수 있다. 피부가 밝아 보이길 원할 때
파운데이션은 피부톤보다 한 톤 정도 밝은 것을
선택하고, 목과 경계지지 않도록 얼굴 바깥쪽으로
갈수록 파운데이션 양을 줄여가며
점차 어두워지도록 표현할 것

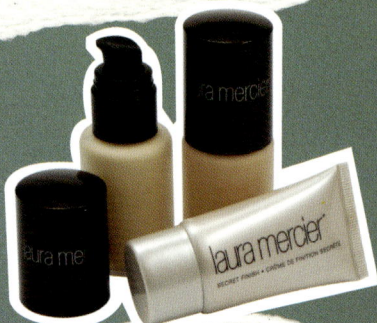

3 잡티나 피부톤을 커버하고자 커버력 높은
팩트 타입을 너무 두껍게 바르면 주름선이
도드라져 보일 수 있다. 움직임이 많아 주름이 많은
부위에는 파운데이션을 소량 바를 것

4 다크서클을 커버하려고 밝은 컨실러를 너무 두껍게
바르면 오히려 눈가가 잿빛으로 보여 더 칙칙해질 수 있다.
다크서클의 컬러에 따라 맞는 컬러의 컨실러를 선택해 소량
얇게 펴 바를 것. 무언가 덜 커버된 느낌이라면 파운데이션
후에도 다크서클을 보완할 수 있다.

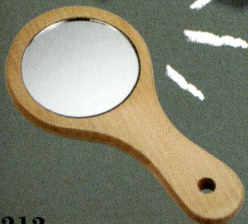

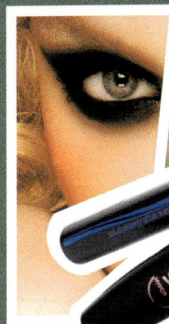

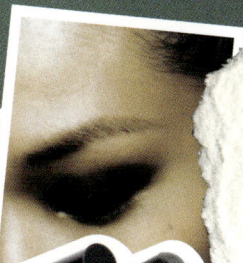

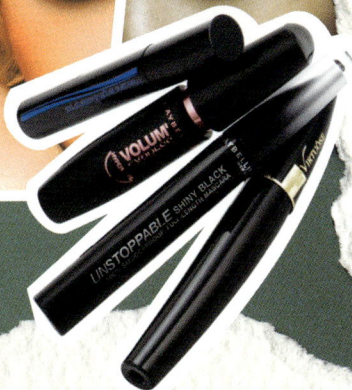

5 입체감을 표현하기 위해 펄 하이라이트를 너무 넓은 부위에 과하게 바르면 번들거려 오히려 얼굴이 부어 보일 수 있다. 얼굴에 빛이 닿는 미간, 콧날, 눈밑 역삼각형, 입술 산, 턱의 도드라진 부위에만 소량 바르되 범위가 넓어지지 않도록 주의할 것

6 눈썹 컬러와 맞지 않는 펜슬로 눈썹을 그리면 실제 눈썹과 그린 눈썹이 분리되어 보여 부자연스러울 수 있다. 눈썹과 모발 색을 고려해 펜슬을 선택할 것

7 눈을 크고 또렷해 보이게 만들고 싶다고 아이라인을 속눈썹 위에 두껍게 그리면 정말 촌스러워진다. 아이라인은 눈을 살짝 뒤집어 속눈썹 사이사이를 '선'이 아닌 '점'으로 메운다는 느낌으로 그릴 것

8 입술 모양이나 두께를 립 라이너로 너무 인위적으로 커버하려 들지 말 것. 형태를 조정할 땐 립 라이너보다는 잡티 커버용 펜슬 타입 컨실러로 입술 바깥 라인을 정리하고 파운데이션으로 눌러 서서히 그라데이션지도록 만들어준 후 립스틱을 바를 것

9 인형 같은 속눈썹을 원한다고 컬링을 세게 하다 90도로 꺾이는 일이 없도록 조심할 것. 속눈썹 컬링을 할 땐 뿌리부터 3번에 걸쳐 살살 여러 번 하기

10 풍성한 속눈썹을 만들려고 마스카라를 과하게 발라 떡 지는 일이 없도록 조심할 것. 마스카라 양이 많아 속눈썹끼리 엉긴다면 마스카라가 묻지 않은 속눈썹 솔을 이용해 빗어준다. 마스카라 후에는 절대 뷰러로 다시 컬링하지 않는다. 속눈썹이 빠질 위험이 크다.

11 너무 많은 컬러를 쓰면 촌스러워질 수밖에 없다. 눈과 볼, 입술 중 어디에 포인트를 줄지 정하고 한 곳에 힘을 줬다면 다른 곳들은 상대적으로 약하게 표현해야 세련됨을 잃지 않을 수 있다.

12 화보에서처럼 과장된 메이크업은 집에서 혼자 놀 때나, 파티와 같이 화려함이 필요한 특수한 경우에만 한다. 평소에 그러고 밖에 나갔다간 남자에게도 여자에게도 외면당하기 쉽다.

실수하는 사람

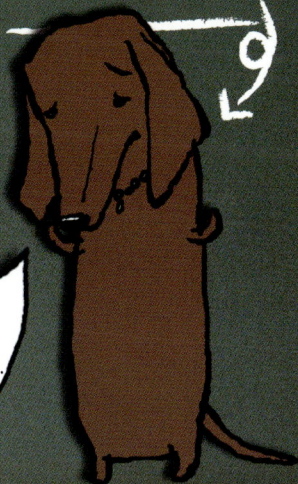

메이크업 처음 해볼 뿐이고……
도로시가 안가르쳐줬을 뿐이고……

메이크업의 틀 깨기

섀도는 눈에, 볼터치는 볼에, 립스틱은 입술에 바르라고 나온 것이 맞다. 좀더 과학적으로 파고들면, 섀도는 눈에 들어가도 해롭지 않은지 테스트하고, 립스틱은 입 안으로 들어가도 해롭지 않은지 테스트하니 제 용도대로 사용하는 것이 옳다. 하지만! 그 틀을 깨고 사용한다고 해서 과연 큰일이 벌어질까? 다행히 화보 촬영 현장에서 아티스트들이 수없이 그 틀을 깨고 메이크업을 하지만 모델들의 얼굴은 말짱하다. 메이크업 제품의 틀을 깨기 시작하면 그리 많지 않은 아이템으로도 표현의 장이 확 넓어지는 것을 느낄 수 있다. 예를 들어 립스틱으로 모든 것을 할 수 있다. 볼에 바르면 예쁠 것 같은 립스틱 컬러가 있다면 손등에 덜어 손가락을 이용해 볼에 톡톡 얹듯 바르고, 눈에 바르면 예쁠 것 같은 립스틱 컬러가 있다면 같은 방법으로 눈에 바른 후, 티슈로 유분기만 가볍게 제거해준다. 립밤은 상대적으로 유분기가 적어 입술 이외의 부위에 사용하기에 참 유용하다. 섀도를 볼터치로, 볼터치를 섀도로 사용하는 것은 어렵지 않으니 통과. 펄이 없는 브라운 계열 섀도나 볼터치로 얼굴이 작아 보이도록 얼굴 가장자리에 섀이딩을 넣을 때 활용할 수 있고, 심지어 눈썹을 자연스럽게 그릴 때에도 유용하다.

펄감이 있는 화이트 섀도나 베이지 섀도는 파운데이션 후 눈밑 역삼각형 부위나 미간 부위에 큰 브러시를 이용하여 터치하면 하이라이트 효과를 얻을 수 있다. 또 피부톤보다 밝은 톤의 컨실러 역시 얼굴의 도드라진 부위(콧등, 눈밑, 미간, 턱)에 살짝 발라주면 이목구비가 또렷해지는 효과가 있다.

때때로 입술을 페일하게 표현하고 싶은데 매트한 립스틱이 없다면 립스틱을 바른 후에 펄이 없는 스킨톤의 볼터치나 섀도를 브러시나 퍼프에 묻혀 입술 가장자리와 라인 부위에 가볍게 두드려주면 OK!

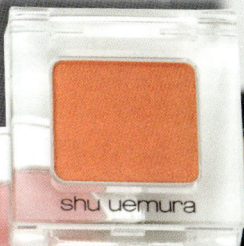

혜영의 메이크업 틀 깨기 노하우!

● 핑크빛 혹은 오렌지빛 립스틱이나 립밤을 눈과 볼에
● 섀도를 볼터치로, 볼터치를 섀도로
● 펄 없는 브라운 계열 섀도나 볼터치로 얼굴 가장자리에 섀이딩을
● 펄 있는 화이트 혹은 베이지 섀도로 하이라이트를
● 피부톤보다 한두 톤 밝은 컨실러로 콧등, 눈밑, 미간, 턱에
● 페일한 입술을 표현하기 위해 펄 없는 스킨톤의 볼터치나
　섀도로 입술 가장자리와 라인에

20

대에 반드시 지켜야 할 뷰티 수칙

30대 이후에도
젊고 탱탱하기 위해
미리 부터 지켜야할 뷰티 필수사항들

헤어 케어
두피와 모발을 건강하게 유지하기 위해 펌과 염색을 과도하게 하지 말기. 특히 탈색은 금물!

선 케어
자외선 A.B에 피부결이 거칠어지고 피부톤이 칙칙해지니, 외출할 때 자외선 차단제는 늘 바르기

아이 케어
20대 후반부터 아이 젤 같은 가벼운 타입의 아이 케어 제품을 스킨 케어 루틴에 추가하기

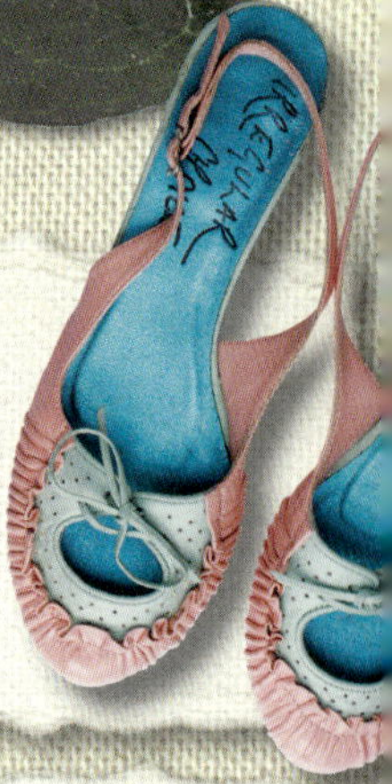

순한 화장품 선택
30, 40대에 무엇을 발라도 피부의 반응이 무뎌지지 않으려면 너무 센 기능성 화장품은 금물. 내성이 생긴다. 슈에무라, 키엘, 비오템, 오리진스, 라네즈 등 각 브랜드의 수분 라인을 선택하고 시슬리, 라프레리, 드라메르 등은 엄마에게 양보하기

다리&발 모양
다리 근육을 골고루 발달시키기 위해 신발 굽을 높은 굽, 중간 굽, 낮은 굽(스니커즈, 플랫슈즈, 운동화)으로 골고루 신어주기, 팔자 다리, 안짱 다리라면 걸을 때마다 일자가 되도록 연습 또 연습!

상반신 모양
의식적으로 어깨를 내리고, 목과 어깨와 등이 구부러지지 않도록 펴기, 배에 늘 힘을 주고 있기

엉덩이 모양
서 있을 때 허리 앞으로 살짝 밀어주어 오리 궁둥이 만들어주기

무릎 모양
무릎에 주름지지 않도록, 튀어나오지 않도록 걸을 때, 서 있을 때 꼿꼿하게 펴기

바디 보습 케어
팔꿈치, 무릎, 발뒤꿈치, 엉덩이가 건조해 검어지지 않도록 수분 크림 챙겨 바르기

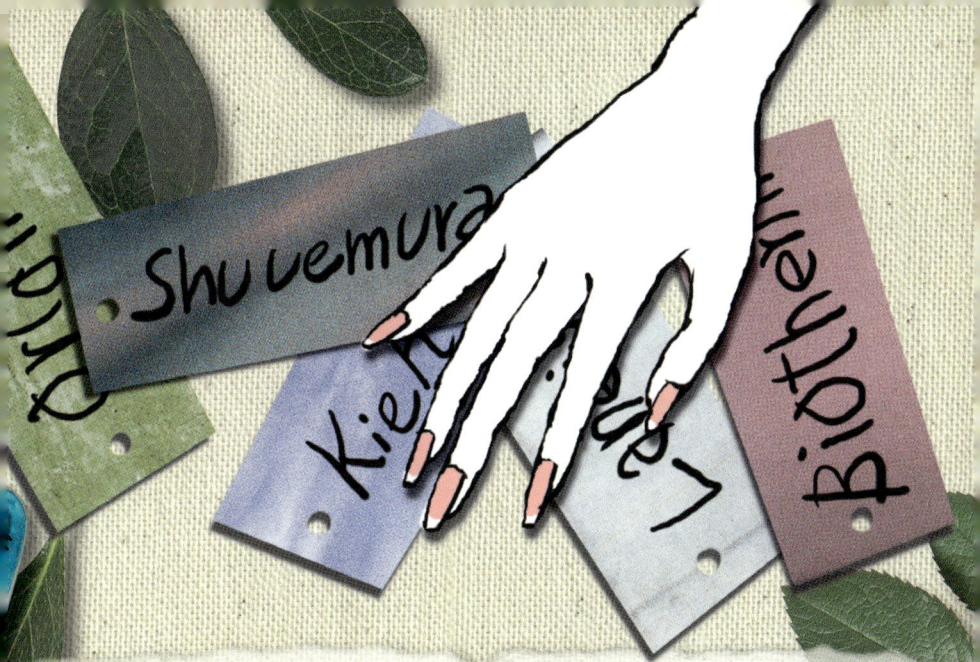

성형수술은 신중하게

성형수술에도 트렌드가 있고, 취향은 언제나 달라질 수도 있으니, 수술을 결정했다면 충분한 시간 심사숙고하고 정보를 수집하여 각 부위의 셰이프를 결정하고 자신의 느낌을 해치지 않을 정도의 수준으로만 살살 하기. 나중에 조금씩 튜닝해도 늦지 않아~

클렌징 철저히 하기

화장을 모두 지운 여자 연예인들을 보면 심한 다크서클이 있는 경우가 많은데, 이는 늘 진한 메이크업을 제대로 지우지 않아 생긴 색소침착 때문이다. 20대에는 종종 밤새워 놀다가 클렌징을 소홀히 하기 쉬운데 이는 피부에 사라지지 않는 오점을 남길 수 있다는 사실. 메이크업을 했다면 예외 없이 클렌징을 철저히 하자!

보톡스로 형태잡기

자신만의 인상, 표정이 만들어지기 전에 인위적으로 보톡스를 맞는 것은 표정 없는 나를 만들 위험이 있으니 과도한 보톡스는 금물. 단 약간의 보톡스로 형태를 잡아가는 데 주력한다. V라인 만들기, 비대칭 맞추기는 20대에 할 일

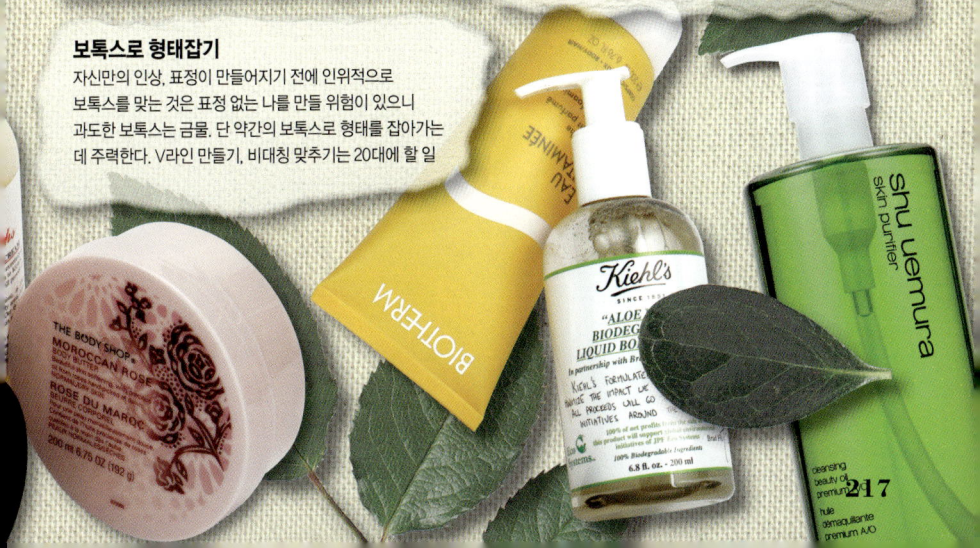

30

아직도 늦지 않았다! 대에 지켜야 할 뷰티 수칙

아이 케어

눈가의 주름이 나이를 말해준다. 따라서 눈가의 주름을 감추면 나이도 어느 정도는 감춰지기 마련. 스킨 케어 단계에 아이 크림을 반드시 추가하되, 절대 세게 문질러 바르지 말기. 바르다 주름이 더 생긴다. 지문이 옅은 새끼손가락 혹은 약지로 살짝 톡톡톡 두드리듯 바르기

사우나

여기저기 찌뿌듯하다고 사우나를 많이 하기 시작하는 나이지만 사우나는 몸에 수분이 빠져 탄력을 잃게 하고 얼굴에 홍조가 나타나며 모공이 넓어져 늘어지게 만들 위험이 있다. 절대로 사우나는 자주 하지 말 것

식이요법

종합 비타민을 꼭 챙겨 먹고 물을 많이 마시기, 탄력 있는 바디 셰이프를 위해 아침은 든든히, 점심은 적당히, 저녁은 소식하기

스킨 케어

20대에는 사실 어떤 브랜드라도 수분 라인으로 꾸준히 관리하면 그만이지만, 30대부터는 스킨 케어에 본격적인 투자가 필요하다. 자신의 얼굴에서 가장 문제점이 많은 것을 찾아내어 탄력, 주름, 화이트닝 등 필요한 기능성 화장품에 손대기 시작해야 할 나이. 여러 브랜드의 샘플들을 써보고 나만의 브랜드를 찾아 같은 라인으로 사용하는 것이 시너지 효과가 있다.

목 케어

목은 아직까지 현대 의학 기술로도 완벽한 성형이 불가능한 부위다. 깊어진 목주름을 되돌리긴 어려우니 옅을 때 잡자. 반드시 스킨 케어 단계에서 목주름 케어를 추가할 것. 목 전문 제품 혹은 아이 크림으로 아래에서 위를 향해 8번씩 쓸어주기

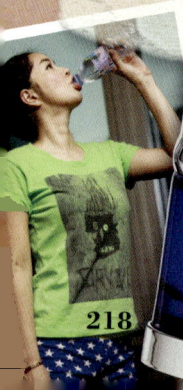

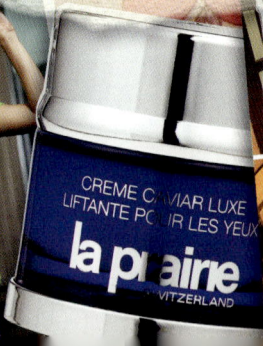

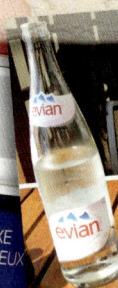

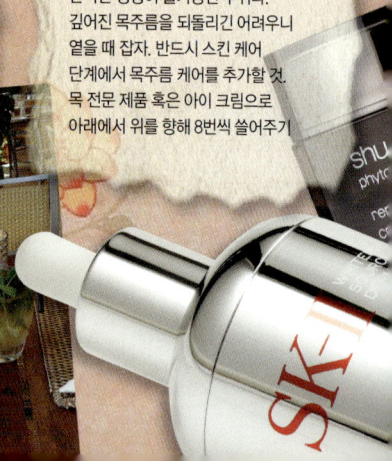

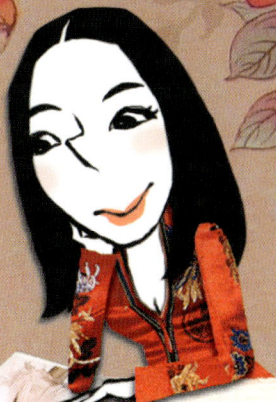

40대 이후에도 열 살은 젊어 보일 수 있는 뷰티 필수사항들

바디 케어
얼굴도 늙지만 몸도 함께 늙는다. 푸석해지고 꺼칠해질 시기이니 샤워 후 3분 이내에 반드시 전신에 바디 로션 챙겨 바르기

바디 섀이프 신경 쓰기
운동에 적극적으로 투자해야 하는 시기. 얼굴은 아무리 노력해도 20대의 신선함을 따라갈 수 없지만, 운동은 아주 정직하기에 일주일에 2~3번 정도 규칙적으로 운동하여 20대보다 더욱 탄력적인 몸매를 만들 수 있다. 30대에는 몸으로 승부하자!

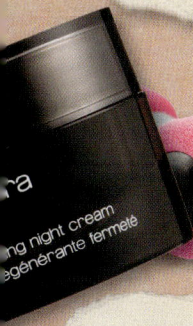

보톡스
주름이 생기기 시작할 나이이니 주름 생성을 예방하는 데 주력한다. 아웃 리프팅을 약하게 시작하면 40, 50대에 할 것이 줄어든다.

롤 모델 찾기
뷰티의 롤 모델을 찾아 사진을 보면서 자신이 그렇게 된 모습을 틈날 때마다 상상한다. 이러한 시각화된 상상은 삶에 자극이 되고, 뇌에 각인되어 실제로 롤 모델에 가까워질 가능성을 높인다. 난 카메론 디아즈의 밝고 명랑한 표정과 제니퍼 애니스톤의 운동으로 다져진 건강한 몸매를 종종 떠올리곤 한다. 정말 효과 있다!!!

스트레스 날려버리기
스트레스는 만병의 원인이기도 하지만 뷰티에는 최강의 적이기도 하다. 스트레스는 성인용 여드름과 칙칙한 피부톤을 유발하고, 식욕을 권장하는 신경계를 무디게 만들어 폭식을 자주 하게 만들며, 순환계에 장애를 일으켜 지방을 과도하게 축적시킨다. 아무리 피부과 시술을 받고 다이어트를 해도 근본적인 원인이 되는 스트레스를 관리하지 않는다면 언제든 다시 예전 상태로 돌아가고 만다. 운동이든, 여행이든, 친구들과의 수다든, 충분한 수면이든 자신만의 스트레스 퇴치법을 찾아 절대 스트레스 쌓이지 않게 하기

페디&네일 케어
나이 들어 지저분해 보일 순 없지 않은가. 발톱과 손톱, 발 각질 더욱더 신경 쓰기

헤어 케어
모발에 영양을 공급해 결코 푸석해 보이지 않도록 린스 대신 트리트먼트를 반드시 사용하기

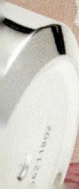

219

뷰티 응급처치

갑작스러운 뽀루지, 부은 얼굴, 다크서클, 각질 퇴치법

내일 중요한 약속이 있는데 갑자기 난 뽀루지 때문에 자꾸 신경이 쓰였던 적이 있을 것이다.
아침에 일어났는데 얼굴이 퉁퉁 부어 곤란했던 적도 있을 것이다.
생리 기간에 눈밑 다크서클이 심해져 아무리 컨실러로 가려도 잿빛으로 보였던 경험도 있을 것이다.
환절기에 여느 때와 같이 메이크업을 했는데 유난히 각질이 도드라져 보이고 화장이 들떠 보여
지우고 다시 해야 하나 고민했던 기억도 있을 것이다. 건조한 겨울 어느 날,
거칠게 일어난 입술 각질 때문에 립 메이크업에 대책이 안 서던 날들도 있을 것이다.
평소와 다름없이 클렌징했는데 유난히 코의 각질과 피지가 도드라져 지저분해 보였던 적도 있을 것이다.
일 때문이었든, 놀다 그랬든 전날 밤을 새웠는데 다음 날 말짱하게 보여야 했던 상황도 있을 것이다.
이럴 때 필요하다. 뷰티 응급처치!

뽀루지 응급처치

사실 불뚝 솟은 뽀루지 하나가 문제라면 피부과에 가서 여드름 주사 한 방만 맞으면 바로 들어간다.
가격은 하나에 만 원 수준. 주로 연예인들이 많이 쓰는 방법으로 아주 아프긴 하지만 효과는 최고다.
그러나 뽀루지가 너무 많아 가격이 부담스럽다면, 이어 소개할 방법들을 써보고
그중 자신에게 가장 효과가 있는 것을 택하자.

베네피트 버-바이 나이트 크림

밤에 바르고 자면 초기에 뽀루지를 완화시키고, 중기가 넘어선 경우 다음 날 뽀루지를 짤 수
있도록 숙성시켜준다. 단 짤 때에는 절대 손은 금물! 양손에 면봉을 잡고 빨간 피가 선명하게
나올 때까지 짜야 흉터가 안 남는다.

키엘의 블루 허브 시리즈

지성 피부라 뽀루지가 이곳저곳 자주 출몰하는 사람에게 추천한다. 뽀루지나 여드름의 예방 및
진정 효과를 볼 수 있다.

티트리 오일

에센셜 오일이 아닌 희석된 제품을 뽀루지 부위에 면봉에 묻혀 바르거나 폼 클렌징에 한두 방울 섞어 세안하면
강력한 살균 효과로 뽀루지를 빨리 완화시킨다.

젖은 녹차 티백

뽀루지 부위에 약 10분간 올려놓고 있으면 염증 치료 효과가 탁월해 뽀루지가 진정되는 효과가 있어 메이크업
아티스트들이 많이 활용하는 방법이다.

알로에 액

진정 효과가 탁월해 자외선에 심하게 손상된 피부나 뽀루지 부위에 바르면 피부를 진정시키는 효과를 볼 수 있다.

치약

치약의 멘톨 성분이 곪아가는 부위의 열기를 차게 만들어 화농이 더 진행되지 못하게 소염작용을 한다 하여
입소문이 난 방법이니 뽀루지 부위에 발라보자.

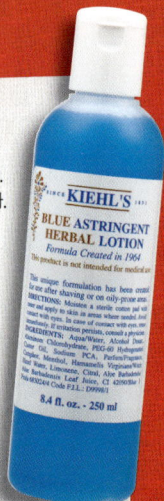

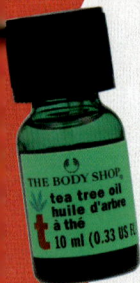

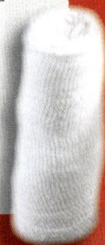

FIRST AID KIT

티트리 오일, 알콜에액,
수분 미스트, 수분 마스크,
바세린, 치약, 치질약......

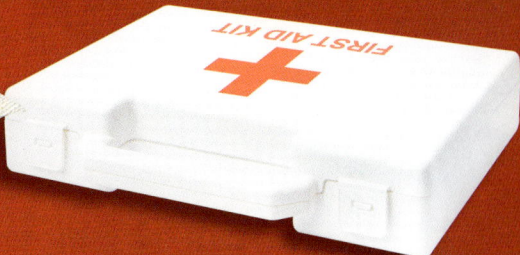

부은 얼굴 응급처치

찬물로 세안하고 나서 스킨을 화장솜에 묻혀 정돈한 후 찬 시트 마스크를 붙이고 10~15분간 앉아 있는다. 누우면 얼굴이 더 부을 수 있으니 꼭 앉아 있을 것. 녹차나 블랙 커피를 많이 마시는 것도 도움이 된다.

다크서클 응급처치

다크서클은 피곤하거나 생리할 때 정맥이 확장되는데, 눈밑 피부가 무척 얇아 이러한 정맥이 비쳐 나타나는 현상이 다크서클이다. 민망하긴 하지만 혈관을 수축해주는 효과가 있는 치질약을 바르면 완화된다고 하니 참고할 것. 비염이 있는 사람이 보통 다크서클이 심하다고 하니 이비인후과에 가서 진찰을 받아보고, 평소에 비타민 E와 연어를 많이 섭취하면 다크서클에 효능이 있다고 하니 참고할 것

피부 각질 응급처치

세안할 때 미세한 필링 효과가 있는 AHA 성분이 함유된 클렌징 제품을 사용하거나, 스크럽을 해준다. 스킨을 바르기 전 수분 미스트를 뿌려주면 스킨로션의 흡수율을 두 배 이상 향상시킨다. 크림 단계까지 스킨 케어를 마친 후 스펀지에 다시 에센스를 묻혀 피부를 닦아내듯 밀며 바르면 흡수되지 않고 남은 화장품이 각질과 엉켜 메이크업을 들뜨게 하는 것을 방지해준다. 메이크업 중간중간에도 수분을 공급하고 흡수를 촉진하기 위해 계속 미스트를 뿌려주고, 리퀴드 타입의 촉촉한 파운데이션을 사용한 후 파우더는 생략한다. 이때 미스트는 슈에무라, 디올, 아모레 퍼시픽 것을 추천한다.

입술 각질 응급처치

메이크업 아티스트들은 입술 각질이 심한 모델과 작업해야 할 경우, 바세린이나 리치한 립밤을 발라 각질을 불린 뒤 미용 브러시로 쓸어낸다.

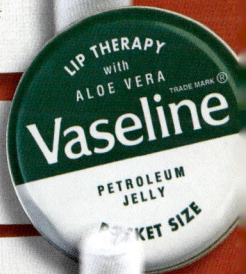

코 각질&블랙헤드 응급처치

얼굴의 유성 때를 지우는 데 탁월하고 과도한 각질을 제거하는 효과도 있는 클렌징 오일로 세안하되, 코 주변의 마사지에 신경 쓴다. 그래도 남아 있는 각질과 블랙헤드는 참숯 코팩으로 제거한다. 단 코팩을 너무 자주 하면 모공이 넓어진다고 하니 아주 급할 때만 사용할 것

밤샘 응급처치

밤을 새우고 나면 피부가 심하게 칙칙해진다. 이럴 땐 화이트닝 또는 수분 마스크를 붙이고 15분간 누워 있는다.

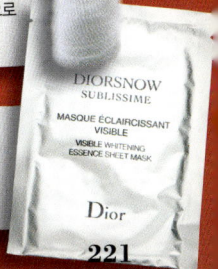

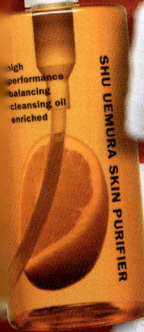

221

뷰티 타이밍

처음 스킨 케어와 메이크업을 할 때 어떤 순서로 발라야 좋을지 몰라 난감했던 경험이 있을 것이다.
브랜드에 따라, 제품에 따라 조금씩 달라지긴 하지만 대체로 아래의 순서로 발라주면 된다. 또 이 모든 단계를
반드시 거쳐야 하는 것은 아니다. 예를 들어 아침에 스킨 케어를 할 땐 영양크림 단계를 생략할 수도 있고,
제품에 따라 선 크림과 메이크업베이스 기능이 통합된 경우도 많다.
피부 표현을 달리 하고플 땐 파우더를 생략할 수도 있다. 다만 기본적인 순서를 기억하되,
스킨 케어 단계부터 소량으로 레이어링해주어야 피부 메이크업이 밀리거나 뭉치지 않고 얇게 밀착되며
때처럼 일어나는 현상도 없어진다는 사실을 명심하자. 크림 단계의 스킨 케어까지 마친 후
깨끗한 스펀지로 너무 많이 발라진 것을 가볍게 닦아내는 것 또한 아름다운 메이크업을 위해 필요하다.

1 스킨로션

손보다는 화장솜을 이용하여 100회 정도 두드려주는 것을 이상적으로 본다. 실제 손을 이용하는 것보다 화장솜을
이용하여 스킨을 바를 경우, 각질층에 수분을 함유하는 정도가 2~3배가량 높아진다고 한다.
가볍게 두드리는 횟수와 함께 피부가 충분히 차가워졌는지를 체크한다. 피부가 차가워져야 뒤따르는 피부 메이크업의
발림성과 밀착력이 향상되기 때문이다. 피부가 덜 차가울 때는 목선 안쪽 라인을 따라 화장솜에 남은 스킨으로 두드려주면
얼굴의 온도를 빠르게 내려준다.

2 에센스

피부가 충분히
차가워진 상태에서 손으로
에센스를 바른다. 손가락으로
펼쳐 바르고 20초간
손바닥으로 감싸주듯 가볍게
눌러 충분히 피부 속으로
흡수되도록 해야만 비싼
에센스가 제대로 효과를
발휘하며 이어지는 단계의
흡수율도 높여준다.

3 밀키로션 혹은 영양크림

피부에 영양을 공급해줌은 물론 각질층의 수분이 피부 밖으로
증발하지 않도록 하기 위해 밀키로션이나 크림을 발라 보호막을 형성한다.
둘 다 사용해도 좋지만, 둘 중 하나만 사용한다면 주로 오전엔 밀키로션을,
밤엔 크림을 바르는 것이 좋다. 스킨의 경우 충분히 흡수되게 하려면 젖은
화장솜으로 패팅해주는 것이 이상적이듯, 밀키로션이나 크림의 경우
스펀지를 이용하여 부드럽게 발라 피부에 보호막을 형성한 후 피부 위에
떠 있지 않도록 스펀지로 충분히 패팅한다. 볼 부분부터 바르기 시작하여
턱→코→이마→눈→목의 순으로 바르는데 이는 피부의 두께를 감안하여
흡수되는 시간을 주기 위함이다. 크림을 바르고 흡수시키는 데까지 1분가량
필요하니 급하게 다음 단계로 넘어가지 말자.

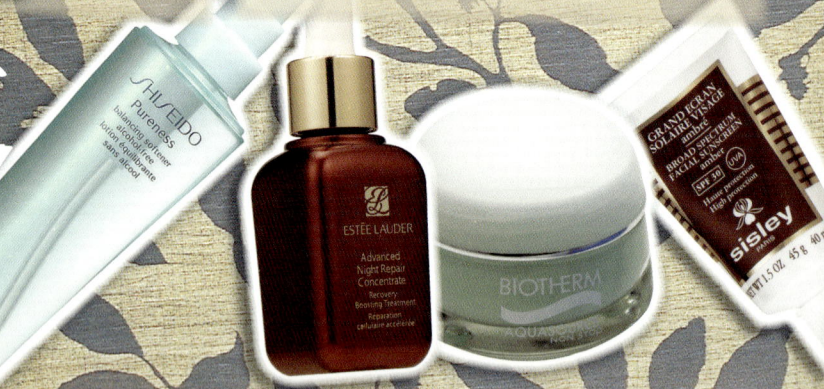

4 선 크림&메이크업베이스

선 크림은 자외선 차단을, 메이크업베이스는 피부톤이나 피부결을 정돈하는 목적으로 사용하는데, 관건은 피부에 얇게 발라 파운데이션의 밀착력을 해치지 않아야 한다는 것이다. 특히 자외선 차단 기능이 높은 제품의 경우에는 피부 위에서 하얗게 들뜨거나 유분감이 도는 경우가 많아 아이 메이크업이 번진다거나 피부 메이크업이 들뜨고 번들거리는 원인이 될 수 있다. 따라서 피부를 아름답게 표현하려 한다면 이 제품들의 선택에 더욱 까다로워져야 함은 당연한 일이다. 선 크림의 경우 한 번에 두껍게 발라 마무리하기보다는 얇은 층을 2~3겹 발라주는 것이 자외선 차단 기능을 높이는 방법이며, 1년이 지난 차단제는 과감하게 버리는 것이 피부에 유익하다. 선 크림 기능이 있는 메이크업베이스도 있는데 이를 이용할 때 보통 손보다는 스펀지로 하는 것이 양 조절을 위해 용이하다. 이때도 역시 적은 양을 볼부터 발라준다. 유분기가 돌지 않을 정도로 스펀지로 약 10초간 패팅한 후 다음 단계로 넘어간다.

5 파운데이션

메이크업베이스를 바르고 10초 후에 파운데이션을 바른다. 이는 메이크업베이스가 피부 위에 얇은 막을 만들어 안으로는 수분공급을, 밖으로는 파운데이션의 밀착을 위해 당겨주는 시간이 필요하기 때문. 메이크업베이스를 바르고 바로 파운데이션을 바르면 발라놓았던 얇은 막이 벗겨지거나 파운데이션과 섞여 버리니 10초 정도 여유를 반드시 둘 것. 파운데이션은 바를 때 먼저 스펀지를 이용하여 피부결을 따라 볼→턱→코→이마→눈→목의 순으로 바르고, 볼 중앙부위(다크서클을 중심으로)및 더 커버해야 할 곳을 두드려 마무리한다. 천연 라텍스 소재로 된 스펀지를 사용하는 것이 좋으며, 바른 후 불필요한 유분을 흡수시키기 위해 스펀지로 20초 정도 패팅하여 정리한다.

6 파우더

파운데이션을 바르고 5초 이내에 파우더를 바른다. 이때 순서는 파운데이션을 바르던 순서와 동일하게 하되, 지성 피부의 경우 퍼프를 이용하여 콧망울이나 이마 등 피지가 많이 나오는 부위는 꼼꼼히 발라주는 것이 좋고, 건성 피부의 경우 퍼프에 소량 묻혀 얼굴의 가장자리와 눈두덩과 코 양옆을 가볍게 눌러준다. 쌍겹 부위에 파운데이션이 끼어 있으면 손가락으로 그 부위를 정리한 후 바르고, 피부결이 고르지 않은 경우 퍼프보다는 파우더용 브러시를 이용하여 정리하면 고르지 않은 피부결 사이로 파우더가 메워져 피부를 매끄럽게 표현할 수 있다.

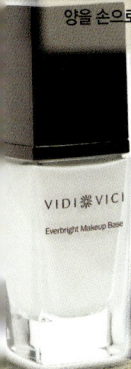

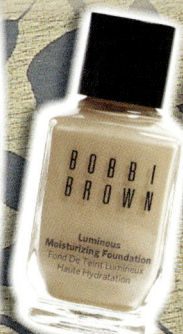

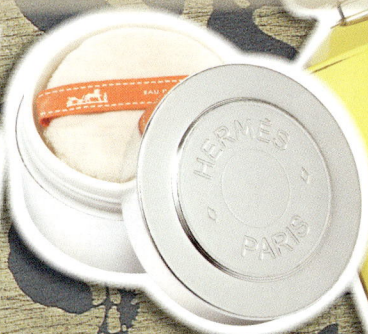

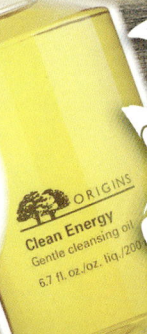

7 클렌징

외출 후 돌아오는 대로 클렌징을 한다. 클렌징 오일을 이용하면 모공 속에 있는 피지와 메이크업 노폐물, 각질까지 말끔히 제거해주면서 피부에 필요한 수분과 영양을 남겨준다. 이때 너무 오래 클렌징하면 오히려 불순물이 피부 위에 오래 머물러 트러블을 일으킬 수 있으므로 1분 이상 마사지하지 않도록 주의한다. 마른 손에 오일을 4번 펌프하여 얼굴의 넓은 부위부터 클렌징하며 눈과 입술 클렌징은 마지막 단계에 한다. 오일이라는 특성 때문에 손에서 잘 흘러내릴 수 있으므로 손이 작은 사람이라면 한번에 얼굴에 문질러주는 것보다 4번 펌프해놓은 양을 손으로 덜어가며 얼굴에 도포해주는 것이 좋다.

VIDI VICI
Everbright Makeup Base

BOBBI BROWN
Luminous
Moisturizing Foundation
Fond De Teint Lumineux
Haute Hydratation

EAU
HERMÈS
PARIS

ORIGINS
Clean Energy
Gentle cleansing oil
6.7 fl. oz./oz. liq./200

스타의 미용실

과연 스타들은 어느 미용실에서 머리를 하고 누구에게 메이크업을 받을까? 특별히 마음에 드는 스타의 헤어 스타일이나 메이크업 스타일이 있다면 담당하는 디자이너나 아티스트가 있는 미용실에 찾아가 담당 디자이너나 아티스트와 상담해 비슷한 스타일로 연출해보는 것도 방법이다.
자, 그럼 아무도 알려주지 않는 스타의 미용실을 공개한다. 연예인들은 헤어와 메이크업을 각각 다른 미용실을 이용하는 경우도 있고, 지점이 여러 개인 경우도 있으니 정확한 것을 알고 싶다면 아래 번호로 문의할 것!

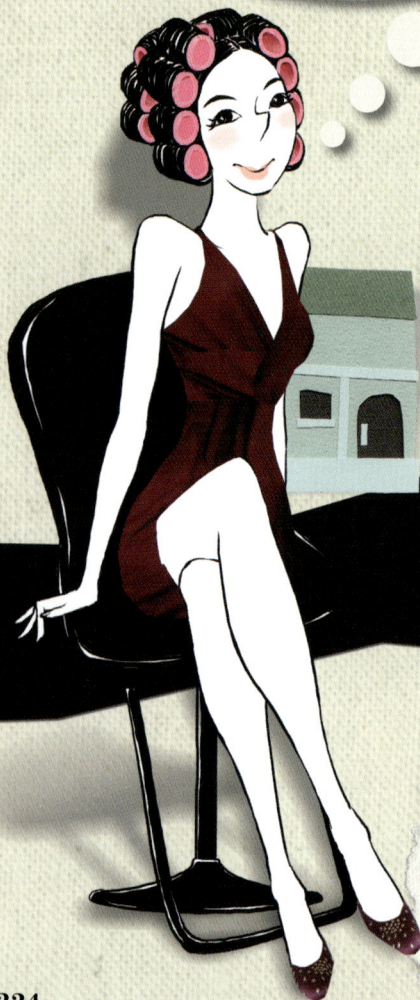

이혜영, 이효리, 엄정화, 신민아, 이나영, 신은경, 서영은, 유인영, 최명길이 다니는 미용실
고원
(02-512-8221)

고현정, 고소영, 임수정, 김아중, 박선영, 추상미, 왕빛나가 다니는 미용실
W퓨리피
(02-549-6282)

W퓨리피

김활란 뮤제네프

김선진 끌로에

송윤아, 김희선, 하지원, 엄지원, 강혜정, 김효진, 정혜영, 김선아, 이수경이 다니는 미용실
김활란 뮤제네프
(02-516-0331)

손태영, 이영아, 민효린, 홍은희가 다니는 미용실
김선진 끌로에
(02-512-5400)

224

신애, 한은정, 장신영, 김옥빈, 이세은, 진재영, 장영란, 이유진이 다니는 미용실
순수
(02-515-5575)

에바, 리에, 손요 등 미녀들의 수다 여인들이 다니는 미용실
생끄 드 보떼
(02-545-4706)

박시연, 손담비, 최정원, 윤진서, 한지혜, 한지민, 차예련, 윤소이, 강수연이 다니는 미용실
제니하우스
(본점: 02-514-7243
올리브점: 02-512-1563
도산점: 02-3448-7114)

이영애, 장진영, 전도연, 김현주, 배두나, 김희애, 최여진, 심혜진이 다니는 미용실
이희 헤어&메이크업
(본점: 02-3446-0030
알트&노이: 02-3446-3288)

전지현, 김태희, 이미연, 려원, 서인영, 황신혜가 다니는 미용실
정샘물 인스피레이션
(02-518-8100)

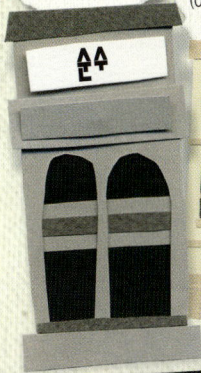

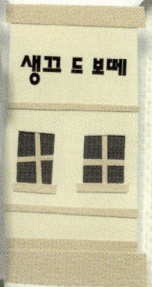

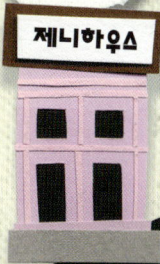

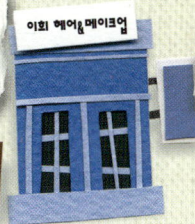

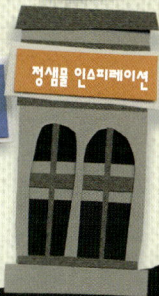

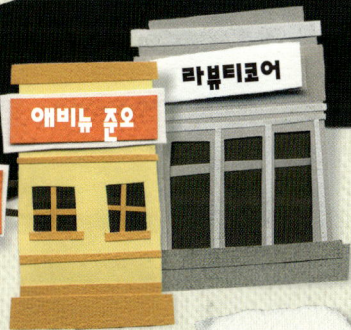

순수

생끄 드 보떼

제니하우스

이희 헤어&메이크업

정샘물 인스피레이션

애비뉴 준오

라뷰티코어

스와브17

H#

김청경 헤어페이스

윤정희, 김사랑, 황인영, 김유미, 김새롬, 조안이 다니는 미용실
애비뉴 준오
(02-2138-0605)

솔비, 박정수가 다니는 미용실
라뷰티코어
(본점: 02-544-0714
도산점: 02-544-4131)

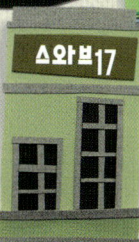

김민선, 오윤아가 다니는 미용실
스와브17
(02-3446-3716)

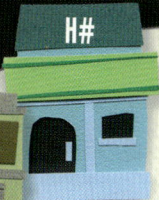

최지우가 다니는 미용실
H#
(02-547-1517)

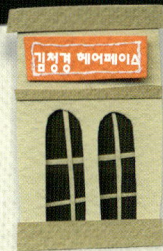

채정안, 수애, 김정은, 한효주, 조윤희, 전인화, 강수정이 다니는 미용실
김청경 헤어페이스
(02-3446-2700)

뷰티 도구,
이렇게 관리한다

뷰러

관리를 제대로 안 할 경우 중앙에 맞물리는 고무 끝에 마스카라나 섀도 잔여물이 묻어 속눈썹이 뭉치게 할 수 있다. 오염이 심하면 속눈썹이 꺾이거나 뽑힐 우려가 있으며 예쁜 속눈썹 컬링을 기대하기 어렵다. 사용 후 아이 리무버나 클렌징 오일을 화장 솜, 면봉에 묻혀 고무부분을 닦아주고 다시 한 번 마른 가제 손수건으로 닦아준다. 2~3개월에 한 번 고무패킹을 교체하면 컬링과 위생적인 측면에서 효과적이다.

파우더&볼터치 브러시

피부결을 정돈하거나 볼에 혈색을 주는 데 사용되며, 제대로 관리하지 않을 경우, 브러시 모가 쉽게 마모되며 결이 거칠어질 수 있다. 결과적으로 피부에 따가운 느낌을 주며 접촉성 피부염을 일으킬 수 있다. 접촉성 피부염의 경우, 태어나서 처음으로 접한 물질 때문에 발생하는 것이 아니라, 여러 번에 걸쳐 장기간 사용한 물질에 의해 발생한다고 한다. 즉 평소 화장도구를 잘 관리하지 않고 지속적으로 사용할 경우 알레르기와 피부염을 일으킬 수 있는 물질이 피부에 차곡차곡 쌓이게 되는 격! 이렇게 피지나 파운데이션의 잔여물이 브러시 모에 엉겨 붙어 있으면 볼터치나 피부 표현을 하더라도 얼룩지기 쉬우므로 적어도 한 달에 한 번 정도 브러시 전용 클리너로 세척한다. 작은 컵에 브러시 클리너를 브러시가 잠길 만큼 덜어 빨면 세균과 박테리아를 제거해줄 뿐 아니라 밍크오일이 함유되어 있어 모를 부드럽게 해준다. 이때 브러시는 한쪽 방향으로 헹구는 것이 모의 손상을 줄여준다.

파우더 퍼프

파우더를 바를 때 파운데이션이나 기타 메이크업의 유분기가 퍼프에 묻어 다음에 화장할 때 파우더를 퍼프에 고르게 묻힐 수 없고 얼룩 없이 표현하기가 어렵다. 또 세균이나 곰팡이의 온상이 될 수 있는 파우더 퍼프는 깨끗이 관리하지 않으면 피부 가려움증이나 뽀루지 등을 유발시킨다. 따라서 일주일에 한 번은 미지근한 물에 담가두었다가 비누나 샴푸로 세척하는데, 이때 세게 문지르지 말아야 한다. 퍼프의 부드러운 느낌을 살려주려면 헹굴 때 린스를 풀어 마무리해주는 것이 좋다. 마지막으로 세척한 퍼프를 말릴 때, 지그시 눌러 물기를 제거하고 세척 전의 모양대로 잡아준 후 타월 위에 올려놓아 햇볕에서 그대로 말려준다.

shu uemura

아이라인 브러시

아이라인 브러시를 세척할 땐 브러시의 끝 모양이 벌어져 있지 않도록 모아주는 것이 포인트! 브러시 전용 클렌저를 이용하여 세척한 후 끝부분이 잘 모아지도록 손등이나 손바닥에서 쓸어주며 모양을 가다듬는다. 만약 벌어진 채로 말리면 아이라인을 그릴 때 샤프하게 그리기 힘드니 명심할 것. 한 달에 한 번은 세척해주는 것이 좋은데, 관리를 안 하면 섀도 가루 등이 뭉쳐 눈에 들어가 안 질환을 유발할 수 있다.

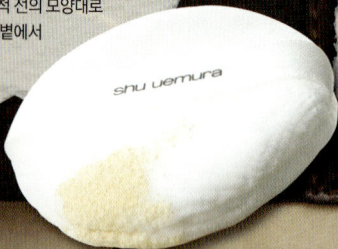

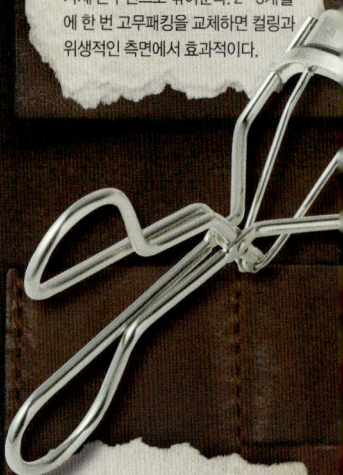

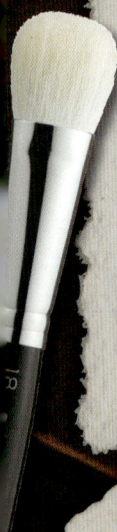

파운데이션 스펀지&퍼프

다른 도구들보다 파운데이션 스펀지나 퍼프는 사용한 후 젖어 있게 되면 박테리아의 번식이 더 용이해진다. 더러운 스펀지를 장기간 사용하면 모낭염에 걸릴 수 있으므로 일주일에 한 번은 세척해주는 것이 좋다. 만약 스펀지에서 가루 같은 것이 떨어진다면 가위로 잘라 사용한다. 신경 써서 보관하지 않고 장기간 방치할 경우 냄새까지 심해져 사용할 때 불쾌한 기분이 들게 되므로 휴지에 가볍게 싸서 밀폐된 도구함 등에 넣어 보관하는 것이 좋다. 세척 시 미지근한 물에 중성세제를 풀어 손으로 조물조물 조심스럽게 빨되, 심하게 문지르면 모양이 변형될 수 있으니 주의한다. 이어 비누로 유분기를 다시 한 번 제거하고 타월로 물기를 닦아낸다.

세척이 끝난 후에는 강한 햇볕에 말려서 세균의 번식을 막는다.

아이섀도 팁

섀도 팁은 섬세한 아이 컬러를 연출하기 위해 사용하는 도구다. 세척할 때에는 팁 자체를 미지근한 물에 담근 후 앞뒤를 두드리듯 반복하여 세척한 뒤 햇볕에 말려준다. 눈 주위에 직접 닿는 도구이므로 청결하지 않으면 결막염을 일으킬 수 있으니 명심할 것.

따라서 팁 하나로 장기간 사용하는 것보다 2~3개의 팁을 준비해 자주 바꿔 사용하는 것이 바람직하다.

립 브러시

립스틱이나 립글로스를 바르는 데 사용하는 립 브러시는 쓰고 난 후 바로바로 티슈로 닦아 브러시에 공기 중의 먼지나 이물질이 붙지 않도록 유의해야 한다. 이것이 번거롭다면 뚜껑이 달려 있는 휴대용 브러시를 사용해도 좋을 것! 립 브러시를 제대로 닦지 않으면 이전에 사용했던 색상과 섞여 제대로 색을 내지 못할 뿐 아니라 립스틱과 립글로스의 밀착력을 떨어뜨릴 수 있다. 그뿐만 아니라 입술이 붉어지거나 고름이 생기는 등 각종 트러블을 유발할 수 있으니 주의할 것. 따라서 보름에 한 번은 브러시 전용 클리너를 이용하여 세척하되, 섀도나 볼터치 브러시를 함께 세척한다면 립 브러시를 가장 나중에 세척하는 것이 좋다. 참고로 섀도 브러시를 포함하여 립 브러시까지 4~5개의 브러시를 세척하는데 드는 세척액 양은 약 15mL 정도면 충분하다.

BEAUTY
STYLING

월별 뷰티 캘린더

1月 January
건조한 겨울
- 페이셜&바디 보습 케어
- 팔꿈치, 정강이, 발에
  리치한 바디 크림 바르기

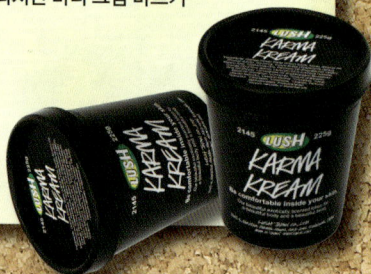

2月 February
각질이 심하게 일어나는 건조한 환절기
- 각질 스크럽
- 보습 케어

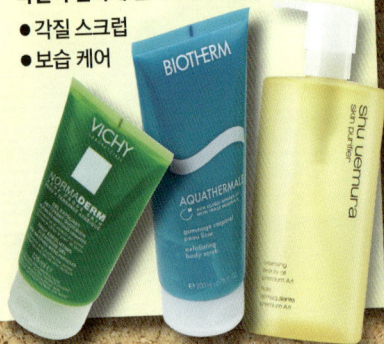

3·4月 March April
황사가 무서운 봄
- 봄볕 대비 자외선 차단 ● 철저한 클렌징
- 화이트닝 마스크

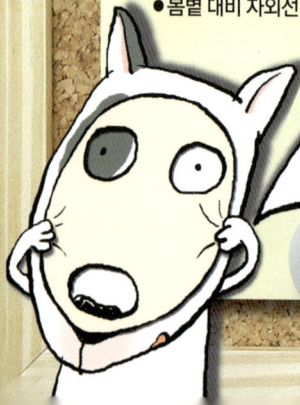

봄볕 때문에 기미가 올라왔어~
화이트닝 마스크 해야지!

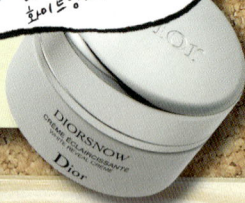

5月 May
피지 분비가 왕성해지는 환절기
- 블랙헤드 제거
- 유수분 밸런스를 위한
  보습 케어

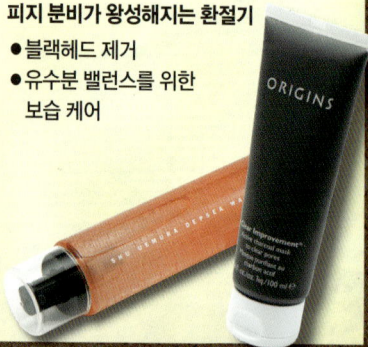

6·7月

June
July

자외선이 강렬한 여름

- 자외선 차단
- 화이트닝 케어로 멜라닌 생성 억제, 이미 생긴 잡티 제거
- 헤어를 위한 선 케어
- 샌들을 신는 계절 맞이 페디큐어

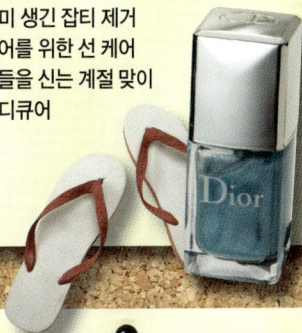

8月

August

애프터 선 케어가 필요한 한여름

- 알로에, 티트리 오일로 피부 진정
- 화이트닝 케어

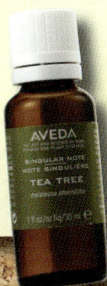

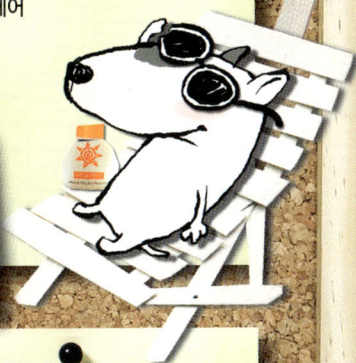

9·10月

September
October

극도로 건조한 환절기

- 보습 케어
- 헤어 보습 케어
- 각질 케어

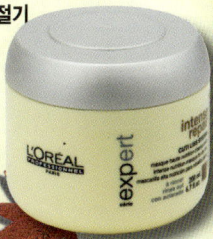

11·12月

November
December

노화가 가속화되는 건조한 겨울

- 안티에이징 케어
- 립 케어

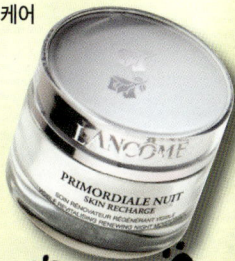

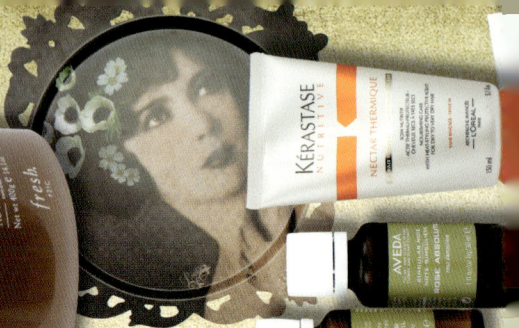

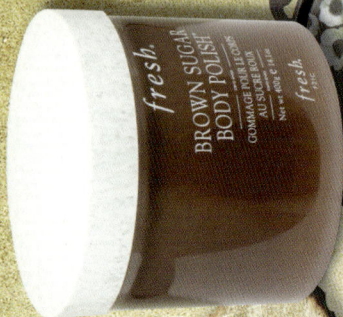

주간 뷰티 캘린더

S

한 주를 산뜻하게 시작하기 위해 여유로운 거품 목욕으로 각질을 불린 후 얼굴&바디&발 스크럽하기!

단, 욕조에 들어가기 전 헤어 트리트먼트제를 바르고 헤어 캡 쓰기!

M

웨이트 트레이닝 50분, 유산소 운동 1시간, 쉽게 지치는 월요일 밤, 집으로 돌아와 향초를 켜놓고 10분간 페이셜 마스크나 팩하기!

T

심신에 에너지를 더해주기 위해 페퍼민트나 유칼립투스 아로마 에센셜 오일을 세 방울 떨어뜨리고 반신욕을 하되, 역시 헤어 트리트먼트제를 바르고 캡 쓰기!

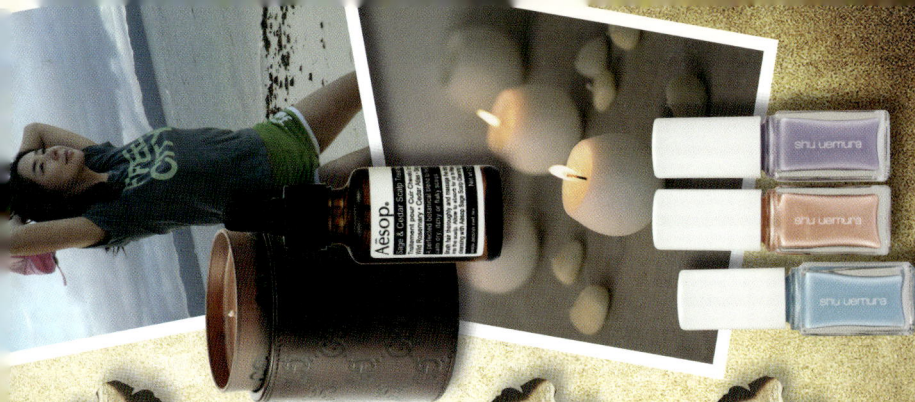

필라테스 50분, 유산소 운동 1시간.
스트레스받는 힘든 수요일, 두피가 민감해질 수 있으니
자기 전에 진정용 두피 에센스를 바르기.
숙면을 취할 수 있도록 로즈향이나 라벤더향을 베개에 뿌리기!

W

한 주간 축적된 피로를 날려버리기 위해
릴렉스 기능이 있는 아로마 에센셜 오일을 세 방울 떨어뜨려 반신욕을 하되,
헤어 트리트먼트제를 바르고 헤어 캡 쓰는 것 잊지 말기!

T

신나게 노느라, 공부하느라, 일하느라 힘들었던 발의 피로를 풀고 전신의
혈액순환을 촉진하기 위해 발 전용 솔트를 넣고 10분간 족욕하고 자기!

F

필라테스 50분, 유산소 운동 1시간.
시간 넉넉한 토요일, 데이트하기 전에 네일 케어&페디큐어하기!

S

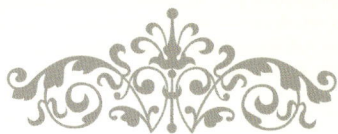

The Beauty Bible Note

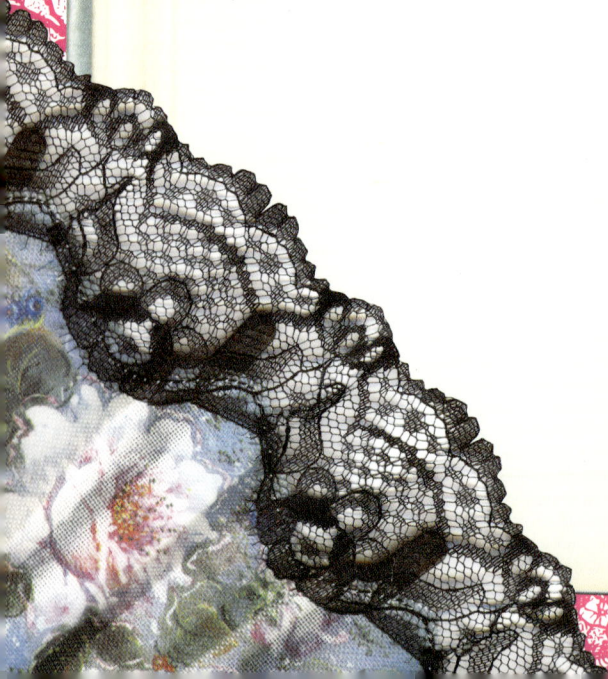

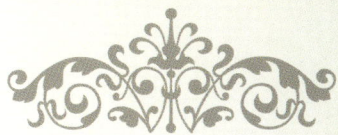

The Beauty Bible Note

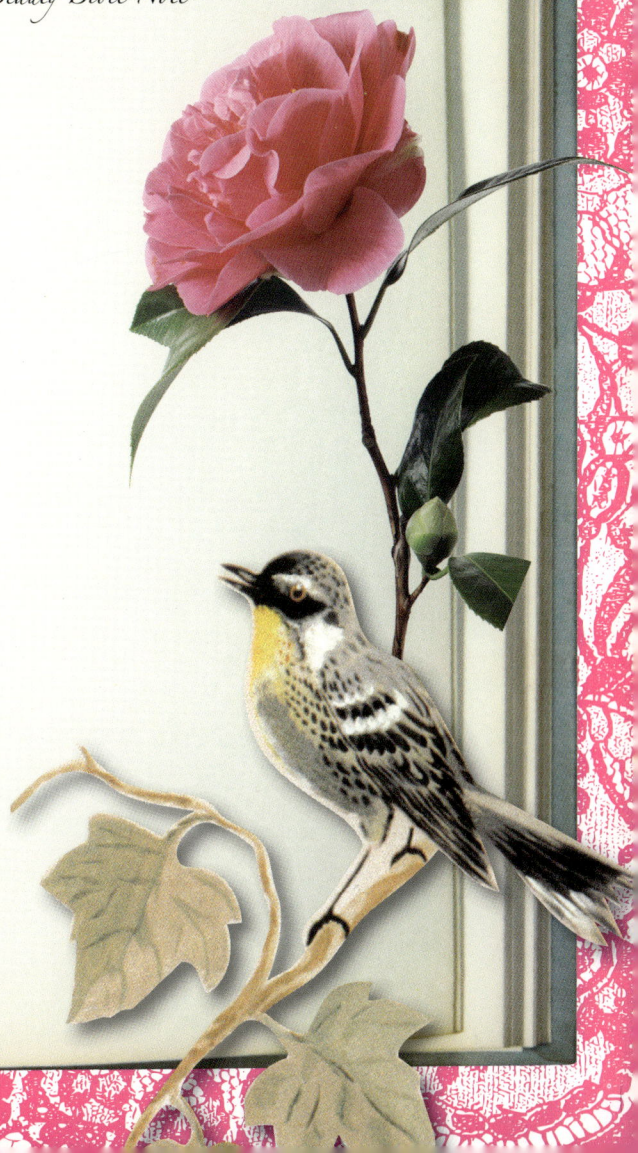

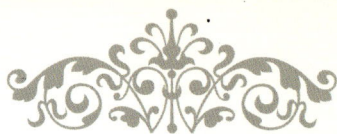

The Beauty Bible Note

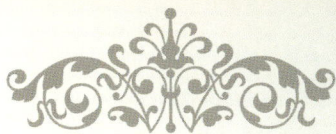

The Beauty Bible Note

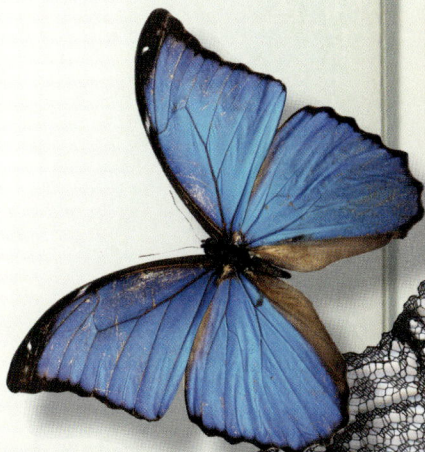

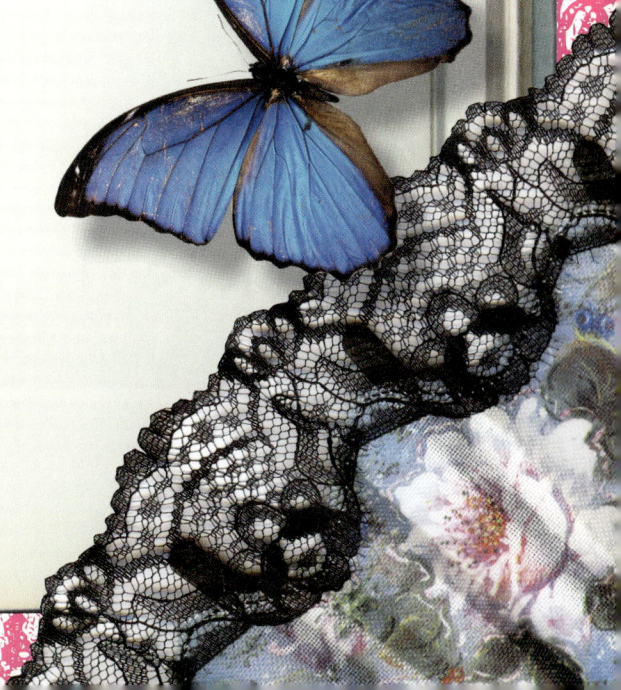

audrey style

& JAMES SPADA *Jackie* III

S T A R S T Y L E B Y

Engelmeier **Fashion in Film**

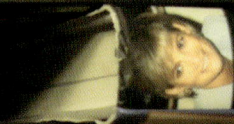

나이바나
사랑을 찾아서

오드리 헵번 사랑을 남기고 간 천사

찾아야에 아이에게 찾 효 해애과봐

코코 샤넬
coco chanel

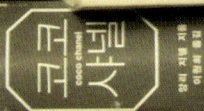

신화가 된 여자 오프라 윈프리 자넷 로우 지음 | 신리나 옮김

TALKING FASHION SARAJA

Serge Normant FEMME FATALE

Thirty years of Fashion at Vogue CE

아는 만큼 아름다워질 수 있다!

안타깝게도 살면서 절실히 필요한 것들은 학교에서 결코 가르쳐주지 않는다.
진리, 사랑, 아름다움. 남과 여 등 삶의 본질적인 화두나, 결혼, 인간관계, 커뮤니케이션, 의사결정 등
실제 삶에서 겪게 되는 중요한 주제에 대한 배움은 그저 각자의 몫으로 돌아갈 뿐이다.
우리는 100년 안팎의 생을 살아가면서 이러한 주제들에 관해 좌충우돌 경험을 통해 조금씩, 천천히
깨달아 가지만, 그나마 누구나 똑같이 배울 수 있는 것이 아니라는 점이 가끔 서글프게 느껴진다.
대체로 주변에 지혜로운 지인이 있는 운 좋은 사람들이나 독서가 취미라 좋은 책을 통해
배우기를 즐겨 하는 사람들은 간접경험을 통해 남들에 비해 시행착오를 털 할 가능성이 높다.
이들이 상대적으로 더욱 아름답고 성숙하고 풍요로운 삶을 살아가고 있을 가능성이 크다.
이 책은 삶 속에서 진정 배워야 할 여러 주제들 중 '아름다움=뷰티'에 관해 당신에게
지혜로운 지인, 양서가 되어 주고자 탄생되었다.

이는 연예인과 뷰티 전문가가 만났기에 가능했으리라. 책을 준비하면서 혜영 언니와 난 '삶 속의 아름다움'에
대한 참 많은 생각을 나눴다. 그러면서 각자가 떠올린 아름다움, 세련됨, 스타일리시함, 고급스러움에
대한 그림이 흡사하다는, 또 독자들에게 전하고자 하는 메시지가 일치한다는 반가운 사실을 발견했다.
그렇다. 우리는 이 책에서 자연스러운 아름다움, 클래식한 아름다움의 변치 않는 가치를 전하고 싶었다.
한국 여인들의 뷰티에 대한 눈높이를, 그 기준을 높이고 싶었다. 뷰티의 기본에 충실하되 기왕이면 응용력까지
함께 길러주고 싶었다. 아무도 가르쳐주지 않아 여러 번 시행착오를 거쳐 고군분투하며 배워 나갔던 연예계,
뷰티 업계라는 특수한 울타리 안에서 쌓아 온 우리의 귀중한 정보들을 여러 사람들과 공유하고 싶었다.
이 세상에 아름다워지고 싶지 않은 사람은 아마도 없을 것이다.
단지 자신의 외모 중 구체적으로 어디에 더욱 관심이 있는지, 아름다워지고자 하는 욕구가 얼만큼인지
그 관심 분야나 정도가 다를 뿐이다. 이 책은 남녀노소를 불문하고 남보다 더욱 멋져 보이길,
나이보다 더욱 젊어 보이길 바라고 또 바라는 이들을 위한 선물이다. 이 책에는 얼굴, 바디, 헤어를
어떻게 가꾸고 스타일링 하는지, 향, 컬러, 트렌드를 활용해 어떻게 스타일리쉬한 아름다움을 표현하는지,
삶과 여행이 더욱 소중하고 아름다운 추억으로 남으려면 어떻게 해야 하는지,
시간과 돈 낭비를 줄일 수 있는 쇼핑 노하우와 실전을 위한 팁은 무엇인지에 대한 내용이 담겨 있다.

아는 만큼 아름다워질 수 있다. 패션·뷰티 업계나 연예계에 몸 담고 있는 사람들이 대체로 아름답고
그들의 물리적인 나이를 가늠할 수 없는 것은 바로 이 때문일 것이다.
부디 이 책을 통해 독자들이 평소 뷰티에 관한 궁금증을 시원하게 해소하고, 학교에서 가르쳐주지 않고,
부모님도 가르쳐주지 않은 뷰티에 관한 정보, 지식, 노하우들을 얻어 삶이 더욱 아름답고 풍요로워지길 바란다.

꽃 피는 2009년 어느 봄 뷰티 디렉터 김잔디

Epilogue

이 책을 시작하면서 혜영과의 수없는 미팅과 대화를 통해 그녀에 대한 나의 생각에 몇가지 변화가 있었다.
첫번째, 너무나 도도할 것만 같던 연예인 혜영. 그러나 일이 힘들어도, 작업이 잘 안 풀려도,
스케줄이 빡빡해도, 잠을 잘 못자도⋯⋯ 그녀는 항상 웃는다. 그녀에게서 웃음이 사라지는 일은
그리 흔치 않을 것 같다. 긍정의 힘이 느껴진다. 두번째, 트렌드 세터로서의 그녀!
자신의 스타일을 위해 많이 꾸미지 않을까? 그러나 참으로 신기하게도 그녀는 꾸미지 않아도
자연스럽게, 편안하게 스타일이 만들어진다. 머리를 질끈 묶어 올리거나 립스틱 하나 쓱하고
발랐을 뿐인데⋯⋯ 그녀는 카멜레온처럼 쉽게 변신한다. 그녀의 스타일링 감각이 느껴진다.
세번째, 바빠서! 혹은 대본 읽는 게 질려서! 절대 책하고는 친할 것 같지 않은 혜영,
그러나 혜영은 항상 책을 읽는다. 피곤하지만 아주 많이 읽는다. 만날 때 마다 좋은 책을 추천한다.
추천하는 책을 가만히 보고 있으려니 그녀가 추천하는 책들은 하나같이 아름다운 삶을 살다간 여인들,
열정적인 사람들, 마음으로 느껴야 하는 이야기를 담아낸 그런 책들이었다.
그녀는 참 알다가도 모를 사람이다. 마냥 웃을 때는 어린아이같다가도 문득 지나치는 모습 속에
아름답게 살고 싶은 보통 여자의 모습과 그렇게 살기 위해 노력하는 열정적인 여자가 스친다.
그녀의 그런 모습들이 그녀를 한없이 빛나게 하는 듯 싶다. 이 책은 그런 그녀를 닮았다. - 아트디렉터 이인선

패션, 뷰티, 문화까지 아우르는 전방위적 스타일 아이콘. 나이를 가늠할 수 없는 동안과 조각같은 몸매.
영원히 마르지 않는 아이디어의 샘. 이혜영을 수식하는 단어들은 차고 넘치지만
그녀의 진짜 매력은 봄의 꽃 같은 활기와 온기가 넘친다는 것이다. - 포토그래퍼 귀도

혜영과 도로시 그리고 쪼꼬, 그들을 통해 잊고 있었던 많은 것을 얻었다. 혜영에게서는 자신감,
자아의 아름다움. 가치있는 아름다움⋯⋯ 도로시와 쪼꼬에게서는 눈빛과 표정에서 묻어나는 사랑스러움⋯⋯
책에 들어갈 캐릭터를 하나하나 만들면서 정말 많이 힘들었지만 나를 웃을 수 있게 해준 건
그들의 행복한 아름다움 때문이었으리라!- 일러스트레이터 강미선

끝으로 이책을 만드는데 자료제공 해 주신 슈에무라 관계자 여러분께 감사드립니다.
그 외에 촬영을 위해 제품 협조해 주신 많은 뷰티 브랜드 관계자 여러분께도 감사드립니다.

Staff

뷰티 디렉터 | 김잔디
디자인 | design SOOP 아트디렉터 · 이인선, 팀장 · 이혜수, 디자이너 · 김주희, 권숙영
사진 | studio AFRICA 포토디렉터 · 귀도, 스타일리스트 · 송정민, 포토그래퍼 · 김현석

Thanks to······ 도움 말씀 주시고 인터뷰에 응해 주셔서 대단히 감사합니다.

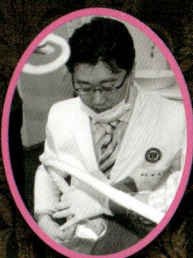

광화문 연 치과
최재훈 원장님

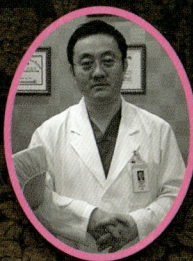

삼성동 Anew 치과
강승수 원장님

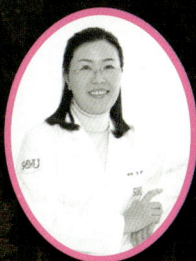

SNU 피부과
조미경 원장님

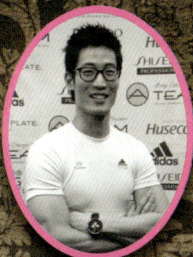

LIG 피트니스 클럽
A-TEAM 웨이트 트레이너
조성준

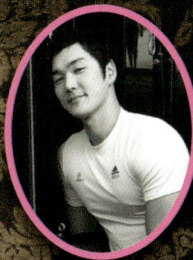

LIG 피트니스 클럽
A-TEAM 필라테스 트레이너
장민규

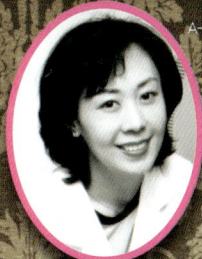

클린 피부과
이미경 원장님

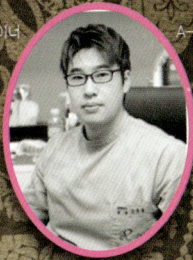

프로포즈 성형외과
신동원 원장님

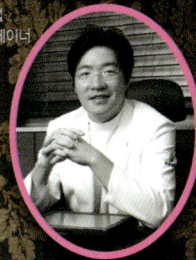

JK성형외과
체형 전문 배준성 원장님

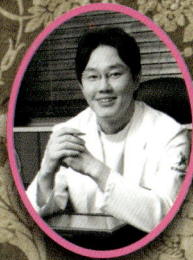

JK성형외과
가슴 전문 최항석 원장님

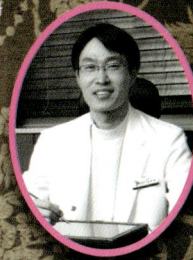

JK성형외과
눈 전문 김성식 원장님

이혜영의 뷰티 바이블

초판 발행 | 2009년 3월 20일
14쇄 발행 | 2009년 4월 30일

지은이 | 이혜영
펴낸이 | 심만수
펴낸곳 | (주)살림출판사
출판등록 | 1989년 11월 1일 제9-210호

주소 | 413-756 경기도 파주시 교하읍 문발리 파주출판도시 522-2
전화 | 031)955-1350   기획 · 편집 | 031)955-4662
팩스 | 031)955-1355
이메일 | book@sallimbooks.com
홈페이지 | http://www.sallimbooks.com

ISBN 978-89-522-1095-1 13590

책임편집 · 교정 : 류선미

값 15,000원